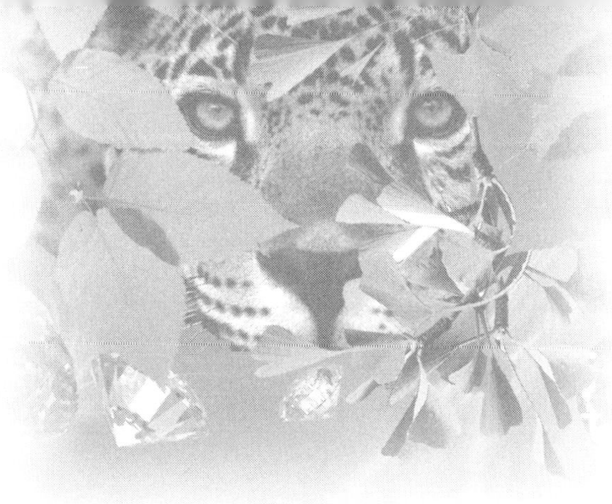

Rajan Sankaran

Homöopathie

für eine neue Welt

Rajan Sankaran

Homöopathie für eine neue Welt

Entdecke dein anderes Lied

Narayana-Verlag

Rajan Sankaran
Homöopathie für eine neue Welt
Entdecke dein anderes Lied

Titel der englischen Originalausgabe:
Homeopathy for Today's World

Published by Arrangement with INNER TRADITIONS INTERNATIONAL
LTD., Rochester, VT, USA
Dieses Werk wurde vermittelt durch die Literarische Agentur
Thomas Schlück GmbH, 30827 Garbsen

1. deutsche Auflage 2012
ISBN 978-3-941706-93-4

Blumenplatz 2, D-79400 Kandern, Tel.: +49 7626 974970-0
E-Mail: info@narayana-verlag.de, Homepage: www.narayana-verlag.de

Übersetzung: Jochen Lehner
Überarbeitung: Christa Gebhardt

liebevoll meinem Vater gewidmet

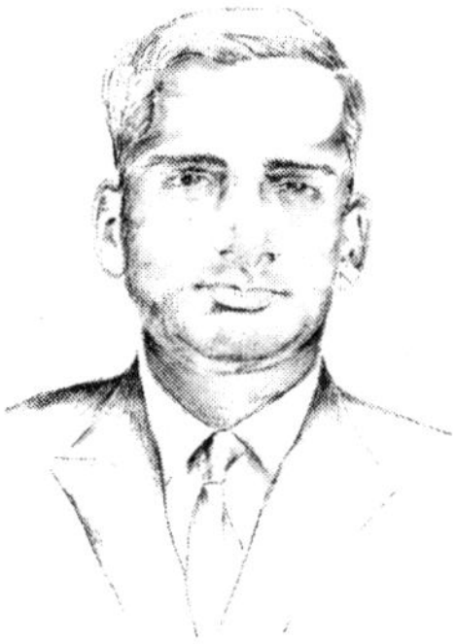

EIN HINWEIS AN MEINE LESER

Neuere Entdeckungen auf dem Gebiet der homöopathischen Praxis haben zu einem völlig neuen Menschenverständnis geführt, dessen Grundgedanken von universaler Gültigkeit sind. Mit diesem Buch möchte ich die Laien unter meinen Lesern und alle an der Psyche des Menschen Interessierten in diese Grundgedanken einführen.

Das Buch verfolgt nicht die Absicht, Homöopathie oder Therapie zu lehren. Das kann nur auf systematische Weise in dafür ausgewiesenen Lehreinrichtungen geschehen. Jegliche therapeutische Praxis wird ohne ordentliche, systematische und gründliche Ausbildung zum Glücksspiel. Außerdem soll dieses Buch nicht zur oberflächlichen Klassifizierung der eigenen Person oder anderer verwendet werden.

Die Wahrnehmung dessen, was in der Tiefe jedes menschlichen Lebens liegt, kann nur ein Prozess sein, und niemand darf sich so etwas zutrauen, der nicht durch Ausbildung und Können entsprechend qualifiziert ist. Dieser Prozess fordert vom Therapeuten ebenso wie von demjenigen, der durch den Prozess geführt wird, vollkommene Aufgeschlossenheit. Sie müssen sich von allen vorgefassten Meinungen und allem Wissen frei machen, auch von dem, was dieses Buch vermittelt.

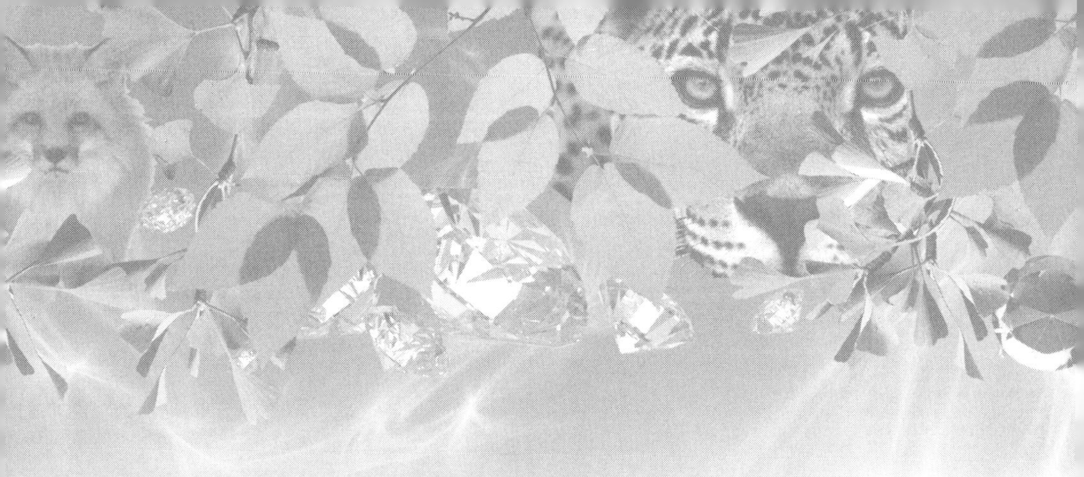

Inhalt

	Danke	ix
	Präludium	xi
	Ursprünge	1
1	Stress und sein Ursprung	19
2	Die beiden Lieder	32
3	Die Ebenen	43
4	Eine Landkarte der Innenwelt	69
5	Die drei Postulate	142
6	Unsere Bewältigungsstrategien	152
7	Die Technik zum Erreichen der Tiefe	179
8	Ein Zugang übers Kritzeln: Doodles	231

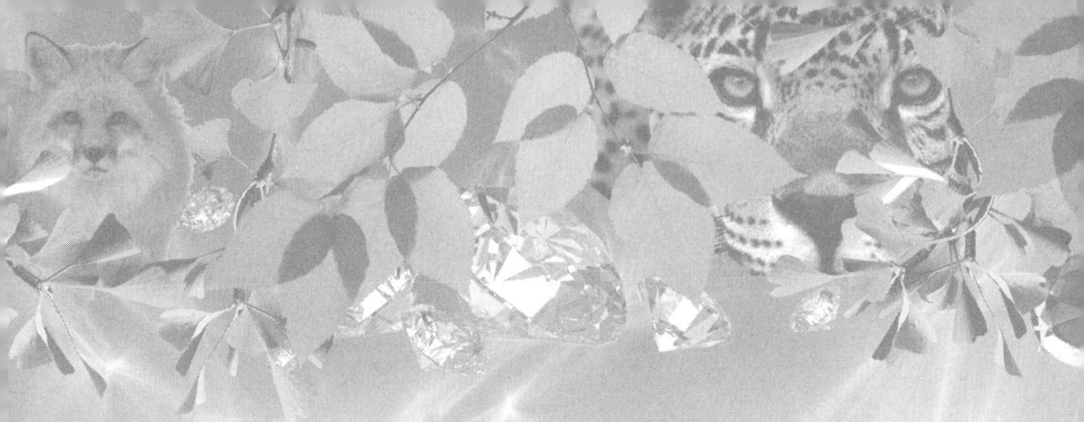

9 Metaphern 249

10 Bewusste Wahrnehmung – der Weg zur Heilung 261

11 Das andere Lied und die Homöopathie 274

12 Fallstudien 277

Fallbeispiel I 278

Fallbeispiel II 292

Fallbeispiel III 312

Zusammenfassung und Ausblick 335

Einige Fragen 341

Anhang 348

Einführende Literatur 348

Nützliche Adressen 349

Abbildungsverzeichnis 350

Stichwortverzeichnis 351

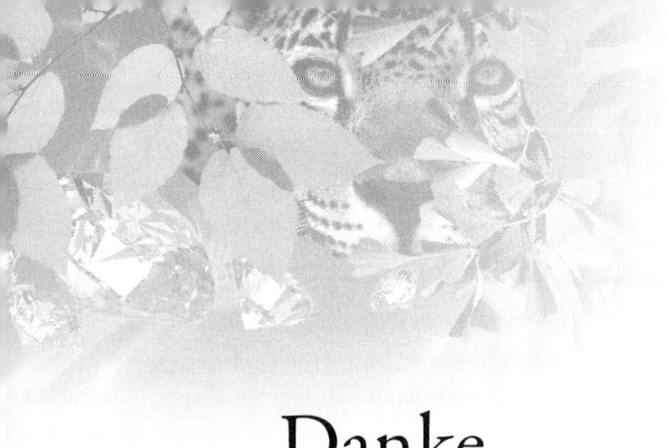

Danke

Vielen Freunden und Kollegen habe ich für ihre Hilfe bei den Vorarbeiten zu diesem Buch zu danken, aber besonderer Dank gebührt **Dr. Kanan Khatau Chikhal**, der mich von der ersten Fassung an unterstützt hat, sowie **Dr. Mary Gillies**, **Susan Cortes**, **Prof. Usha Subramanian** und **Dr. Roger Morrison**, die sehr wertvolle redaktionelle Beiträge lieferten. Teile dieses Buchs habe ich aus den beiden früheren *Die Empfindung in der Homöopathie* und *Die Empfindung: Verfeinerung der Methode* übernommen, die sehr kompetent von **Dr. Rashmi Jaising** beziehungsweise **Dr. Antonia DeSouza** lektoriert wurden. Großen Dank schulde ich darüber hinaus vielen Freunden und Kollegen, die frühe Fassungen lasen und wertvolle Rückmeldungen gaben – insbesondere **Dr. Linda Johnston, Cheryl Feng, Rachna Toshniwal, C.Y. Gopinath, Hema Rajshekhar** und **Rajiv Mehrotra.** Ein weiterer Dank geht an **Dr. Divya Chhabra**, deren konstruktive Kritik mir viel bedeutet, und an meine beiden häuslichen Ego-Antidote **Soham** und **Sahaj**, meine Kinder. Ein besonderes Dankeschön für **Dr. Meghna Shah**, die mir mit ihrer ganzen Ausrichtung, Tatkraft und Einsatzbereitschaft so manches von dem, was ich tue, ermöglicht und durch ermutigende, bestärkende Worte zu einer Freude macht.

Auch allen meinen Patienten sage ich hier Dank. Das Vertrauen, das sie in mich setzen, ist mir der größte Ansporn für meine gesamte Arbeit. Herzlichen Dank an alle, die mir freundlicherweise erlaubten, ihre detaillierten Fallstudien hier wiederzugeben.

Vielen Dank an **Anjali Menrai** und **Cheryl Feng** für die künstlerische Ausgestaltung des Buchs und an Thomson Press, insbesondere an **Ms. Neha Patwardhan** und **Mr. Surendra Babu** für die hervorragende Zusammenarbeit.

Meinen herzlichen Dank an **Jochen Lehner** für die deutsche Übersetzung und ebenso an **Christa Gebhardt** für die Überarbeitung.

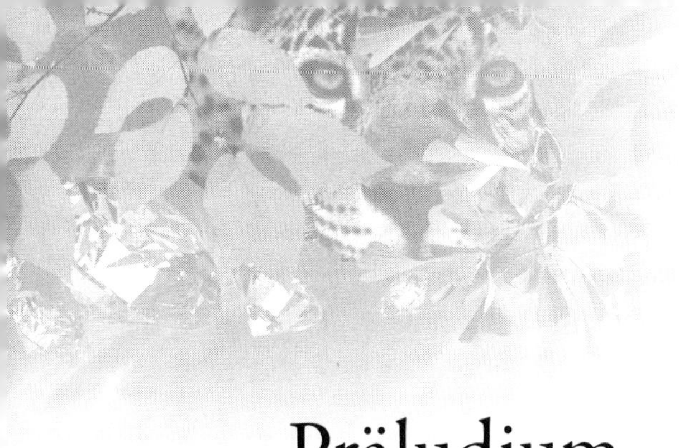

Präludium

Was macht uns alle zu dem, was wir sind? Was lässt jeden von uns auf seine ganz eigene Weise fühlen, wahrnehmen, erleben und handeln? Worin liegt diese Einzigartigkeit, und wo entspringt sie? Worin besteht die typische Stressanfälligkeit jedes Einzelnen?

Solche Fragen sind nicht nur interessant und fesselnd, sondern darüber hinaus entscheidend für das Selbstverständnis eines Menschen. Und „Erkenne dich selbst" ist nicht mehr und nicht weniger als der Zugang zum „Heile dich selbst".

Ich wollte zu einem Seminar ins Ausland reisen. Das nahm einen interessanten Verlauf. Ich beantragte das Visum und erhielt den Bescheid, ich müsse zu einer persönlichen Unterredung in Delhi vorsprechen. Ich schrieb an meine Gastgeber in X-Land und fragte an, ob sie wohl bei ihrem Auswärtigen Amt erreichen könnten, dass ich das Visumgespräch doch telefonisch abwickeln dürfte. Tatsächlich wurde der Botschafter entsprechend unterrichtet, und ich erhielt die Nachricht, ich könne ihn anrufen. Das tat ich, musste mir jedoch vom Botschaftspersonal sagen lassen, der Herr Botschafter sei zu einem sechswöchigen Urlaub unterwegs. Nein, der Vizekonsul sei nicht für telefonische Visumgespräche zu haben. Ich schrieb also eine E-Mail. Keine Antwort, nach zehn Tagen immer noch nicht. Was nun? Dann hieß es, man werde für mich ein Gespräch mit dem Vizekonsul in die Wege leiten. „Wir können es Ihnen nicht versprechen, aber schicken Sie mal Ihre Papiere." Ich tat es, aber dann war zwei Wochen lang wieder nichts zu hören. Und drei Monate nach Beginn der Prozedur lag immer noch nichts Greifbares vor.

Jetzt war es noch eine Woche bis zu meinem Aufbruch zu einer großen Seminar-Weltreise. Immer noch wurden meine Papiere irgendwo festgehalten. Ich telefonierte, dreißig Versuche, fünfunddreißig Versuche. Dann hieß es, mein Visum liege bereit. Ich schickte jemanden los, der meine Papiere um neun Uhr vormittags abholen sollte. Sie ließen ihn bis nachmittags um vier warten, um ihm schließlich zu sagen, er solle am nächsten Tag wiederkommen. Meine Papiere seien doch noch nicht fertig. Die fertigen waren für einen anderen Sankaran, der am gleichen Tag reisen wollte. Dann wollten sie noch eine Bankurkunde, für die eine weitere Woche notwendig gewesen wäre. Inzwischen war aber der Botschafter wieder da, und ich rief ihn an. Ich sagte: „Geben Sie mir meinen Pass zurück, mit Visum oder ohne." Er erwiderte: „Aber Sie sind ein Ehrengast, Sie müssen reisen." Also schickte ich um zehn Uhr vormittags wieder jemanden hin, und der bekam abends um halb acht mein Visum. Den ganzen Tag erzählten sie ihm, die Aushändigung stünde unmittelbar bevor, aber ich erfuhr von ihm nur, dass er immer noch draußen wartete.

Weshalb erzähle ich Ihnen diese Geschichte? Es handelt sich um eine typische Stresssituation und damit um einen schönen Einstieg indie Frage, was Stress eigentlich ist. Wenn wir nämlich erkennen, worin der Stress in dieser bestimmten Situation besteht, bekommen wir vielleicht eine Vorstellung, was Stress überhaupt ist. Kein Zweifel, dass ich hier unter Stress stand, aber was war tatsächlich in mir los, was beinhaltet diese Bezeichnung „Stress"? Was waren meine Gefühle während dieser ganzen Sache, was habe ich erlebt? Ich konnte beobachten, dass verschiedenerlei gleichzeitig in mir vorging, als gäbe es da mehrere Erfahrungsebenen.

Ich brauchte das Visum, um in dieses andere Land reisen zu können. Ich musste meinen Pass zurückhaben, um in die übrigen geplanten Länder einreisen zu können. Es gab ein Datum, zu dem ich meinen Pass spätestens zurückhaben musste, um den gebuchten Flug nehmen zu können. Ich musste mir überlegen, was zu tun war, wenn ich das Visum nicht bekam. Ich musste mögliche Abänderungen der Reiseroute planen. An all dem arbeitete mein praktischer Verstand, und das war eine meiner Erfahrungsebenen in dieser Phase.

Auf einer anderen Ebene, der emotionalen, war ich verärgert und nervös. Meine Befürchtungen führten zu Herzklopfen. Ich war richtig aufgebracht.

Auf einer weiteren Ebene versuchte ich mir auszumalen, was eigentlich los war. Warum ging da einfach nichts voran? Woran mochte es liegen? Ich legte mir etliche Theorien zurecht. Eine Frage drängte sich immer wieder in den Vordergrund: Machten die das in der Botschaft mit Absicht? War es eine Verschwörung?

Ich kann inzwischen erkennen, dass solche Eindrücke und dieser Argwohn nicht nur in der geschilderten Situation ausnahmsweise vorkamen, sondern mir aus anderen Erfahrungen der Vergangenheit und Gegenwart bekannt sind.

Aber wenn Sie mich auffordern, tiefer in mich zu gehen und mich zu fragen, wie *mein tatsächliches Erleben* in diesem Augenblick war – nicht was für Gefühle ich hatte, was für Fantasien ich mit den Vorgängen verband, sondern was ich tatsächlich erlebte, was ich zuinnerst empfand –, dann muss ich sagen, dass ich davon (wie Sie auch) meistens nichts merke und nichts weiß. Aber diesmal ließ ich mich darauf ein und beobachtete, was in mir vorging, und so erschloss sich mir eine tiefere Erfahrungsebene. Es war eine Empfindung, die ich intensiv und durch und durch in mir spürte.

Ich kann sie nur als etwas Würgendes beschreiben, aber dieses Wort sagt längst nicht alles. Es war wie etwas Erstickendes, Zuschnürendes, das durch die Brust in die Kehle aufstieg. Um diese Empfindung ganz zum Ausdruck zu bringen, musste ich Laute ausstoßen und Gebärden machen. Wenn ich noch tiefer in sie hineingehe, offenbart sie sich als Bestandteil der Erfahrung, mich in etwas verfangen zu haben, in der Falle zu sitzen, überwältigt zu werden.

Diese Empfindung (und mein ganzes Erleben der Situation) hatte im Grunde nichts mit dem Botschafter, mit Ministerien, Visa und Verschwörungen zu tun. Sie ist nicht an eine bestimmte Begebenheit in Raum und Zeit gebunden. Ich habe Ähnliches schon viele Male erlebt und werde es wohl auch in künftigen Stresssituationen erleben. Dieses Erleben hat keinen Namen, keine Faktengrundlage und ist mit keiner benennbaren Gefühlsqualität verbunden. Sie ist zutiefst mit meiner ganz eigenen und unerklärlichen Realitätserfahrung verbunden.

Dieses Erleben ist Bestandteil eines tief in mir verankerten Grundmusters. Je tiefer ich dieses Erfahrungsmuster in meinem Leben wahrnehme, desto mehr Klarheit bekomme ich über meine Verfassung und die Wurzeln des Stresses in meinem Leben. Das gilt nicht nur für mich, sondern auch für Sie. Wahrnehmung des Musters ist der Weg zur Befreiung von ihm.

Jeder Mensch möchte Stress und Leid vermeiden oder verringern, jeder Mensch wünscht sich Frieden. Wir suchen nach Lösungen für die Probleme, die wir als Stressursachen sehen. Vielleicht versuchen wir stressigen Situationen auszuweichen. Wir wechseln die Arbeitsstelle, unseren Partner, den Wohnort. Oder wir versuchen, uns selbst zu ändern. Wir lesen Selbsthilfebücher. Wir meditieren. Wir verschreiben uns religiösen Andachtsübungen. Wir sprechen unsere Probleme mit anderen durch. Wir suchen professionelle Hilfe. Sie wissen sicher recht gut, was Sie unternehmen, um mit Ihrem Stress zurechtzukommen.

Wenn wir Streit mit jemandem haben oder in einer Beziehung etwas Kränkendes erleben, wenn es bei der Arbeit Schwierigkeiten gibt, oder wir geschäftlich Verluste erleiden, sehen wir die Probleme eher als außerhalb unserer selbst liegend, als etwas, wofür wir eine Lösung finden müssen. Wir sehen uns den Fall genau an, wir finden logische Erklärungen und Gründe für das Zustandekommen des Problems und wissen dann auch, was zu tun ist. Wir sagen beispielsweise: „Das Problem zwischen meiner Frau und mir liegt darin, dass sie mich einfach nicht versteht. Ich glaube, wir sollten einmal zur Partnerberatung gehen." Dabei rechtfertigen wir ganz gern unsere eigenen Gefühlsregungen und sagen etwa: „Es ist doch ganz natürlich, dass mir mulmig wird, wenn die Geschäfte so schlecht laufen", oder vielleicht: „Also, wenn ein Freund so etwas macht, da würde sich doch jeder ärgern." Wir ordnen Situationen und Leute bestimmten Kategorien zu, oder wir verpassen unserer eigenen Verfassung einen Aufkleber. Dann sagen wir beispielsweise: „Dieser Mann ist ein Diktator" oder „Ich habe einen Minderwertigkeitskomplex."

Solche Lösungsbemühungen sind nicht besonders nachhaltig, und zwar aus dem einfachen Grund, dass wir nicht zum Kern der Sache vorgedrungen sind. Das Problem liegt nicht außerhalb unserer selbst, sondern in unserem Erleben. In unserem Austausch mit anderen legen wir Vernunftgründe und Argumente dar und verstehen nicht, weshalb wir nicht durchdringen. Wir sagen etwas, aber es kommt nicht auf das an, *was* wir sagen. Wichtig ist, woher es kommt. Doch diese tiefe Ebene in uns selbst ist uns nicht bewusst. Und solange wir diese Ebene in uns nicht berührt haben, bleibt unser Austausch und Umgang mit der Außenwelt problematisch, oberflächlich und im Hinblick auf den tieferen Zusammenhang, unseren inneren Frieden, unbefriedigend.

Nehmen wir zur Veranschaulichung ein alltägliches Beispiel. Sie kommen von der Arbeit nach Hause und sehen, dass Ihr Parkplatz von jemand anderem besetzt worden ist, vielleicht von einem Nachbarn. Sie geraten in Wallung. Dieser Nachbar macht das nicht zum ersten Mal. Sie haben ihn höflich aufgeklärt, aber er macht es immer wieder. Was nun? Auf einer Ebene, der sachlichen, wissen Sie, was zu geschehen hat. Aber es gibt noch eine andere Ebene, und da sind Sie verärgert: „Wie kommt er dazu? Für wen hält er sich?“ Auf dieser Ebene entsteht Stress, Ihre Nerven sind in Aufregung, Ihr Verstand arbeitet fieberhaft. Wenn Sie die Lage genau betrachten, werden Sie sehen, dass der Stress nicht der Situation selbst entspringt, sondern Ihrer Wahrnehmung des Ganzen: Ihrem tief innerlichen Erleben der Verärgerung, Ihrem Gefühl, schikaniert zu werden, ausweglos in der Falle zu zappeln und in Ihrem Überlebenskampf hilflos einem stärkeren Gegner ausgeliefert zu sein. Oder in Ihrem mulmigen Gefühl, dass Ihr Parkplatz endgültig verloren sein könnte. Oder im Erleben einer vagen Befürchtung, dass Sie sich womöglich der Grobheit dieses Nachbarn aussetzen, wenn Sie ihn zur Rede stellen; Sie sind da empfindlich, Sie möchten sich Grobheiten ersparen.

Was Sie auch in einer solchen Situation erleben mögen, Sie wissen, dass es Ihnen nicht nur diesmal so geht, sondern über diesen Vorfall hinaus grundsätzlich und über weite Strecken Ihres Lebens für Sie gilt. Sie wissen, dass Sie so sind und so erleben. So sieht Stress für Sie aus, und zwar immer wieder.

Irgendwann also fällt uns auf, dass Stress nicht von außen kommt, sondern damit zu tun hat, wie wir die Realität wahrnehmen und auf sie reagieren. Das hat bei jedem von uns seine ganz charakteristische Prägung. Man kann sogar sagen: Unsere Art und Weise, die Realität wahrzunehmen und auf sie zu reagieren, gibt uns unsere unverwechselbare Eigenart, unsere Individualität. Unser Stress ist von unserer Individualität nicht zu trennen.

Vielen von uns wird schließlich klar, dass es zum Stressabbau nicht genügt, die äußeren Umstände zu verändern, sondern wir klar erkennen müssen, wo der Stress herkommt. Psychologen, Therapeuten und viele andere arbeiten auf diesem Gebiet. Wir sind vertraut mit dem Gedanken, dass Stress vielerlei Ursprünge haben kann – zum Beispiel eine Tracht Prügel, die Ihr Vater Ihnen verabreichte, als sie zwölf waren, oder ständiger Streit mit dem Ehepartner oder das Gefühl, dass das Geld nie reicht, und so weiter. Das mögen zwar die Situationen sein, in denen Sie Stress empfinden, aber Sie spüren auch, dass Ihre Stress-Erfahrung von etwas weitaus Tieferem herrührt und für Sie ganz charakteristisch ist. Und noch bedeutsamer ist der Umstand, dass sich diese typische Form des Erlebens auch in Bereichen Ihres Lebens bemerkbar macht, die Sie als nicht stressbehaftet sehen – sie bildet den Grund Ihrer gesamten Lebenserfahrung.

Bei meiner Arbeit als Arzt und Homöopath muss ich natürlich so genau wie möglich wissen, was in den Menschen, die zur Therapie zu mir kommen, im Tieferen vorgeht. Das war immer ein wichtiger Beweggrund für meine Arbeit, aber mindestens genauso wichtig war der Wunsch zu wissen, was den Kern meines eigenen Ich ausmacht.

In meiner Praxis erlebe ich immer wieder, wie Menschen tiefer und tiefer in ihre Stress-Erfahrung hineingehen – in das Erleben ihrer Krankheit, ihrer Freude, ihres Kummers –, und jedes Mal zeichnet sich ein charakteristisches Muster ab, das die unverwechselbare Eigenart des jeweiligen Menschen ausmacht. Solch ein Muster gibt es in mir, in Ihnen, in jedem. Je deutlicher es Ihnen bewusst wird, desto weniger Stress und desto mehr Frieden werden Sie erleben.

Davon können Sie sich durch einfache Selbsterforschung überzeugen. Allerdings analysieren und klassifizieren Sie dabei nicht, sondern gehen nur tiefer in sich hinein und betrachten, was Sie im Augenblick gerade erleben. Die Tiefe und Totalität dieser Erfahrung ist die Wahrheit.

Tiefer gehen heißt, dass wir nach dem *Was* und nicht nach dem *Warum* von etwas fragen. Fragen wir uns, warum etwas so oder so ist, werden wir vielleicht Gründe finden, die wie die Wahrheit aussehen, aber bei Gründen lässt sich immer diskutieren, ob sie nun wahr sind oder nicht. Fragen wir dagegen „Was?“ und gehen immer tiefer, so fördern wir die tatsächliche innere Erfahrung zutage, die keinen Spielraum für Deutungen, theoretische Erörterungen und Analysen lässt. Es ist ein Prozess der reinen Beobachtung dessen, was noch tiefer ist.

Das Wesen der in diesem Buch vorgestellten Gedanken besteht unter anderem in der Erkenntnis, dass unsere Verhaltensweisen und Gefühle einer sehr tiefen Schicht in uns entspringen. Sie wurzeln in einer grundlegenden und nicht erklärbaren, aber für jeden von uns charakteristischen Erfahrung. Diese Erfahrungsebene ist weder emotionaler noch intellektueller Natur. Es geht vielmehr um eine Empfindung sowohl körperlicher als auch geistiger Art, eine durchgängige Empfindung, die unsere gesamte Lebenserfahrung färbt. Diese Empfindung begleitet uns ständig und in allem, sie ist *das andere Lied,* das in uns tönt.

Wenn wir hier von Bewusstwerdung sprechen, ist weder intellektuelles Verstehen noch das Beobachten von Verhaltensweisen und Denkmustern an uns oder in uns gemeint. Es geht auch nicht um blitzartige Einsichten oder um Deutungen, die uns von anderen geliefert werden.

Es ist ein Prozess, bei dem wir unter Umgehung des Verstandes immer wieder nach innen gehen, in die Tiefe unserer eigenen Erfahrung. Solch ein Prozess kann sich über Monate oder sogar Jahre hinziehen, und in seinem Verlauf werden wir Schritt für Schritt immer wacher und empfänglicher für unsere innere Welt. Es ist ein stiller, außersprachlicher, nicht vom Verstand geleiteter Prozess, durch den wir lernen, das andere Lied in uns zu hören und zu erfassen, wie es alles in unserem Leben geformt hat und formt.

Die in diesem Buch vorgestellten Ideen haben sich ganz erheblich auf die homöopathische Praxis ausgewirkt. Es handelt sich nicht um Theorien, sondern um Beobachtungen aus der täglichen Praxis und dem Lebensalltag, von Kollegen überall auf der Welt bestätigt. Für alle in diesem Buch wiedergegebenen Fallbeispiele gilt, dass die homöopathische Behandlung erfolgreich war und der Interviewprozess wesentlich dazu beigetragen hat. Die Grundgedanken sind jedoch universaler Natur und lassen sich, wenn sie einmal verstanden sind, auf alle Bereiche des menschlichen Daseins anwenden.

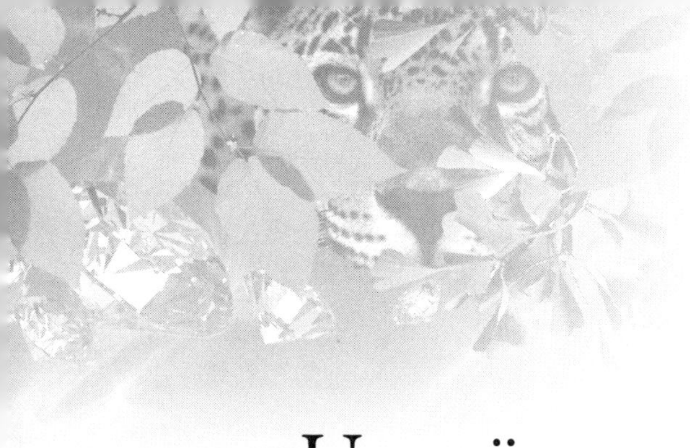

Ursprünge

Um Ihnen einen Verständnishintergrund für dieses Buch zu geben und zugleich meinen eigenen Weg nachzuzeichnen, möchte ich Ihnen einen kurzen Abriss der Homöopathie und der Entwicklung meiner Ideen geben.

Im Jahr 1790 gelang dem deutschen Arzt Dr. Samuel Hahnemann eine bedeutende Entdeckung. In der damaligen Zeit war viel von Chinarinde (aus der Chinin gewonnen wird) und ihrer Heilwirkung bei Malaria die Rede. Hahnemann, der unbedingt herausfinden wollte, was es mit der Heilkraft dieser Rinde auf sich hatte, nahm die Droge selbst ein, wobei er sich bei bester Gesundheit befand. Es stellte

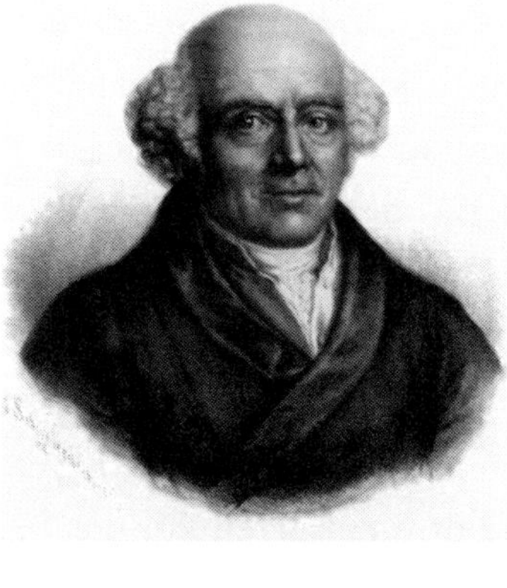

Samuel Hahnemann

sich heraus, dass sie bei ihm Symptome erzeugte, wie man sie von der Malaria kannte, also Frostschauder, Fieber und Schweißausbrüche. Das gab ihm den Hinweis, dass Drogen anscheinend beim gesunden Menschen Symptome und Krankheitszeichen hervorrufen können, die sie bei einem Kranken mit solchen Symptomen heilen. Das war die Geburtsstunde der Homöopathie mit ihrem Leitsatz „Ähnliches wird durch Ähnliches geheilt".

Von da an probierte Hahnemann zahlreiche Heilmittel und Substanzen an sich selbst und freiwilligen Versuchspersonen aus, um zu ermitteln, was für Erscheinungen diese Substanzen bei gesunden Menschen hervorriefen und daher vermutlich bei Kranken mit ähnlichen Symptomen heilen konnten. Er begann die von diesen Substanzen bei gesunden Versuchspersonen hervorgerufenen Zeichen und Symptome genau zu dokumentieren, sodass schließlich eine homöopathische Arzneimittellehre oder Materia Medica entstand.

Hahnemann entdeckte außerdem, dass ein Krankheitszustand nie ein lokales Übel ist, sondern immer den ganzen Menschen betrifft. Wenn jemand erkrankt, ist nicht nur der befallene Körperteil krank, sondern der ganze Mensch. So wirken auch Heilmittel auf die Ganzheit des Menschen, auf Körper und Geist. Das hält sich der Homöopath stets gegenwärtig, wenn er jemanden behandelt.

Während einer Konsultation verzeichnet der Homöopath alle Symptome ebenso wie den Geisteszustand und die Gemütsverfassung des Patienten. Für das, was er auf diese Weise ermittelt, versucht er nun Entsprechungen bei den in seiner Materia Medica verzeichneten Arzneien zu finden. Das Mittel, das den beim Patienten gefundenen Symptomen am besten entspricht, wird schließlich verabreicht.

Hahnemann erkannte die Notwendigkeit, auch Substanzen zu verwenden, die im Rohzustand giftig sind, die aber nach seiner Einschätzung von großem medizinischem Wert sein konnten. Da er sie jedoch unmöglich in ihrer natürlichen Form einsetzen konnte, beschloss er, sie zu verdünnen. Zu seiner Überraschung zeigte sich, dass diese verdünnten Substanzen von umso größerer Heilwirkung waren, je weiter er sie verdünnte (und zusätzlich mit sogenannten Schüttelschlägen behandelte). Diese schrittweise Verdünnung und Verschüttelung von Substanzen wird in der Homöopathie „Potenzierung“ genannt.

Die schrittweise Verdünnung wurde so weit getrieben, dass schließlich kaum noch etwas von der Ursprungssubstanz in diesen Verdünnungen vorhanden war. Dennoch zeigte sich, dass sie hochwirksam waren. Hahnemann schloss daraus, dass Krankheit kein materielles, sondern, wie er es nannte, ein „dynamisches“ Geschehen ist. Dann muss auch Heilung ein dynamisches Geschehen sein. So postulierte Hahnemann, dass es **eine dynamische Kraft in uns geben muss, und dass Krankheit und Heilung auf der Ebene dieser Lebenskraft stattfinden. Krankheit ist eine für jeden Menschen charakteristische „Verstimmung“ dieser Lebenskraft, die sich in bestimmten köperlichen Symptomen, aber auch in der Gemütsverfassung niederschlägt.**

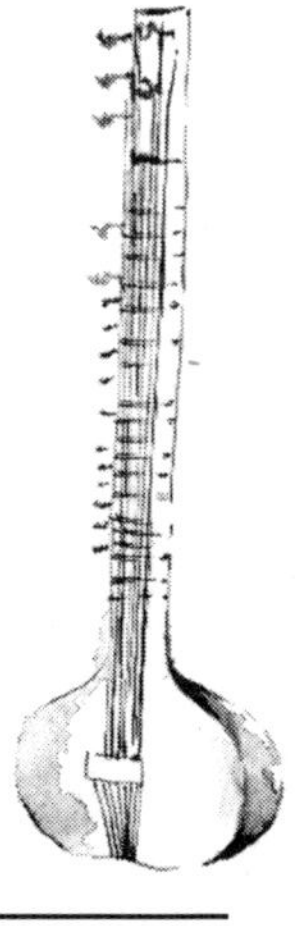

Krankheit lässt sich mit einer Sitar[1] vergleichen, die ihre korrekte Stimmung verloren hat.

[1] Ein Saiteninstrument

Natürlich kommt es dann zu Dissonanzen, die sich aber nur durch Nachstimmung des Instruments und nicht über die einzelnen Töne beheben lassen. In diesem Sinne ist auch die homöopathische Behandlung **ganzheitlich und zugleich individuell**. Die innere Störung muss behoben werden, dann stellen sich Gleichgewicht und Gesundheit wieder ein. Die Individualität eines Menschen wird wesentlich von seiner inneren Verfassung, von seiner Weltwahrnehmung und seinen Reaktionen auf die Welt mitbestimmt. All das ist für seine Krankheit im gleichen Sinne wesentlich wie der Schmerz in seinen Gelenken oder das Geschwür in seinem Magen.

In der Homöopathie ist alles, was der Patient sagt, ein Symptom, insbesondere, wenn es „auffallend, sonderlich, ungewöhnlich und eigenheitlich (charakteristisch)“ ist, wie Hahnemann schrieb. Wenn Ihnen beispielsweise in einem kühlen Raum heiß ist, kann das ein Symptom sein. Generell könnten wir sagen, dass ein Symptom eine unangemessene Reaktion auf eine bestehende Situation ist. Die Person scheint etwas anderes als das derzeit Gegebene wahrzunehmen und auf dieses andere zu reagieren: Das Zimmer ist kalt, wird jedoch als heiß wahrgenommen.

Deshalb sah Hahnemann Krankheit als etwas, wovon der *ganze* Mensch betroffen ist. Wir könnten sagen, Krankheit sei eine als Überlebensmechanismus angenommene Haltung, zugeschnitten auf eine Situation, die weniger der Realität als vielmehr einer bestimmten Wahrnehmung entspricht. In dieser Haltung und aufgrund unserer fehlerhaften Wahrnehmung sind unsere Reaktionen auf die wahrgenommene Wirklichkeit unangemessen und ungeeignet – und natürlich erzeugen sie permanenten Stress. Wenn jemand von einem Löwen angegriffen wird, sind Angst und Flucht sicherlich genau das richtige Verhalten und keine „Fehlhaltung“. Aber, wenn das seine innere Verfassung wäre, ohne dass ein Löwe vorhanden ist, oder wenn schon das Kläffen eines Hündchens ihn in diesen Zustand versetzt, oder wenn er einfach starr vor Entsetzen ist (eine übersteigerte Form der angemessenen Reaktion), dann handelt es sich um eine krankhafte Verfassung. Es ist, als wäre er von einer falschen Realitätswahrnehmung oder, wie man in der Homöopathie sagt, von einer **Wahnidee** geleitet, die ihn unangemessen reagieren lässt. Und hier entspringt sein Stress. Die Wahnidee taucht auch wieder in den Ängsten, Träumen, Hobbys und Farbvorlieben eines Menschen auf, als trüge er ständig eine Brille mit eingefärbten Gläsern.

Der Patient, ein zehnjähriger Junge, wurde von einem Kollegen zur Behandlung einer sehr schweren und chronischen Hautproblematik an mich verwiesen. Er hatte sehr schmerzhafte und juckende Furunkel an Armen und Beinen. Seit einem Monat konnte er nicht einmal mehr sitzen oder stehen. Er weinte, als er in mein Behandlungszimmer getragen wurde. Die Eiterbeulen waren nicht zu übersehen.

Über den Juckreiz sagte die Mutter, er sei so schlimm, dass der Junge sich am liebsten die Haut abreißen würde. Manchmal konnte er nur noch mit zusammengepressten Händen schreien wie ein Wahnsinniger, so sehr quälte ihn der Juckreiz. Und er sagte: „Bringt mich um, ich halte das nicht aus, ich will nicht mehr leben." Und wenn das Jucken gar zu schlimm wurde, sagte er: „Gib mir ein Messer, ich muss mir in die Arme stechen."

In jüngeren Jahren hatte er sehr an einer bestimmten Göttin gehangen. Er komponierte und sang Loblieder auf sie. Aber der Juckreiz machte ihn so böse auf die Göttin, dass er sagte: „Ich habe so viel für sie getan, und jetzt tut sie mir das an!" Sprach's und zerriss ihr Bild.

Er war sehr empfindlich, innerlich ebenso wie auf der Haut. Er vertrug nicht einen einzigen Wassertropfen. Er badete nicht und hatte keinen Durst. Der Juckreiz und die Ausbrüche von Gewalttätigkeit waren kein Dauerzustand, sondern traten anfallsweise auf. Es bestand eine Neigung zur Grausamkeit. Er sagte manchmal: „Ich werde noch wahnsinnig."

In diesem Fall sind folgende Symptome auf der geistigen und allgemeinen Ebene zu erkennen:

- Gewalttätigkeit
- Schimpfen
- Schlagen
- Grausamkeit
- Impuls zu zerreißen
- Verlangen zu schneiden, zu verstümmeln
- Verlangen, sich mit einem Messer zu stechen

Die wichtigsten mit diesem Zustand verbundenen Gefühle waren:

- Verlassen (von der Göttin)
- Gepeinigt (von der Göttin)
- Ihm ist Unrecht widerfahren

Diese Gefühle lösten die heftigen Reaktionen aus. Er hatte Hautausschläge und reagierte so, als würde er von der „Person", der er diente und von der er abhängig war (Göttin), gepeinigt und im Stich gelassen. Darin also bestand seine Wahrnehmungsfixierung (seine Einbildung oder Wahnidee): Er wurde von eben der Göttin gefoltert und gequält, der er so treu ergeben war. Seine Reaktion war gewalttätig und von Zerstörungsimpulsen geprägt. Für das homöopathische Mittel *Hydrophobinum,* das aus dem Speichel eines tollwütigen Hundes zubereitet wird, ist – neben der Wasserscheu – genau dieses Wahrnehmungs- und Reaktionsmuster typisch. Und dieses Mittel heilte den Jungen auch.

Krankheit sorgt dafür, dass wir unser Leben nur noch unter bestimmten Bedingungen als stimmig erleben. Solche Bedingungen oder Zwänge und Gefühlsfixierungen oder Obsessionen schränken den Spielraum unserer Reaktionen auf die gegebene Situation mehr oder weniger stark ein. Der Grad der Einschränkung ist das Maß unseres Krankseins. Unter dem Einfluss solcher Einschränkungen wissen wir das, was wir direkt vor uns haben, nicht mehr recht einzuschätzen. Ein gesunder Mensch ist auf der Höhe des Augenblicks und reagiert zweckdienlich und angemessen auf das, was sich ihm bietet. Wenn die Situation eine Leistung verlangt, erbringt er sie. Verlangt sie, dass er nichts tut, wird er untätig bleiben. Aktivität und Untätigkeit sind keine *Bedingungen* seines Gesundseins. Er reagiert, wie es die Situation erfordert, und ist darin frei. Gesundheit bedeutet demnach Freiheit, Spontaneität und die Fähigkeit, im Augenblick präsent zu sein. Der Geist ist frei, den Erfordernissen der jeweiligen Situation zu genügen.

Als mir klar geworden war, dass Krankheit eine irrige Wahrnehmung der Realität ist, erschlossen sich mir verschiedene Grundtypen der Situationswahrnehmung, die sich auf einer Skala anordnen lassen, je nachdem, als wie tief und ernst die Situation erlebt wird. Ich vermochte zehn solcher Typen zu unterscheiden

DIE ZEHN TYPEN DER WAHRNEHMUNG EINER SITUATION

1. Sie wird als plötzlich und akut wahrgenommen, und es besteht der Drang, ihr zu entfliehen, weil das Leben davon abhängt.
2. Sie wird als plötzlich und sehr bedenklich wahrgenommen, aber wenn man sich sofort mit aller Kraft einsetzt, kann man das Gefühl der Sicherheit wiederherstellen.
3. Sie wird als besorgniserregend, aber nicht hoffnungslos wahrgenommen. Das Leben, so das Grundgefühl hier, ist ein ständiges Ringen.
4. Sie wird als etwas wahrgenommen, was man einmal zu überwinden versucht und ein andermal einfach hinnimmt.
5. Sie wird als etwas Schwieriges wahrgenommen, worin man sich gefangen und wovon man sich manchmal bedroht fühlt.
6. Sie wird als schwierig und wie eine nicht abzustreifende Schlinge, aber nicht als lebensbedrohlich empfunden. Man muss sich mit diesem als Schwäche empfundenen Problem abfinden und es möglichst geheim halten.
7. Sie wird als eine Situation wahrgenommen, in der die Zeit knapp ist. Man fühlt sich eingeengt und möchte einen Befreiungsschlag machen, bevor es zu spät ist.
8. Sie wird als etwas Chaotisches, außer Kontrolle geratenes wahrgenommen, und man muss übermenschliche Anstrengungen unternehmen, um es unter Kontrolle zu bringen oder die Ordnung wiederherzustellen.
9. Sie wird als etwas Widerwärtiges wahrgenommen, begleitet von Selbstekel. Die Person distanziert sich lieber gleich vorsorglich von der Gesellschaft und fühlt sich dann isoliert.
10. Sie wird als hoffnungslos und unmöglich zu bewältigen wahrgenommen. Der Untergang scheint unausweichlich.

Betrachten wir das am Beispiel einer Autopanne irgendwo auf der Landstraße. Es gibt zehn Möglichkeiten, jede irgendwie kritische Lage zu betrachten, und irgendeine dieser zehn Möglichkeiten wird auf jeden von uns zutreffen.

1. Die Situation scheint Panik zu rechtfertigen. Ich will nur noch weg, sonst nichts. Notfalls werde ich meinen Wagen einfach stehen lassen, um dieser prekären Lage nicht mehr ausgesetzt zu sein.
2. Es handelt sich um eine Krisensituation. Ich muss mich mächtig anstrengen und schnell eine Lösung finden. Ich werde den Wagen gezielt und mit allem Nachdruck untersuchen und dabei hektisch auf meinem Handy herumdrücken, um sofort einen Abschleppdienst herzubeordern.
3. Das Problem ist lösbar, ich werde mich optimistisch um eine Lösung bemühen. Ich forsche wohlüberlegt nach möglichen Ursachen, rufe mir alles in Erinnerung, was ich über Automechanik weiß, um meinen Wagen wieder flott zu bekommen.
4. Es ist zweifelhaft, ob ich das Problem lösen kann. Ich werde es wohl versuchen, dann aufgeben und dann vielleicht einen weiteren Versuch unternehmen. Ich sehe mir den Wagen von allen Seiten an und denke: „Junge, Junge, ich weiß wirklich nicht viel über Autos.“ Ich lasse mich resigniert auf den Fahrersitz sinken. Dann steige ich wieder aus und umrunde den Wagen ein weiteres Mal für den Fall, dass ich vielleicht doch etwas übersehen habe.
5. Hier kann man wirklich nichts machen. Ich muss mir etwas anderes überlegen, wie ich nach Hause komme. Ich sehe mir den Wagen gar nicht erst groß an, weil ja doch nur ein richtiger Mechaniker wissen kann, wie man ein Auto repariert.

Ich greife gleich zum Handy und rufe einen Abschleppdienst.

6. So etwas ist wie Schikane, als wenn etwas hinter mir her wäre. Ich fühle mich vom Pech verfolgt – wieso muss so etwas immer ausgerechnet mir passieren? Während ich den Wagen umrunde, bin ich mehr mit solchen Gefühlen beschäftigt – „Wenn ich mehr Geld hätte, könnte ich mir einen anständigen Wagen leisten; wenn mein Mann mich richtig lieben würde, hätte er rechtzeitig dafür gesorgt, dass mir so was nicht passiert" und so fort –, als dass ich praktische Schritte machen würde, um für mich und meinen Wagen Hilfe zu bekommen.
7. Ich muss unbedingt eine Lösung finden, koste es, was es wolle. Ich werde übermenschliche Anstrengungen unternehmen, als hinge mein Leben davon ab. Ich stelle die Haube auf, ich hole Werkzeug aus dem Kofferraum, ich arbeite verbissen, sogar an Dingen, zu denen es mir an Kräften und Kenntnissen mangelt – und die knapp an mir vorbeirauschenden Autos oder der sintflutartige Regen halten mich nicht ab.
8. Ich habe einen sehr knappen Zeitrahmen, um das Problem zu bewältigen, es wird ein Wettlauf mit der Zeit werden, den Wagen wieder in Gang zu bekommen. Mir ist nur zu deutlich bewusst, dass es bald dunkel wird, dass hier kaum noch Autos fahren, wenn der abendliche Stoßverkehr vorbei ist, und wer weiß, ob dann überhaupt noch ein Abschleppdienst für mich ausrückt.
9. Situationen dieser Art sind immer sehr gefährlich und schwer in den Griff zu bekommen. Mir fallen lauter Gründe ein, weshalb es schwierig oder unmöglich sein wird, einen Abschleppdienst in diese entlegene Gegend zu beordern.

Vielleicht bleibe ich hier die ganze Nacht hängen und bin Räubern, wilden Tieren und diesem scheußlichen Wetter hilflos ausgeliefert.

10. Solche Situationen sind immer völlig hoffnungslos, und ich kann nur hilflos und frustriert zusehen. Wenn ein Wagen einfach so liegen bleibt, dann ist es bestimmt ganz aus mit ihm. Ich hatte ein so gutes Gefühl bei diesem Wagen, und jetzt zeigt sich, dass er auch nichts taugt. Ich werde ihn wohl verschrotten müssen, am liebsten würde ich ihn mit dem Hammer bearbeiten ...

REAKTIONSMUSTER
(zeigt an, wie die gegebene Situation aufgefasst und als wie ernst sie eingeschätzt wird)
1. Der Paniktyp
2. Der Krisentyp
3. Der mögliche Typ
4. Der verfolgte Typ
5. Der Zweifel-Typ
6. Der fixierte Typ
7. Der chaotische Typ
8. Der klaustrophobische Typ
9. Der isolierte Typ
10. Der unmögliche Typ

EINE ANDERE EINTEILUNG

Wir alle neigen also in typischer Weise zu einer bestimmten Einschätzung des Schweregrads der jeweilig gegebenen Situation, aber auch in unserer grundsätzlichen Auffassung einer Situation sind solche typischen und beständigen Muster zu erkennen. Wir neigen dazu, immer wieder die gleiche Art von Situation zu erkennen und demzufolge auch herzustellen. Es lassen sich grundsätzlich drei Typen von Situationen und entsprechenden Reaktionsweisen unterscheiden: Konkurrenz oder Rivalität; die innere Erfahrung eines Verlusts, die ein Verlangen nach Halt und Struktur erzeugt; und Situationen, die vor allem Empfindlichkeitsreaktionen auslösen.

Betrachten wir es am Beispiel einer jungen Frau, die eine herbe Enttäuschung in der Liebe erlebt, weil ihr Freund sie um einer anderen willen verlassen hat. Drei verschiedene Frauen könnten diese Situation ganz unterschiedlich erleben:

- Eine sitzen gelassene Frau könnte das Ganze unter dem Gesichtspunkt des Konkurrenzkampfs betrachten. Sie vergleicht sich mit ihrer Rivalin und denkt: „Was ist denn an der besser als an mir?“ Typische Reaktionen sind Eifersucht, Rachegefühle oder der Wunsch, sich ihr doch noch überlegen zu zeigen. Es kann auch sein, dass sie sich als Opfer fühlt.
- Eine andere Frau erlebt das Gleiche einfach als Verlust. Sie hatte ihren Freund als Stütze erlebt, als verlässlich und vertrauenswürdig. Er war einer, bei dem sie sich anlehnen konnte. Und jetzt steht sie plötzlich ratlos da, fühlt sich allein und leer und fragt sich, wie sie denn nun Sicherheit und Stütze in sich selbst finden soll.
- Wieder eine andere Frau schließlich könnte das Geschehen als Schock erleben: Völlig unerwartet, wie aus dem Nichts, bricht

etwas über sie herein. Sie ist sehr empfindsam, gekränkt; sie reagiert mit einer Art Betäubung auf den Schock.

Wir haben hier also drei verschiedene Arten, ein und dieselbe Situation zu erleben, nämlich als Konkurrenzkampf, als Bedrohung der Struktur und als Auslöser für eine Empfindungsreaktion. Erinnert uns das nicht an die drei „Reiche" der Natur, dass Tierreich, das Reich der Minerale und das Pflanzenreich? Für ein Tier haben die meisten Situationen im Leben mit Rivalität und Überlebenskampf zu tun. Für Minerale ist Struktur von größter Bedeutung. Und für eine Pflanze sind Sensibilität für äußere Bedingungen und eine hohe Reaktionsbereitschaft charakteristisch. Wir können Menschen also gemäß dem oben besprochenen Beispiel dem Tierreich, dem Mineralreich oder dem Pflanzenreich zuordnen, es sind drei Grundtypen. Interessanterweise ändert sich der Typus nicht, das heißt, wenn wir ein „Pflanzen-Typ" sind, bleiben wir es ein Leben lang und erleben jede Situation unseres Lebens aus dieser Perspektive.

Homöopathische Heilmittel stammen ganz überwiegend aus drei Quellen, sie sind **pflanzlichen**, **tierischen** oder **mineralischen** Ursprungs. Sie werden stets als Einzelmittel verabreicht. Welches Mittel verordnet wird, hängt, wie wir bereits gesehen haben, von den Symptomen des Patienten ab. Wenn die Symptome auf ein bestimmtes Mittel hindeuten, wird der Homöopath es geben und sich nicht groß darum kümmern, zu welchem Naturreich es gehört. Mir ist jedoch darüber hinaus aufgefallen, dass sich Menschen, die bestimmte Mittel aus dem einen oder anderen Naturreich benötigten, grundlegend in ihrer Realitätswahrnehmung und Reaktionsbereitschaft unterscheiden. Hier noch einmal die Kernthemen der drei Naturreiche, die wir bei jedem einzelnen Fall zu verstehen versuchen (und die in den weiteren Kapiteln noch detailliert dargestellt werden):

Pflanzenreich	Tierreich	Mineralreich
Sensibilität und Reaktionsbereitschaft	Vergleichen und Konkurrieren; Überlebenskampf	Strukturbildung oder Strukturverlust

Um mehr Trennschärfe zu gewinnen, habe ich die Untergruppen aller drei Naturreiche studiert, und daraus entwickelte sich eine ganz neue homöopathische Betrachtungsweise. So kann man innerhalb des Tierreichs herausarbeiten, was den Schlangentyp, den Spinnentyp oder den Vogeltyp ausmacht. Von da an sah ich homöopathische Mittel nicht mehr als Ansammlungen von Symptomen, sondern als Verkörperung des in einem Aspekt der Natur wirkenden Geistes und damit auch als Bestandteil eines Systems. Mir wurde klar, dass die in der homöopathischen Materia Medica zu einem bestimmten Mittel verzeichneten Symptome keineswegs zufälliger oder beliebiger Natur sind, sondern die Ursprungssubstanz selbst repräsentieren.

Betrachten wir es wieder an einem Beispiel. Die Schutz- und Abwehrreaktion eines Tintenfischs (*Sepia*) in seinem natürlichen Lebensraum besteht bekanntlich darin, dass er sich in einer Tintenwolke versteckt und bei der Begegnung mit einem räuberischen Wesen im Rückwärtsgang die Flucht ergreift. Prüft man nun das aus diesem Tier gewonnene homöopathische Heilmittel *Sepia* an gesunden Menschen, so findet man unter anderem Berichte von Träumen, in denen der Träumende rückwärts die Flucht ergreift. In aller Regel wissen die Teilnehmer an einer homöopathischen Arzneimittelprüfung nicht, welches Mittel sie einnehmen; umso erstaunlicher, dass sich das Tier, wie es scheint, trotzdem durch diesen Traum mitteilt!

Ich begann die homöopathische Materia Medica mehr und mehr als den menschlichen Ausdruck der jeweiligen Ursprungssubstanz zu verstehen. Die aus all den verschiedenen Ursprungssubstanzen gewonnenen Heilmittel heilen Menschen, die in einer dieser Substanz entsprechenden inneren Verfassung sind. Diese innere Verfassung, die krankhaft sein kann, muss, wie das Heilmittel selbst, einem der drei Naturreiche entspringen.

Es konnte demnach nur so sein, dass die tiefste Problematik eines Menschen in einer bestimmten Verfassung bestand, die nicht einmal mehr spezifisch menschlich war, sondern in Resonanz zu einem der drei Naturreiche stand. Es musste sich um etwas **Nichtmenschliches** handeln! Natürlich muss das Krankhafte an einem Menschen auch menschlich sein, aber es hat darüber hinaus einen Anteil, der Pflanze, Tier oder Mineral ist und eine pflanzliche, tierische oder mineralische Perspektive haben muss. Jetzt kam es für mich nur noch darauf an, herauszufinden, wie ich mich der inneren Verfassung, von der ein Mensch beherrscht ist, annähern konnte.

Es musste sich um eine bestimmte **Empfindung** handeln, und ich verfeinerte meine Methode der homöopathischen Fallaufnahme auf das Ziel hin, diese Empfindung aufzudecken. Nehmen wir an, ein Patient habe eine bestimmte Lebenssituation geschildert und wird nun gefragt: „Wie fühlt sich das an?" Er sagt: „Ich fühle mich wie in einer Zelle gefangen." Ich frage weiter: „Wie erlebt man das, in einer Zelle gefangen zu sein?" Hier ist jetzt ein Sprung auf eine tiefere Ebene verlangt, der einen weiteren Schritt der Annäherung an die Empfindung bedeutet. Vielleicht erscheint diese Frage manchen meiner Leser absonderlich, wenn nicht albern, schließlich muss man doch wirklich nicht besonders intelligent sein, um zu wissen, wie sich ein Gefangener in einer Zelle fühlt – aber man kann wirklich nur staunen, wie unterschiedlich Menschen so etwas erleben. Der eine fühlt zum Beispiel: „Ich sitze fest und kann mich nicht frei bewegen." In dieser Empfindung spüren wir eine bestimmte Sensibilität und dürfen vermuten, dass die Person ein pflanzliches Mittel benötigt. Ein anderer erfährt die Situation vielleicht eher so, als wäre er das Opfer irgendeines übermächtigen Wesens, dann hätten wir eine Aggressor-Opfer-Situation, für die ein tierisches Heilmittel infrage käme. Ein Dritter verspürt vielleicht in erster Linie ein Unvermögen und sagt: „Mir fehlt in dieser Situation vor allem die Fähigkeit, mich aus eigener Kraft zu befreien." Er spricht vom Mangel einer strukturellen Komponente, die er hier benötigen würde, und deshalb würde er wahrscheinlich ein mineralisches Mittel bekommen.

Mir wurde nach und nach immer klarer, dass eine Einbildung oder Wahnidee, wenn man ihr auf den Grund geht, zu einer tiefen Empfindung führt, die nicht mehr rein menschlich, nicht mehr spezifisch menschlich ist.

Daran orientierte sich jetzt meine Fallaufnahme, die in der Regel nach folgendem Muster abläuft: Der Patient beginnt mit der Bezeichnung seines Problems, also etwa mit einer Diagnose: Er nennt den **Namen** seines Problems. Danach geht er in die Details und nennt **Fakten**, also einzelne Symptome, verschlechternde oder lindernde Umstände für seine Beschwerden, genauere Schilderung der lokalen Schmerzen und dergleichen. Als Nächstes wird berichtet, in welche **Gefühls**situation einen die Krankheit bringt, und da ist dann von Regungen wie Ärger, Gereiztheit und so weiter die Rede. Das verfolge ich nun ganz gezielt weiter, indem ich nachfrage: „Wie fühlt sich das an?" Daraufhin kommt bei den meisten Patienten etwas Bildhaftes zum Vorschein, das, was wir in der Homöopathie als Einbildung oder **Wahnidee** bezeichnen. Und in dieser Wahnidee zeichnet sich nun eine ganz charakteristische **Empfindung** ab. Bei der Beschreibung dieser Empfindung kommt es typischerweise zu Handbewegungen, die mir anzeigen, dass wir die Ebene der **Energie** erreicht haben. Ich gehe nun im Gespräch auf diese Handbewegung ein, und es zeigt sich, dass aus der Tiefe etwas aufsteigt, was in einer anderen Sprache gesprochen wird, und die Stimme von etwas aus einem der drei Naturreiche hat. **Das andere Lied**, wie ich es nenne, wird in wunderschöner Klarheit hörbar.

Wenn das alles erfasst und verstanden ist, kommt es natürlich darauf an, die richtige Ursprungssubstanz, also das Heilmittel zu finden. Das Neue begann für mich mit der bisher nicht erreichten Tiefe der

Fallaufnahme, die dazu führt, dass das andere Lied in dem jeweiligen Menschen hörbar wird. Wir hörten Lieder, die wir noch nie gehört hatten, und verschrieben immer öfter gänzlich neue homöopathische Mittel. Und wir wurden häufiger als je zuvor Zeugen tiefer Heilungen.

Ganz wesentlich ist hier, dass die Patienten in solchen Fällen nicht nur ein Mittel bekamen, sondern im Verlauf des Anamnesegesprächs spürten, wie sie mehr und mehr mit einem Kernaspekt ihrer Selbst in Berührung kamen. In dieser verbesserten Selbstwahrnehmung und einem vertieften Bewusstsein ihrer Selbst wurde ihnen klar, dass Körper und Geist, aber auch ihre körperlichen Symptome, ihre Emotionen und Träume auf dieser tiefen Ebene miteinander verknüpft waren. Und das war nicht intellektuelle Erkenntnis, sondern erfahrene Wirklichkeit. Es kam zu Bemerkungen wie: „Ach ja, genau diese Erfahrung habe ich auch in anderen Situationen gemacht."

Ein Mann um die vierzig kam wegen Diabetes und Schwäche zu meinem Kollegen Dr. Chatterjee. Er beschrieb seine Schwäche als mangelnde Ausdauer. Das fiel ihm besonders bei seinem Lieblingssport Badminton auf. Auf die Bitte, dieses Spiel zu schildern, sagte er, es gehe dabei vor allem um hohes Tempo und Ausdauer, man müsse den Gegner in Atem halten, bis er mürbe wird und man ihn schließlich, wenn er gar nicht damit rechnet, „mit einem Schmetterball erledigen" kann. Dazu hob er die rechte Hand über den Kopf und ließ sie mit plötzlicher Wucht niederfahren.

Nach seiner eigenen Person befragt, sagte er, er liebe Geschwindigkeit überhaupt und fahre sehr schnell mit seinem Motorrad, slalomartig auch in dichtem Verkehr – immer allen anderen voraus. Zur Unterhaltung sah er sich am liebsten Tierfilme im Fernsehen an, und dabei faszinierte ihn nichts so sehr wie Wildkatzen, vor allem

> Geparden. Der Gepard, sagte er, sei ein unglaublich schnelles und ausdauerndes Tier, das seine Beute nach langer Hatz mit einem gewaltigen Prankenschlag riss. Das demonstrierte er mit der gleichen kraftvollen Handgeste, die er schon als Schmetterschlag im Badminton vorgeführt hatte. Es fiel ihm sogar auf, dass hier ein gemeinsames Muster vorlag.
>
> Es ist sehr spannend zu verfolgen, wie ähnlich das Energiemuster des Patienten einem Aspekt der Natur sein kann, wie dieses Energiemuster seine Lebensdynamik, seine Spielweise, seine Freizeitvergnügen tönt und wie seine Krankheit (hier Diabetes und Schwäche) Ausdruck des Gegenteils seiner Empfindung sein kann.

Ich beobachtete, dass die verbesserte Selbstwahrnehmung vielen Patienten schon vor der Einnahme des homöopathischen Mittels zu einem Gefühl von Freiheit verhalf. Als ihr Gegenüber konnte ich beinahe etwas in ihrem Bewusstsein „einrasten“ hören. Dieses „Ah!“, mit dem sie plötzlich viele Seiten ihres Lebens als ein und dasselbe erkannten und deutlich den verbindenden Faden sahen, war in sich selbst etwas sehr Heilsames. Manche nannten es eine der tiefsten Erfahrungen ihres ganzen Lebens.

Ich schloss daraus, dass unsere Probleme und Konflikte, unsere Emotionen und Komplexe, unsere Träume und Einbildungen allesamt Ausdruck eines tiefen inneren Zustands oder Gefühlsaufruhrs sind, der auf einer nicht mehr allein menschlichen Ebene angesiedelt ist und Züge von Lebewesen oder Substanzen aus einem der drei Naturreiche haben kann. Jeder Selbstausdruck geht mit Worten und Gesten einher, die auf eine dahinter liegende Erfahrungsebene hindeuten. Wenn wir sie identifiziert haben und die Fallaufnahme gezielt darauf zuspitzen, erschließt sich eine andere Welt, in der das andere Lied hörbar wird, und wir sehen etwas, dessen Vorhandensein wir bis dahin nur gespürt hatten, in voller Deutlichkeit dastehen.

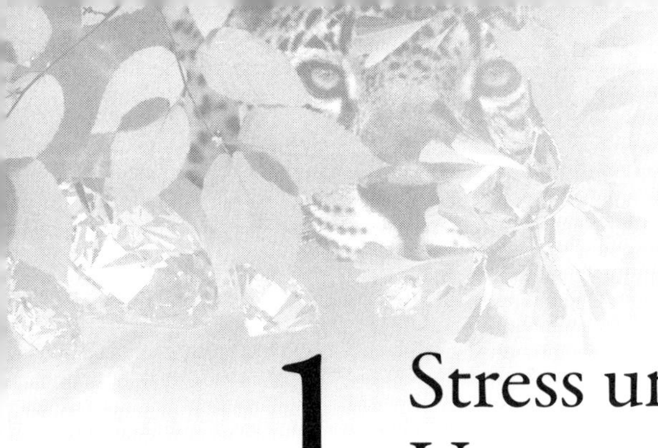

1 Stress und sein Ursprung

Wir alle wünschen uns Frieden in der Form von Harmonie, Zufriedenheit, Glück, Freude, Gesundheit, Gelassenheit und Ausgeglichenheit. Frieden heißt: keine Konflikte und damit auch keine Zerrissenheit, kein Stress. Es ist ein Zustand, in dem wir keine Kriege gegen die Welt oder uns selbst führen.

Die meisten kennen diesen Zustand, weil er einfach dann und wann in unserem Leben vorkommt. In der übrigen Zeit freilich sieht es anders aus. Wir wissen zwar, dass es uns nur in diesem Zustand der Harmonie richtig gut geht, aber es kommt doch allzu leicht immer wieder zu Konflikten, und dann ist es vorbei mit dem Frieden. Jetzt herrscht Stress, und wenn er zum Grundbestand unseres Lebens wird, beeinträchtigt er die Gesundheit, unsere Beziehungen, unser Arbeitsleben. Er wirkt sich, kurz gesagt, auf unser Fühlen und Handeln aus.

In unserem Bemühen, Stress abzubauen, folgen wir den Strategien, die wir als natürlich empfinden. Am häufigsten versuchen wir, die äußeren Bedingungen zu ändern, da wir annehmen, dass von dort unser Stress kommt. Haben wir also beispielsweise wegen Geldsorgen Stress, werden wir uns neue Einnahmequellen erschließen wollen, um mehr zu verdienen.

Entsteht der Stress in Beziehungen, versuchen wir den anderen zu manipulieren oder brechen die Beziehung ab. Wir hoffen, mit einem neuen Partner eine stressfreie Beziehung führen zu können. Macht sich der Stress in gesundheitlichen Problemen bemerkbar, suchen wir nach Methoden und therapeutischen Maßnahmen, die Erfolg zu versprechen scheinen.

Eine andere Strategie besteht darin, Stressursachen möglichst ganz auszuschalten. Wenn das nicht funktioniert, lenken wir uns von Stressauslösern ab. Wir versuchen den Schauplatz zu verlassen, und im schlimmsten Fall verlassen wir das Leben überhaupt.

Alle diese Maßnahmen vermindern den Stress und bringen Erleichterung, allerdings nur vorübergehend und nur teilweise – und manchmal gar nicht. Sie bleiben unbefriedigend, weil sie auf die äußere Wirklichkeit abzielen, die wir umzugestalten versuchen, sofern wir ihr nicht ausweichen oder sogar die Flucht ergreifen. Aber das Umgestalten der Lebensumstände ist ungefähr so, als versuchte man, seinen Schatten aufzurichten, während man selbst gebeugt bleibt.

Stress liegt nicht in den äußeren Umständen, sondern in unserer Wahrnehmung dieser Umstände. In Wahrheit ist die äußere Realität in den meisten Fällen nicht die Ursache für Stress und Konflikte in unserem Leben.

Wenn wir uns Extremsituationen oder besonders harte Lebensbedingungen genauer ansehen, stellt sich heraus, dass innere Konflikte darin kaum eine Rolle spielen. Die Fakten sind uns bekannt, und was unsere Reaktionen angeht, sind wir überhaupt nicht zwiespältig. So ist zum Beispiel längst bekannt, dass es in Kriegszeiten weniger Selbstmorde und psychische Erkrankungen gibt.

Wenn Ihr Haus brennt, haben Sie keinerlei innere Konflikte. Sie wissen sehr genau, was Sie tun möchten, und tun es. Man könnte geradezu von einer inneren Einigkeit und Harmonie sprechen. Da ist nur eine einzige innere Stimme, die sagt, was zu tun ist – keine Zeit für Debatten und Tumult. Sie machen sich keine Sorgen; es geht jetzt ausschließlich um Aktion, und Sie agieren ganz einfach!

Wenn es also wirklich „eng“ wird, und ein sehr drängendes äußeres Problem vorliegt, scheint etwas in uns sehr gut zu wissen, was zu tun ist – so gut, dass es sogar weiß, wie es zu tun ist.

WIE ENTSTEHEN DANN INNERE KONFLIKTE?

Sie entstehen immer dann, wenn unsere Wahrnehmung der äußeren Realität erheblich von dieser Realität abweicht. Wo eine solche Unvereinbarkeit der inneren und äußeren Realität besteht, sind innere Einigkeit und Harmonie bedroht. Die Person erlebt jetzt eher Zwiespalt und Konflikt und hört *zwei* innere Stimmen: Die eine sagt, um was es sich wirklich handelt, aber die zweite nimmt aus einer ganz anderen Perspektive wahr und sagt folglich etwas anderes. Denken wir an jemanden, der objektiv gesehen recht wohlhabend ist und auf diesem Gebiet keinerlei Anlass zu Befürchtungen hat. Nimmt er sich jedoch trotzdem als bedürftig und finanziell mangelhaft abgesichert wahr, klaffen die Realität und seine Wahrnehmung offensichtlich auseinander, und er hört in sich zwei widerstreitende Stimmen. Diese innere Debatte, dieser Konflikt, erzeugt den Stress.

Betrachten wir als zweites Beispiel ein Mädchen, das sich grundsätzlich von allem und jedem ungeliebt fühlt. Objektiv mag sie liebevolle Eltern haben und bestens aufgehoben sein, trotzdem wird sie dieses Gefühl nicht los, dass niemand sie liebt. Subjektiv fühlt sie sich ungeliebt. Die Stimme der äußeren Realität (dessen, was ist) steht im Widerspruch zur inneren Wirklichkeit (nämlich dem, was sie als gegeben wahrnimmt). Diese beiden widerstreitenden Stimmen erzeugen in allen Bereichen ihres Innenlebens Gefühlsaufruhr und Stress.

Wir kommen also immer mehr zu der Auffassung, dass unser Stress nicht so sehr von dem handelt, was tatsächlich der Fall ist, sondern eher durch unsere ganz eigene Erfahrung der Situation bedingt ist, durch das, was uns der Fall zu sein scheint.

Wenn unsere Wahrnehmung einer Situation deutlich vom tatsächlich Gegebenen abweicht, bilden wir uns etwas ein und leiden im Grunde an einer Wahnvorstellung. Unsere falsche Sicht der Dinge (Wahnidee) ist ungefähr so, als würden wir eine Brille mit eingefärbten Gläsern tragen, die wir nie abnehmen. Alles, was uns begegnet, erscheint uns auf die gleiche Art „gefärbt". So nehmen wir uns selbst und die Welt wahr, und es erscheint uns ganz selbstverständlich.

In allem, was wir erleben, nehmen Körper und Geist zunächst einmal die Situation wahr, um einschätzen zu können, welche Relevanz sie für unser Überleben hat. Dann erst wissen wir, wie wir uns auf die Umstände einstellen und auf sie reagieren können. Das läuft gleichsam automatisch ab.

Wenn Sie beispielsweise von einer Mücke gestochen werden, nimmt Ihr Körper diesen Reiz auf, und Ihre Hand schlägt automatisch zu. Hier liegt überhaupt nichts an Konflikt oder Dualität vor. Die Aktion ereignet sich augenblicklich. Es findet keine Verzerrung der Realität statt, und deshalb sind Wahrnehmung und Reaktion stimmig und angemessen. Die Sache hat innerlich keine Nachwirkungen und hinterlässt keine Spuren. Das ist Gesundheit im Sinne von Anpassungsfähigkeit und der Freiheit, im Augenblick zu sein, wo Geist und Körper wissen, was zu tun ist und wie viel.

Wenn Ihr Haus brennt, ist das eine beklemmende Sache, die Ihnen wohl Angst machen wird, aber das sind in diesem Fall angemessene Gefühlsreaktionen, die Ihnen erlauben, gezielt und wirksam zu reagieren. Ist der Brand gelöscht, bestehen auch diese Emotionen nicht weiter. Steht man jedoch unter dem Einfluss einer Wahnidee, kann man die Lage nicht der Realität entsprechend einschätzen, sondern wird sie der Wahnidee entsprechend einfärben. Die Reaktionen werden entsprechend unangemessen und ohne Augenmaß sein. Die Situation ruft etwas in einem wach: Erinnerungen an Vergangenes. Es fallen einem etliche Dinge ein, die einem bereits passiert sind. Die gegenwärtige

Lage bestätigt und verstärkt dann auch noch die bestehende Wahnidee und sorgt dafür, dass sie noch tiefer im Gedächtnis verankert wird. Wer so „wahnhaft" wahrnimmt, ist immer bis zu einem gewissen Grade unfähig, im Augenblick, in der gegenwärtigen Realität zu leben. Andererseits kann er die Realität dessen, was tatsächlich der Fall ist, nicht gänzlich leugnen. Und diese Gespaltenheit erzeugt einen tiefen inneren Konflikt, der mit Stress verbunden ist. Ursache für den Stress ist hier nicht die Situation selbst, sondern die verzerrte Wahrnehmung, die unangemessene Reaktionen nach sich zieht.

Solange wir im Augenblick leben, nehmen wir die Situation wahr, wie sie ist. Folglich entsteht kein Konflikt, und wir bewältigen die Dinge geradezu automatisch, wie die Hand nach der Mücke schlägt. Erfahrung bleibt einfach Erfahrung und wird nicht zum *Problem*. EinProblem wird sie erst, wenn wir sie mit früher Erlebtem assoziieren, und wenn sie eine ohnehin schon unrichtige Realitätswahrnehmung bestätigt und noch sicherer in uns verankert. Dann kann alles zum Problem werden, weil alles unter dem Gesichtspunkt unserer Lebensproblematik und einer unser ganzes Leben beherrschenden Einbildung gesehen wird. Was wir auch jeweils gerade erleben, alles erscheint uns in einem bestimmten Licht, und wir reagieren von einer verzerrten Wahrnehmung aus.

Jeder von uns hat seine ganz eigenen Wahnideen, die sein Leben, seine Arbeit, seine Beziehungen beeinflussen. Unsere Gefühlszustände, unsere Ängste, unser Hass und unsere Freude basieren in erheblichem Maße auf dieser Wahnidee. Sie findet sich auch in unseren Träumen, Albträumen und Fantasien wieder.

Interessanterweise unterliegen alle Menschen auf der ganzen Welt solchen Wahnideen, die folglich keine individuelle Erscheinung sind. Sie sind universaler Natur, weshalb wir sie in Mythen und Märchen, in Kunst und Literatur, in Filmen und anderen Ausdrucksformen der menschlichen Vorstellungskraft antreffen.

Wir sehen alle Erfahrungen im Leben im Licht unserer persönlichen Wahnidee. Bestimmte Phasen der Geschichte oder historische und mythische Ereignisse sprechen uns an, weil sie unserer persönlichen Betrachtungsweise entsprechen. Wir identifizieren uns mit dieser oder jener Romanfigur oder Filmgestalt, weil deren Handlungs- und Reaktionsweise in irgendeiner Weise unserer eigenen Geschichte entspricht. So reicht unsere Wahnidee also über unsere persönliche Erfahrung hinaus und verbindet uns mit anderen in Geschichte und Gegenwart.

Ein junger Mann berichtet, er sei mit seiner Arbeitssituation nicht glücklich. Das ist sein Gefühl. Wenn wir nachfragen und ihn auffordern, sein Unglücklichsein näher zu beschreiben, sagt er, er fühle sich bei der Arbeit wie ein Gefangener, der gefoltert wird. Wir bitten ihn, Genaueres über „gefangen" und „gefoltert" zu sagen, und jetzt kommen ihm plötzlich Vergleiche in den Sinn – mit afrikanischen Sklaven, die nach Amerika verschleppt wurden, mit Konzentrationslagern, mit der Behandlung von Unterworfenen durch Eroberer.

Lauter Bilder also von Menschen, die gefangen genommen und misshandelt wurden, aber sie stammen aus verschiedenen Gegenden und sind, solange es Menschen gibt, Bestandteil der menschlichen Erfahrung und daher im menschlichen Bewusstsein verankert. Kurz, diese Erfahrung ist nicht individueller Natur, sondern wahrhaft universal. Der Einzelne spricht zwar über eine tiefe Schicht seiner Selbst, die er als sehr persönlich empfindet, aber seine emotionale Zwangslage kommt bei allen Menschen vor und lässt sich überall als Zug des menschlichen Bewusstseins nachweisen. Obwohl wir also im Gespräch zu einer sehr persönlichen und individuellen Ebene vordringen, handelt es sich doch um etwas, wovon die gesamte Menschheit betroffen ist.

Wahnideen, können wir demnach sagen, sind nicht an bestimmte Zeiten und Orte gebunden. Sie tauchen im Verlauf der Geschichte immer wieder in dieser oder jener Gestalt auf. Es gibt sie in wechselnden Ausdrucksformen seit dem Beginn der Menschheitsgeschichte. Das Erscheinungsbild mag sich ändern, das Muster bleibt gleich.

So finden wir in allen Epochen der Geschichte und in allen Weltgegenden herausragende Gestalten, die vom Wunsch nach uneingeschränkter Macht besessen waren. Nennen wir als Beispiele nur Alexander den Großen, Julius Caesar und Adolf Hitler. Machtausübung als Willkür- und Schreckensherrschaft hat es immer und überall gegeben. Deshalb bleibt Mythologie auch für die Gegenwart bedeutsam. Shakespeare hat uns mit den Gestalten seiner Stücke manches lebendige Porträt menschlichen Wahns hinterlassen. Seine Stücke enthalten zeitlose Wahrheit, die uns auch heute noch erstaunlich viel sagt. Unsere Wahnideen überspringen alle Grenzen von Zeit, Raum, Sprache, Nationalität und Kultur.

Es sind viele Versuche unternommen worden, die Ursprünge solcher Wahnideen aufzudecken. Manche führen sie auf traumatische Vorfälle in der Kindheit zurück, andere sogar auf frühere Leben. So verständlich es ist, dass wir wiederkehrenden und in sich selbst kreisenden Wahrnehmungs- und Verhaltensmustern auf den Grund gehen möchten, allzu leicht denken wir dabei in linearen Kausalitätsbeziehungen: Dies ist passiert, weil sich vorher das ereignet hat. Und dann ist wieder zu fragen, wie es zu diesem Vorherigen kam – und immer so weiter. Wir fragen, „Warum?“, und diese Ketten von Warum-Fragen führen mitunter zu grandiosen Ideen. Meistens handelt es sich jedoch lediglich um Theorien. Wir können es nie ganz genau wissen. Nur mutmaßen.

Es gibt aber eine viel ergiebigere Frage als „Warum?“, nämlich „Was?“ Die einzige direkt zugängliche und erkennbare Wahrheit ist das, was im gegenwärtigen Augenblick gerade ist. Warum diese gegenwärtige Realität ist, wie sie ist, können wir letztlich nicht erkennen. Und mit dem Was haben wir mehr als genug zu tun, wenn wir es klar wahrnehmen wollen.

Wahrheit liegt also nicht im Warum, sondern im Was von etwas.
Was ist, IST.

Das **IST** des Augenblicks ist die gesamte Wahrheit. IST bezeichnet die Gesamtheit eines Phänomens, wie es eben jetzt in diesem Augenblick auf die tiefste uns mögliche Weise erfasst wird – innen wie außen, an der Oberfläche und in der Tiefe, so tief, wie wir kommen. Das Gesamtphänomen, im Augenblick gesehen, ist die einzige und die gesamte Wahrheit. Ein Warum dagegen ist lediglich Theorie.

DEN DINGEN AUF DEN GRUND GEHEN. ZWEI ANSÄTZE:

1. Der Weg des Durchdenkens, der zum Verstehen führen soll. Hier geht es um Annahmen, logisches Denken, Postulate und dergleichen. Man versucht, die Ursache der Dinge zu finden und legt viel Wert auf Benennungen und Klassifizierung.
2. Der Weg der reinen Beobachtung. Hier versucht man einfach zu erfassen, was IST, ohne zu denken oder zu analysieren, ohne nach Ursachen zu forschen oder den Dingen Kategorien zuzuordnen. Die Beobachtung wird so weit wie eben möglich verfeinert und vertieft. Die Gesamtheit des so Beobachteten wird als die erkennbare Wahrheit genommen.

Der zweite Weg ist der, den wir hier gehen. Wir betrachten Stress nicht unter dem Gesichtspunkt der Kausalität, sondern als Erfahrung. Wir fragen nicht, was ihn verursacht, sondern wie er erlebt wird. Bei Angst zum Beispiel fragen wir nicht, wozu sie da ist oder woher sie kam. Wir fragen vielmehr nach, *wie* sie erlebt wird. Und wenn wir diese Erfahrung beobachtend in ihrer Tiefe erfasst haben, werden wir sie als etwas Durchgängiges im Leben dieses Menschen erfassen, als eine Empfindung, die sich nicht nur in seiner Angst, sondern auch in seinen Kopfschmerzen und in anderen Bereichen zeigt. Das, und nicht eine theoretische Ursache, ist die Wahrheit dieses Menschen.

Es gibt Formen der Psychotherapie, die darauf abzielen, dem betroffenen Menschen seinen Wahn vor Augen zu führen, damit ihm seine eingefahrenen Wahrnehmungs- und Verhaltensmuster bewusst werden. Hier besteht jedoch die Gefahr, dass all das intellektuell bleibt und nicht Erfahrung wird.

Der englische Dichter William Cowper (1731-1800) drückt es in seinem Werk *The Task* sehr treffend aus:

Wissen und Weisheit, beileibe nicht eins,
sind oftmals unverbunden. Wissen wohnt
in Köpfen, die voll sind mit Gedanken anderer;
Weisheit in Geistern, die auf ihre eigenen achten.

Der Beruhigungseffekt des intellektuellen Verstehens hält nicht lange vor und bewirkt auf Dauer gar nichts. Das hat seinen tieferen Grund: Eine Wahnidee ist nicht intellektueller Natur. Sie steigt nicht aus Gedanken auf, ja nicht einmal aus Gefühlen. Sie entspringt einer weitaus tieferen Schicht. Gefühle sind eigentlich Ausdruck und nicht Ursprung der Wahnidee.

Wenn wir nämlich tiefer blicken, ist eine Wahnidee (unsere Art, eine Situation wahrzunehmen) kein rein geistiges Phänomen und auch nicht geistigen Ursprungs. Die Wahnidee ist Bestandteil einer viel tieferen Erfahrung, einer Empfindung, die Geist und Körper einbegreift und die wir gleichsam „bis in die Knochen" spüren. Solch eine Erfahrung ist nicht nur tiefer als geistige Erfahrung, sie ist tiefer als spezifisch menschliche Erfahrung überhaupt. Wir haben es hier mit Erfahrungen zu tun, die der Mensch mit Tieren, Pflanzen und Mineralien teilt, mit den Dingen, aus denen diese Erde gemacht ist. Wenn jemand beispielsweise empfindet, dass er angegriffen wird wie von einem Löwen, handelt es sich um eine Erfahrung, wie sie von Menschen und Tieren gemacht werden kann. Andere Erfahrungen sind so grundlegender Natur (zum Beispiel Schwere, Druck, Kontraktion, Ausdehnung), dass alles auf der Erde davon betroffen ist, auch alles Mineralische. Empfindung ist also nicht bloß intellektuell, emotional oder physisch, sie liegt diesen Formen vielmehr zugrunde.

Die Erfahrung und nicht die Situation

Sind wir bereit wahrzunehmen, dass die Empfindung unzähligen Formen annehmen kann – als Emotionen, Situationen, Symptome, Schmerzen und so weiter?

SIND WIR BEREIT ZU SEHEN?

Die Empfindung kann in so vielen Verkleidungen auftreten. Sie kann dabei so völlig absurd, so widersinnig, so deplatziert erscheinen und doch die tiefste und beständigste Erfahrung der Person sein. Es ist, als trüge der Mensch eine gelbe Brille. Er beschreibt ein Auto als gelb, ein Gebäude als gelb, eine Person als gelb. Wenn wir vom jeweils beschriebenen Objekt absehen und nur auf die Färbung achten, werden wir sehen, dass alles, wovon er spricht, diese Farbe hat. Diese Färbung ist die Empfindung. Oft verlieren wir uns in den angesprochenen Dingen, sei es eine Situation, ein Traum, ein Hobby oder ähnliches, und achten nicht auf das Wie der Beschreibung, das durchgängig und allen Beschreibungen gemeinsam ist. Das ist es, was diesen Menschen ausmacht, nicht die Situation.

Ein Mann, etwa fünfundvierzig Jahre alt, kam mit Beschwerden, die es ihm, wie er sagte, nicht erlaubten, sich ausschließlich auf eine Sache zu konzentrieren. Er gab an, er stehe stark unter Stress. Er wurde gebeten, diesen Stress näher zu beschreiben und erzählte, er befinde sich in einer sehr verantwortungsvollen Position. Er stand einer Organisation vor und war Oberhaupt seiner Familie. Diese Aussagen schienen aber stark von seinem Verstand geprägt zu sein und nicht aus seinem inneren Erleben zu kommen.

Deshalb fragte ich, was denn im Moment besonders stressig für ihn sei. Er sagte, es sei die Auseinandersetzung mit einem lokalen Mafiaboss, bei der es um Besitzrechte ging. Ich fragte nach, wie er sich in dieser Kampfsituation erlebe, und jetzt sagte er: Wie einer, der mit großen, mächtigen Wellen in aufgewühlter See zu kämpfen habe. Wieder fragte ich nach, wie er sich denn in dieser Situation tatsächlich erlebe, und er antwortete, es sei ein Überlebenskampf. Er gegen das Meer.

Ich fragte, was „Überlebenskampf" für ihn sei, und er sagte, dass er jede Stresssituation so erlebte – immer war es „er gegen irgendwen oder irgendetwas", ein Kampf, bei dem es ums Ganze ging. Er schilderte mir etliche Vorfälle, bei denen er verbissen weitergekämpft hatte, selbst wenn sein Leben auf dem Spiel stand. Zum Beispiel wurde er einmal von einem Räuber angefallen, und während er jetzt erzählte, führte er vor, wie er sich mit ausschließender Aufmerksamkeit auf diesen Räuber konzentriert hatte, um ihm dann, wie er ebenfalls vorführte, einen wuchtigen Schlag mit der Hand zu versetzen.

Im weiteren Verlauf kam er auf seine Begeisterung für Löwen zu sprechen und führte mit dem gleichen Ausdruck und denselben Gebärden das Verhalten eines Löwen vor. Jetzt konnte ich das tierische Lied in ihm hören, insbesondere natürlich das Lied des Löwen. Was als „Stress" und „schwere Verantwortung" begonnen hatte. Seine Situation, erwies sich als die Erfahrung eines Entscheidungskampfs ums Überleben – du oder ich.

Auf diese Konstante, die Empfindung, müssen wir unser Ohr einstimmen; das ist das Ziel, zu dem wir den suchenden Menschen hinführen müssen. Und da findet sich der Hebel, der urplötzlich die Tür zu einer anderen und bis dahin verborgenen Tür öffnet. Das ist eine so neue Welt, wirklich unvorstellbar!

Nach der Erfahrungsqualität in allem zu fragen – ganz gleich, ob es körperlicher oder geistiger Natur ist oder etwas von Traum hat oder zur Vergangenheit oder einer vorgestellten Zukunft in Beziehung steht –, das ist der Trick. Eine Frau erzählt beispielsweise, dass sie Streit mit ihrem Vater hatte. Wir fragen nach, wie sie diesen Streit erlebt hat. Sie erzählt vielleicht, dass sie verärgert war oder sich gekränkt fühlte, vielleicht kommen auch Wahnideen, wie gefoltert und verraten worden zu sein. Dann müssen wir weitergehen und fragen, wie sie beispielsweise den Ärger erlebt hat. Nicht wann oder warum, nicht um wen oder was es dabei ging, sondern: „Wie fühlt sich der Ärger an? Wie wird er erlebt? Wo wird er gespürt? Welche Richtung und Geschwindigkeit hat er?" Vor allem aber: „Wie sieht die Empfindung aus?"

Die Empfindung wird **einzigartig und individuell** sein, **Ausdruck ihres anderen Liedes**.

In diesem Fall beschrieb die Frau ihren Ärger als etwas Würgendes. Auf die Bitte, näher darauf einzugehen, schildert sie die Empfindung als: Gebunden, gefesselt, wie in einem Würgegriff, sodass ihr die Luft ausgeht, und sie ums schiere Überleben kämpft.

Sie beschreibt hier (unwissentlich) die Energie einer Würgeschlange, beispielsweise einer Python!

Eine offensichtliche logische Verbindung zwischen dem Streit mit ihrem Vater und einer würgenden, erstickenden Empfindung existiert in keiner Weise. Und doch ist es ihre Wahrheit. Sie liegt in der Empfindung.

Menschen berichten mühelos von den Dingen, über die sie sich ärgern, und oft erzählen sie nur zu gern die ganze Geschichte oder benennen Schuldige – die anderen, die Umstände oder sie selbst. Fragt man sie jedoch, wie sie den Ärger erfahren, oder wie er sich anfühlt, verstummt so mancher und schaut verdutzt, weil ihm die Dinge auf dieser Ebene nicht bewusst sind. Aber es entschlüpft ihnen doch so manches, während sie berichten – Metaphern, idiomatische Wendungen, eigentümliche Wörter, Bilder, Gesten. All das gibt uns Hinweise auf die tiefere Erfahrung, auf die Empfindung hinter den Gefühlen oder der Situationsbeschreibung.

Die Empfindung – das Grundmuster, aus dem unsere Wahnidee hervorgeht – scheint beinahe so etwas wie die Stimme des Geistes von etwas in unserem Inneren zu sein. Es beherrscht unser Leben in einem gewissen Grade und färbt unsere Erfahrung. Es hat etwas von falschen Tönen, wie von zwei Stimmen in uns, die verschiedene Melodien singen. Die eine Stimme ist menschlich und folglich an ihrem gehörigen Platz; die andere wirkt irgendwie so deplatziert bei einem Menschen. Aber die beiden Stimmen singen zusammen – und wie schlecht sie zusammen klingen! Es ist Stress, und wenn wir den beseitigen möchten, müssen wir auf dieser tiefen Bewusstseinsebene ansetzen.

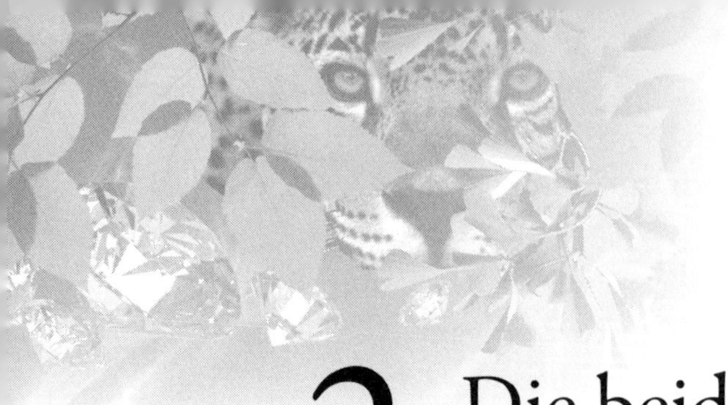

2 Die beiden Lieder

Was es heißt, ein Mensch zu sein

Der Mensch ist das einzige Tier, das errötet. Oder es nötig hat.
MARK TWAIN

Menschen sind gesellige Wesen, nur überlebensfähig in einem sozialen Gefüge. Bei vielen Tierarten ist es nicht anders. Kennzeichnend für uns Menschen ist dagegen, dass wir trotz unserer Gruppenzugehörigkeiten Individuen sind, unsere individuellen Entscheidungen treffen, individuelle Gedanken hegen, selbständig denken können und unser eigenes Ich oder auch Ego haben. Das Ich gehört zum menschlichen Überlebenstrieb und ist sogar für Entwicklung und Fortschritt des Menschen verantwortlich. Würden wir alle gleich denken, gäbe es keinen Fortschritt. Dieses Ich ist auch wesentlich für unser Vermögen, katastrophale Fehlschläge in Chancen umzumünzen und Leid als Katalysator für Wandel zu nutzen. Solange Gruppenidentität und individuelle Identität im rechten Verhältnis zueinander stehen und das Ich Instrument der Kreativität und des Fortschritts, ja sogar der spirituellen Entwicklung sein kann, ist der Mensch gesund. Hier erklingt das menschliche Lied. In gesunden Zeiten ist der Mensch ganz Mensch, und es sollte nur dieses Lied zu hören sein.

Interessanterweise besitzen wir zwar alle ähnliche Eigenschaften und Züge, haben ähnliche Ängste und Bestrebungen, ähnliche Gedanken und Gefühle, und doch gibt es so unendlich viele Variationen. Ein ganz wichtiger Aspekt dieser Variationsbreite besteht darin, dass an jedem von uns etwas Einzigartiges ist. Und dieses Einzigartige, das relativ unbedeutend sein kann, ist etwas nicht allein dem Menschen Zugehöriges – es ist, wie ich gern sage, nicht menschenspezifisch.

Man könnte auch sagen, dass die verschiedenen Eigenschaften und Züge nicht bei allen Menschen gleichmäßig verteilt sind. Der eine besitzt zum Beispiel mehr Aggressivität, ein anderer liebt die Farbe schwarz, ein dritter nascht gern und so weiter. Diese individuellen Abwandlungen sind keine isolierten, zufälligen Erscheinungen. Wenn wir alle „auffällig überbetonten" Züge in den Wahrnehmungen und Reaktionen eines bestimmten Menschen zusammentragen, ergibt sich ein klares Muster. Und dieses Muster ist Spiegelbild von etwas anderem, das eine ganz andere Energieform als die eines in die Gesellschaft eingebundenen Menschen darzustellen scheint. Hier besteht demnach eine Dualität. Einerseits singt jeder Mensch sein ganz eigenes menschliches Lied, aber wenn wir näher hinhören, ist in jedem Menschen noch etwas ganz anderes, das einer nichtmenschlichen Welt im Innern zu entspringen und ein ganz anderes Lied zu singen scheint. Auch dieses Lied hat seine ganz eigene Melodie, aber es ist eine völlig andere.

DAS VERBORGENE INNERE LIED

Diese zweite Melodie läuft neben dem natürlichen menschlichen Lied her. Sie beeinflusst unser Leben, manchmal störend, und sie ist als Tönung unserer äußeren Geschichte erkennbar. Es ist so, als lebte der Geist von etwas anderem in uns.

Dieser andere Geist ist in sich vollständig und ebenfalls melodiös. Dennoch wirkt er deplatziert, weil er eben nicht ursprünglich menschlich, sondern Ausdruck eines der übrigen Natur – Pflanzenreich, Tierreich oder Mineralreich – entlehnten Musters ist. Dieses andere Lied im Menschen erzeugt Disharmonie und Konflikt, weil da bereits ein anderes Lied, unser menschliches Lied, gesungen wird. Das andere Lied, unsere andere Erfahrungswelt, ist ein in uns lebender Fremder aus einem anderen Naturreich. Er ist schon so lange da, dass wir meinen, er gehöre zu uns. Er ist wie ein Gast, der inzwischen meint, er sei hier zu Hause.

Dieses bloß „geborgte" Lied besetzt zwar neben dem genuin menschlichen Lied nur einen kleinen Teil unseres Energiesystems, aber dieser kleine Teil ist das, was einen Menschen vom anderen unterscheidet.

Unser menschliches Lied spielt im Alltag häufig im Vordergrund, und das andere Lied muss mit dem Hintergrund Vorlieb nehmen. Es klingt aber doch immer wieder in Worten und Metaphern durch, für die wir eine Vorliebe haben und die für uns typisch sind. Es schlägt sich auch in den Empfindungen nieder, die wir in verschiedenen Situationen spüren und äußern, ebenso wie in den äußeren Gesten, mit denen wir dieses innere Erleben begleiten.

Mancher scheint dieses andere Lied zum Hauptlied in seinem Leben machen zu wollen, indem er einen Beruf oder Lebensumstände oder Partner wählt, die ein Umfeld schaffen, in dem er diesem Lied seinen Lauf lassen kann. Wenn es sich beispielsweise um ein aggressives Lied handelt, wird er vielleicht einen Beruf wählen, der genau diese Aggressivität verlangt (etwa als Angehöriger einer Elitetruppe).

So kann er sowohl dieses Lied als auch seinen Alltag leben und eine gewisse Harmonie in seinem Leben wahren. In der Regel können wir jedoch nur einen sehr kleinen Anteil des anderen Lieds in uns mit unserem Alltag vereinbaren. Dann werden wir das andere Lied eher in unserer Freizeit, in Hobbys und besonderen Interessen zum Ausdruck bringen, vor allem aber in Träumen.

Manche unserer spezifisch oder ursprünglich menschlichen Züge haben wir mit anderen Lebensformen gemein, und sie bleiben solange harmonisch in unser Dasein eingebunden, wie sie keine übertriebenen Formen annehmen. Nehmen wir den Überlebenstrieb, den wir mit den Tieren teilen. Bei den Tieren, das ist der Unterschied, dreht sich *alles* ums Überleben, das ganze Dasein hat ausschließlich mit den für das Überleben wichtigen Dingen zu tun. Wenn ein Mensch auf Kosten seiner höheren Bestrebungen – Selbstentwicklung, Vervollkommnung der Liebe, Kreativität, Leistung für die Gemeinschaft und spirituelles Wachstum – immer mehr zum reinen Überlebensdenken tendiert, hat sich irgendwo in seiner Mitte etwas verschoben. Seine ureigene Energie und Empfindungsweise wird gleichsam aus ihrer Bahn gelenkt und nähert sich einem für eine bestimmte Tierart charakteristischen Muster an. Nun gerät sein natürliches Streben nach menschlichen Zielen in Konflikt mit einer Energie, die ihn treibt, sich mit überlebenswichtigen Dingen zu beschäftigen. Der Überlebensgesichtspunkt, durchaus ein Teil seiner Natur, wird zum Hindernis für sein gesamtes Menschsein.

Tief in ihm wird ein tierisches Lied neben seinem menschlichen laut. Sie sind sehr verschieden, und sie klingen nicht gut zusammen. Es entsteht ein Wirrwarr. Das nichtmenschliche Lied ist bei einem Tier harmonisch, aber in einem Menschen tönt ja bereits sein ureigenes Lied, und wenn ein zweites hinzukommt, muss Dissonanz entstehen. Die besondere Form, die solche Dissonanzen bei jedem Einzelnen annehmen, macht seine unverwechselbare Eigenart aus. Dieses ganz Eigene, das aus dem Zusammenklang des menschlichen Liedes mit einem anderen besteht, hat immer etwas irgendwie Sonderbares oder Abwegiges, wenn nicht Absurdes – wie eine knallrote Pappnase oder übergroße Clownsschuhe.

Dennoch muss auch das nichtmenschliche Lied irgendwie Gehör bekommen, sonst wird der innere Wirrwarr erst recht schlimm. Dann kann es sein, dass das nichtmenschliche Lied immer entschiedener darauf beharrt, gehört zu werden, aber der Mensch überhaupt nicht weiß, wie er es zulassen kann. Das Unterdrückte gerinnt dann zu körperlicher oder seelischer Pathologie, und natürlich genau nach der Melodie des nichtmenschlichen Lieds, von dem sie ja abstammt. So leben das menschliche und das nichtmenschliche Lied zwar zusammen, aber im Chaos.

Vielleicht ist es sogar möglich, von dem anderen Lied so sehr in Anspruch genommen zu sein, dass unser menschliches Lied ungesungen bleibt. Vielleicht schwingt davon etwas mit in der Klage, die in Rabindranath Tagores Dichtung **Das Lied, das ich zu singen kam**, laut zu werden scheint:

Das Lied, das ich zu singen kam,
blieb ungesungen bis heute.
Noch heute übe ich die Noten,
das Singen selbst bleibt ein Wunsch.

Ich treffe den Ton noch nicht recht,
es ist Stückwerk nach wie vor.
Nur in den tieferen Nischen meines Lebens
harrt ruhelos das Lied.

Gitanjali 13
(Wörtliche Übersetzung Rajan Sankaran)

Tagore vertieft dieses Empfinden an einer späteren Stelle:

Ich brach allein auf zu meinem Stelldichein,
doch wer folgt mir da im stillen Dunkel?
Ich weiche aus, um mich von ihm zu lösen,
doch ich entkomme ihm nicht.

Staub wirbelt auf von seinem Stolzieren
und laut mischt sich seine Stimme in jedes meiner Worte.
Er ist mein kleines Ich, mein Herr, und kennt keine Scham.
Ich aber schäme mich, in seiner Begleitung an
deine Tür zu kommen.
GITANJALI 30 (ÜBERSETZUNG TAGORE)

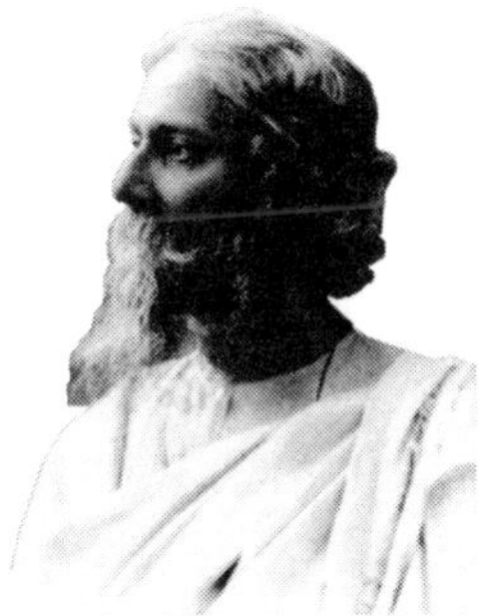

Rabindranath Tagore

Wir können sagen, dass das andere Lied, die nichtmenschliche Melodie, am deutlichsten in der Sprache der Krankheit zu hören ist. Und die Sprache der Krankheit wird laut in der Art und Weise, wie der Mensch seine Beschwerden anspricht, wie er die Empfindungsqualität seiner Schmerzen und sonstigen Beschwerden beschreibt. Sie wird auch laut in seiner Einschätzung seiner Lage, in den Worten, die er verwendet, in dem, was er als die Auswirkung seiner Situation auf ihn sieht und in seinen Reaktionen darauf.

Das würde ich gern mit zwei Beispielen verdeutlichen.

Eine etwa fünfzigjährige Frau konsultierte mich wegen Migräne und chronischer Rückenschmerzen.

Ich bat sie, den Kopfschmerz genau zu beschreiben. Sie wusste sich sehr gut auszudrücken und beschrieb den Schmerz als etwas Gespanntes, als spannte sich etwas um ihren Kopf, das sich immer weiter zuzog. Ich forderte sie auf, sich noch tiefer auf dieses Erleben einzulassen. Sie schloss die Augen und tauchte in eine Art Hypnosezustand ein. Wenn dieses Gespannte sehr fest geworden sei, sagte sie, habe sie ein Gefühl, als würden sich ihre Gliedmaßen auflösen, und dann sei da eine Art Decke oder Hülle um sie. Wieder drängte ich sie, noch tiefer zu gehen. Sie sagte, wenn die Spannung um den Kopf sehr stark geworden sei, empfinde sie eine Art Schaukeln. Dann, fuhr sie fort, gehe etwas auf, und sie fühle eine Leichtigkeit, als würde sie schweben oder fliegen. Ich fragte sie nach der „Hülle". Sie sagte, das sei ein Teil von ihr. Ich fragte, wie sich die Migräne auf sie auswirke. Sie sagte, sie habe aufgehört, sich zu entwickeln, und sei jetzt sogar in einer „Rückwärts-Metamorphose". Ich empfand das als einen sehr eigentümlichen Ausdruck und bat sie, mir mehr über „Metamorphose" zu erzählen. Wie bei einem Schmetterling, sagte sie. Und dann beschrieb sie den Lebenszyklus eines Schmetterlings, und zwar genauso, wie sie von ihrem Kopfschmerz erzählt hatte: das Gespannte und immer enger Werdende, die sich auflösenden Gliedmaßen, schließlich die Öffnung und das Fliegen (Larvenstadium, Puppenstadium und ausgewachsener Schmetterling). Es fiel ihr selbst auf, und sie bemerkte entrüstet: „Ich bin doch kein Schmetterling!"

Eine andere Geschichte, die mir dazu einfällt, handelt von einer fünfundzwanzigjährigen jungen Frau, die als Hauptbeschwerde unregelmäßige Verdauung angab. Sie hatte abwechselnd Verstopfung und Durchfall, und das machte ihr zu schaffen. Auf die Frage, was genau die Auswirkung dieser Beschwerden auf sie sei, erwiderte sie, in der Verstopfungsphase sehe sie dick aus.

Und dick aussehen, das hieß für sie, dass die Kleider nicht saßen und man weniger attraktiv war. Was denn „weniger attraktiv" für sie bedeute, lautete die nächste Frage. Sie sagte, es sei ihr gar nicht recht, neben einer anderen dicken Person zu stehen, das sei nämlich so, als würde man „gespiegelt". „Dick zu dick", sagten die Leute dann. Im Büro mochte sie nicht mit „Sitzengebliebenen" gesehen werden. Sitzengebliebene waren in ihren Augen Leute, die unattraktiv und nicht sehr helle waren. Mit solchen Leuten gesehen zu werden, das war wieder so, als würde davon etwas auf sie „zurückscheinen". „Spiegeln", „zurückscheinen" – ich fragte sie, was das bedeute.

Sie sagte, mit „spiegeln" meine man im Allgemeinen doch alles, was Spiegelbilder zurückwirft, etwa Glas, das alles reflektiert, was dahinter oder davor ist.

Weiter sagte sie, sie habe sehr genau Vorstellungen davon, wie ihr Leben zu sein habe und wie sie auszusehen habe. Alles müsse exakt so sein, nur so könne sie „fokussiert" bleiben. Ich bat sie, Näheres zu „fokussiert" zu sagen.

„Fokussiert ist das Gegenteil von verschwommen oder unscharf, eben scharf gestellt", sagte sie und erläuterte: „Verschwommen sieht man, wenn man die Brille nicht auf hat. Fokussiert oder scharf sieht man, wenn man die Brille wieder aufsetzt, wenn die Gläser vor den Augen sind, und alles wieder richtig aussieht."

Nach Stresssituationen in ihrem Leben gefragt, erzählte sie von einer geplatzten Beziehung. Das hatte sie sehr mitgenommen, denn sie hatte sich so tief eingelassen, dass sie kaum mehr wusste, wer sie selbst war. Es lief darauf hinaus, „dass ich in allem so war wie er" – sie war er geworden.

In ihrem Alltag fand sie es besonders stressig, an geschäftlichen Meetings teilnehmen und eigene Präsentationen geben zu müssen. Sie war dann äußerst angespannt und ängstlich, da sie immer sehr auf ihr Image bedacht war und einen guten Eindruck machen wollte. Sie fühlte sich angestarrt, und das „spiegelte" sich bei ihr wider.

Das Typische an ihr war offenbar dieses „Glasartige". Mit „Glas" (Verhalten) muss man grundsätzlich und sowohl innen wie außen sehr vorsichtig umgehen (das ist in ihrem Fall die Präsentationsangst), damit es nicht bricht. Außerdem spiegelt es, was innen ist (ihre Thematik mit Freunden) und hat eigentlich gar nichts Eigenes, weil es immer nur das spiegelt, was vor ihm auftaucht (wie es ihr in der Beziehung gegangen war: Sie wurde alles, was er war).

Wenn wir das Eigentümliche und Individuelle an einem Menschen bis hinunter zur Ebene der Energie und Empfindung erkundet haben, werden wir feststellen, dass alle Einzelaspekte dieselbe Sprache sprechen und dasselbe Lied singen. Wir haben uns ausgiebig der Hauptbeschwerde gewidmet, wir haben Träume, Hobbys, Gefühle, die Kindheit, die Ängste und Vorhaben und manches andere ausgelotet, und erstaunlicherweise stoßen wir in jedem dieser einzelnen Aspekte, die äußerlich so verschieden wirken, auf die gleiche Empfindung. Jemand schildert zum Beispiel einen Kopfschmerz, der an einem Punkt beginnt, dann einen Kreis beschreibt und wieder zu diesem Punkt zurückkehrt. Das allein ist schon so „eigenheitlich", wie Hahnemann sagte, dass es zum anderen Lied dieser Person gehören muss. Fragen wir nach Stresssituationen in ihrem Leben, wird sie vielleicht von Beziehungsproblemen mit ihrem Mann erzählen. Wir fragen sie, wie sie solche Problemsituationen erlebt, und jetzt sagt sie, dass sich alles immer im Kreis dreht und schließlich beim Ausgangspunkt landet – nichts geht wirklich vorwärts. Das ist im Grunde die gleiche Empfindung wie bei ihrem Kopfschmerz, und wir werden sie auch in anderen Bereichen ihres Lebens wieder finden. Das andere Lied ist das, was ihre individuelle Eigenart ausmacht. Um zu erkennen und einzugrenzen, worin dieses andere Lied besteht, müssen wir die Person sowohl in ihrer Ganzheit als auch in allen Teilaspekten betrachten und klären, worin die Unterschiede zum menschlichen Lied dieser Person liegen. Dieser Unterschied, wenn wir ihn genau erfassen, führt uns zur Empfindung im jeweiligen Fall.

Deshalb ist es wichtig zu wissen, dass es dieses „mitlaufende" andere Lied gibt. Man kann nur staunen, wie sich das andere Lied Wort für Wort, Ton für Ton, Melodie für Melodie erschließt, und wie wir unser äußeres Leben mit dieser inneren Melodie in Einklang zu bringen versuchen. Wenn das nicht gelingt, führen wir zwei verschiedene Leben, ein äußeres und ein inneres. Das bringt eine innere Uneinigkeit und Gespaltenheit mit sich, aus der all unser Stress hervorgeht.

Zum Verständnis führt uns jedoch nicht die Frage, warum etwas so ist, wie es ist, sondern allein die Frage, *was* es ist. So können wir das andere Lied hören, und wir können es erkennen. Wenn wir einmal wissen, worin es besteht, können wir darauf achten, und es damit auf ein handhabbares Maß dämpfen. Bewusste Aufmerksamkeit „verdünnt" die Melodie, diese untergründige Kraft in uns. Und wie schon gesagt, das Bewusstwerden ist ein allmählicher Prozess, der nicht über die Sprache und nicht über den Intellekt läuft. Es geht vielmehr um ständige bewusste Wahrnehmung der Erfahrung im Jetzt, denn das ist die einzige wahrnehmbare und erkennbare Wahrheit. Alles andere ist bloßes Theoretisieren. Die Wahrheit muss in der Tiefe und in ihrer Ganzheit erfasst werden.

Was jetzt gerade geschieht, hat sich nie zuvor genauso zugetragen. Jede Erfahrung muss als einmalig gesehen werden, nur so können wir je wissen, was Wahrheit ist. Das Ganze der Erfahrung im gegenwärtigen Augenblick, ganz in der Tiefe wahrgenommen, ist die einzige erkennbare Wahrheit.

Wann? Wie? Woher? – das sind bloße Spekulationen, die zu nichts führen.

3 Die Ebenen

Einmal saß ich mit meinem vierjährigen Sohn und meiner Frau beim Frühstück. Wir delektierten uns an Wassermelonen, und ich sagte: „Herrlich! So was von saftig und lecker, ein Hochgenuss." Meine Frau nickte und sagte: „Und so gesund mit all den Vitaminen und Mineralien." Mein Sohn dagegen deutete auf die Melonenstücke auf seinem Teller und sagte: „Schau, Papa, das hier ist mein Schloss. Das ist ein Frosch und das da eine Schildkröte."

Drei Menschen, drei verschiedene Erfahrungen ein und derselben Melone. Ich erlebte sie emotional mit Gefühlen aus dem Spektrum von Mögen und Nichtmögen. Das Erlebnis meiner Frau war vom kalkulierenden Verstand und von Fakten aus dem Bereich Vorteil und Nachteil geprägt. Mein Sohn schließlich erlebte die Melone von seiner Fantasie her.

Man kann sich leicht vorstellen, dass es etliche Erfahrungsebenen geben muss. Meine Forschungen haben mich zu sieben verschiedenen Ebenen geführt. Wenn wir zum Beispiel zur Bank gehen, um Geld zu überweisen, agieren wir auf der intellektuellen Ebene. Sehen wir uns einen sentimentalen Film an, befinden wir uns im Allgemeinen auf der emotionalen Erfahrungsebene. Bei einem Scince-Fiction-Film oder Historiendrama wird es eher die Erfahrungsebene der Fantasie sein. Im Allgemeinen werden wir jedoch feststellen, dass wir uns – zumindest in bestimmten Abschnitten unseres Lebens – überwiegend auf einer dieser Ebenen bewegen und weniger auf den anderen.

DIE EBENEN	
Ebene 1	Name
Ebene 2	Tatsache
Ebene 3	Gefühl
Ebene 4	Wahnidee
Ebene 5	Empfindung
Ebene 6	Energie
Ebene 7	Die Siebte

Bevor wir auf diese Erfahrungsebenen im Einzelnen eingehen, wird es gut sein, erst einmal ein Grundverständnis zu schaffen.

DAS EBENEN-MODELL

Wie war das noch damals, als wir Malen und Zeichnen lernten? Erst zogen wir einfach Linien, dann entstanden die ersten Figuren – dreieckige, viereckige, runde Formen. Nach und nach lernten wir, Dinge aus unserer unmittelbaren Erfahrungswelt nachzumalen – Häuser, Bäume, Menschen, Tiere. Mit der Zeit bekamen die Gesichter sogar einen Ausdruck, fröhlich oder traurig. Irgendwann sollten wir dann auch Bilder aus der Fantasie malen, etwas aus der Natur oder einen Marktplatz, ein Picknick und dergleichen. Noch später lernten wir zu abstrahieren und vermochten, uns dann einfach über Formen und

Farben auszudrücken, die keinen naturalistischen Bezug mehr haben mussten. Unsere geistige, körperliche oder spirituelle Erfahrung ließ sich durch das Medium der abstrakten Kunst gestalten.

Verbinden wir das nun mit dem Stufenmodell.

- Mit unseren ersten Kritzeleien ließ sich überhaupt nichts vermitteln, es waren einfach Striche und Formen. Sie ließen sich nur ganz direkt benennen: als Strich, als Kreis und so weiter.
  Das ist die erste Ebene: Name.
- Auf der nächsten Stufe malen wir Dinge ab, was mit gegebenen Tatsachen zu tun hat. Es existieren Dinge ringsum, und wir malen oder zeichnen sie ab.
  Das ist die zweite Ebene: Tatsache.
- Auf der dritten Stufe zeichnen wir beispielsweise einen fröhlichen oder einen traurigen Menschen. Wir fügen die Adjektive hinzu, die Regungen, die Gefühle.
  Das ist die dritte Ebene: Gefühl.
- Auf der vierten Stufe kreieren wir Dinge und Situationen aus der Fantasie. Es spielt keine Rolle, ob es sie wirklich gibt oder nicht, und ob wir sie selbst erlebt haben oder nicht.
  Das ist die vierte Ebene: Einbildung oder Wahnidee.
- Auf der nächsten Stufe haben wir gelernt zu abstrahieren, wir können geistige oder körperliche Empfindungen mitteilen sowie in Mustern und Formen Energie gestalten.
  Das sind die fünfte und die sechste Stufe: Empfindung und Energie.

Wir gehen also in diesem Lernprozess von etwas aus, was nur einen Namen hat, um schließlich zu etwas zu gelangen, was nur noch Energie und keinen Namen mehr hat.

Das Ebenen-Modell lässt sich auch auf unsere tagtägliche Erfahrung anwenden, auf unsere Tätigkeiten, unseren Umgang mit anderen, auf unsere Gedankengänge und Wahrnehmungen.

Nehmen wir als Beispiel die Betrachtung eines Berges.

- Eine Person könnte einfach den Namen (Ebene 1) wissen wollen: Mount Everest.
- Eine andere Person möchte Fakten (Ebene 2) hören, zum Beispiel wie hoch der Everest ist.
- Bei einem dritten würde der Berg Gefühle (Ebene 3) wecken, vielleicht Freude oder sogar Glück. Ein Mensch dieser Art wird sich nicht übermäßig für Fakten interessieren.
- Bei manchen wird der Berg lebhafte Vorstellungen vom Fliegen oder Himmelsvisionen auslösen. Hier sind wir auf der Stufe der Einbildungen oder Wahnideen (Ebene 4).
- Bei manchen Menschen geht die Erfahrung beim Anblick eines Berges noch tiefer und löst Körperempfindungen wie Leichtigkeit oder ein Schweben aus. Hier sind wir auf der Ebene der Empfindungen (Ebene 5).
- Und bei einigen wenigen geht die Erfahrung noch tiefer, sodass sie die Energie (Ebene 6) des Berges innerlich spüren und mitschwingen. Hier sind der Mensch, der den Berg wahrnimmt, und der wahrgenommene Berg eins. Ein Mensch, der einen Berg so erlebt, wird vielleicht einfach nur hüpfen, so „namenlos" ist seine Erfahrung.

Die fünfte und sechste Ebene können wir gut bei Säuglingen und Kleinkindern beobachten, wenn sie auf irgendwelche äußeren Gegebenheiten reagieren. Da ist nichts von Namen, Gefühlen oder Fantasievorstellungen – ganz kleine Kinder fließen einfach mit der Energie des Augenblicks.

Diese Ebenen sind auch in jeder anderen Erfahrung wiederzufinden, ob es sich um einen Sonnenaufgang, ein Musikstück oder ein Gemälde handelt. Musik kann uns auf unterschiedlichen Ebenen ansprechen: Blues löst eher Emotionen aus, während klassische Musik tiefere Empfindungen weckt. Aus solchen Empfindungen können Fantasievorstellungen aufsteigen, aber am tiefsten bewegt uns absolute Musik, die im Allgemeinen nicht einmal einen Namen hat.

Das gleiche gilt für die Malerei. In dieser Kunstform können durchaus auch simple Fakten abgebildet werden, denken wir etwa and Porträts mit Titeln wie „His Highness the Duke of Gilberd". Gemälde können auch Emotionen transportieren, zum Beispiel das vielsagende Lächeln der Mona Lisa. Dann haben wir symbolische Kunstwerke mit Szenen, die Drachen, Dämonen oder Engel zeigen – lauter Dinge, die nicht in der Realität vorkommen und dem Bereich der Wahnideen zuzuordnen sind. Und schließlich die abstrakte Kunst mit farbigen Mustern, die ausschließlich Empfindung und Energie repräsentieren.

Aber auch auf jedem anderen menschlichen Betätigungsfeld sind die Ebenen zu erkennen, beispielsweise in Wissenschaft, Politik, Medizin und Religion oder auf dem Gebiet der zwischenmenschlichen Beziehungen.

Nehmen wir Religion: Religiöse Erfahrung kann von sehr unterschiedlicher Tiefe sein. Manche Menschen erleben Religion ihr Leben lang immer gleich, bei anderen machen die religiösen Überzeugungen und die Praxis im Laufe der Zeit eine Entwicklung durch, die über etliche Stufen gehen kann, also etwa von der Ebene des Namens bis zur Ebene der Energie. Ganz oberflächliche religiöse Erfahrung (Ebene 1, Name) besteht unter Umständen in nicht mehr, als dass man sich als Hindu, Katholik, Muslim und so weiter bezeichnet. Auch die Faktenebene ist noch relativ oberflächlich und beschränkt sich auf die vorgeschriebenen täglichen Gebete und Rituale, auf den Kirchgang oder die

Lektüre heiliger Schriften. Eine Ebene tiefer kann Religion eine emotionale Erfahrung werden, zum Beispiel mit Gefühlen von Freude, Gelassenheit, Geborgenheit – ein Gefühl, sich auf das, woran man glaubt, verlassen zu können. Wenn jemand die innere Geschichte (Wahnidee) „In der Wildnis verirrt" lebt, ist ihm Religion vielleicht das, worin er sich „gefunden" fühlt. Wieder anderen gibt Religion die Empfindung von Verbundenheit oder Zusammenhalt, von Einigkeit und Zugehörigkeit. Auf der tiefsten Ebene beziehungsweise in abstrakter Form kann Religion eine Erfahrung von reiner spiritueller Energie sein.

AUCH KRANKHEIT KANN WIE ALLES ANDERE AUF VERSCHIEDENEN EBENEN ERLEBT WERDEN:

Jemand mit einer weit fortgeschrittenen Krebserkrankung hat sein Schicksal vielleicht angenommen und erlebt keine Ängste und Befürchtungen oder Gram, nur die mit seinem Zustand verbundenen Symptome. Für ihn besteht seine Krankheitserfahrung einfach aus einem Namen und Tatsachen: Er hat Krebs (Ebene 1 und 2).

- Eine junge Frau mit rheumatoider Arthritis könnte dagegen unter starken Zukunftsängsten leiden. Vielleicht steht überhaupt diese Zukunftsangst im Vordergrund, mehr als die Krankheit selbst. Sie erlebt die Arthritis als Angst. Sie wird dann auch die Schmerzen und die Bewegungseinschränkung als Angst erleben. Kurzum, sie erlebt ihre Krankheit überwiegend emotional (Ebene 3).
- Eine andere junge Frau mit einem Ekzem wird vielleicht befürchten, dass man sie wegen dieses Hautfleckens meiden wird. Der Juckreiz und das Abschuppen der Haut werden sie weniger plagen als die (eingebildete) Angst, man werde ihr aus dem Weg gehen. Ihre Krankheitserfahrung hat etwas Wahnhaftes (Ebene 4).

- Ein Asthmatiker wird vielleicht etwas straff Gebundenes und Beengendes in der Brust empfinden, und man wird diese Empfindung in anderen Körperzonen und auf der geistigen Ebene wiederfinden. Er erlebt seine Krankheit auf der Empfindungsebene (Ebene 5).
- Bei einem Kind, das sich immer wieder erkältet und Husten bekommt, werden wir vielleicht beobachten, dass es unaufhörlich herumrennt und in ständiger rascher Bewegung ist. Es scheint seine Erkältung und den Husten gar nicht zu bemerken. Sein Erleben und seine Lebensäußerungen sind offenbar einzig durch dieses Energiemuster bestimmt, unter dessen Einfluss es einfach rennt und rennt. Sein Erleben ist von der Ebene der Energie geprägt (Ebene 6).

Nachdem wir nun einen generellen Eindruck von den Ebenen bekommen haben, wollen wir etwas mehr in die alltäglichen Details gehen, um ein klareres Verständnis zu bekommen.

Ebene 1: Name

Auf dieser Ebene wird alles einfach als sein Name beziehungsweise als eine Zuordnung erlebt. Wir geben dem jeweiligen Ding oder Ereignis eine Identität und sortieren es in eine Schublade ein, damit es keine Identifizierungsprobleme gibt, wenn uns wieder einmal etwas begegnet, was ähnlich aussieht. Erfahrung endet auf dieser Ebene mit der Benennung oder Einordnung der jeweiligen Situation oder Person oder Sache.

Zum Beispiel: „Dies ist ein Computer." oder „Das hier ist Kate."

In der Medizin entspricht dem eine Diagnosestellung wie etwa „Das ist Asthma." oder „Hier liegt ein Fall von Depression vor." Ist die Erfahrung einmal benannt, wird die Person nicht mehr für tiefere Erfahrung aufgeschlossen sein.

Ebene 2: Tatsache

Ein wenig tiefer wird eine Situation als eine Reihe von Fakten erlebt. Ein Computer wäre dann einfach: seine Ausstattungsdetails, seine Spezifikationen, sein Preis, der Hersteller und ähnliches.

Bei Kate ist es nicht viel anders. Wenn wir nur ihre „Fakten" betrachten, haben wir Körpergröße, Gewicht, Alter, Wohnort, Beruf, Sprache und was es sonst noch an Wissbarem über sie gibt.

Auch bei einer Situation kann man sich auf die Betrachtung objektiver Fakten des Wann, Wo und Was beschränken.

Ebene 3: Gefühl

Der Wunsch, die Tatsachen über eine Person oder Situation zu kennen, entsteht jedoch in einer tieferen Schicht, auf der emotionalen Ebene. Wir möchten einen Menschen kennen und alles über ihn wissen, weil wir ihm Gefühle entgegenbringen, etwa Liebe, Argwohn oder Hass.

Eine Erfahrung auf der Faktenebene beansprucht den Verstand und das Denken, während wir uns den Fakten auf der emotionalen Ebene mehr mit dem Gefühl als mit dem Verstand zuwenden. Auf der Faktenebene beschränken wir uns auf die relevanten objektiven Details einer Situation – Wo? Wann? Was? Auch hier können Emotionen beteiligt sein, aber sie beherrschen nicht das Bild. Die emotionale Ebene ist jedoch Grundlage der Erfahrung auf der Faktenebene. Wenn es bei den Fakten um Gelddinge geht, Bankguthaben und dergleichen, kann Angst vor Armut dahinter stehen. Und bezieht sich die Faktenerfahrung auf Familie, Freunde und andere Beziehungen, können Kränkung und Enttäuschung die Grundlage sein.

Manchmal bewegt uns etwas so sehr, dass wir die objektiven Tatsachen der Situation gar nicht mehr wahrnehmen. Wir sehen etwa einen Wagen und denken: „Boah!" Der bloße Anblick schlägt uns in seinen Bann, und wir wünschen uns nur noch, dieses Auto zu besitzen. Wir sehen uns schon als Besitzer und haben keinen Blick für die Fakten wie Preis, Ausstattung, Leistungsdaten. Wir reagieren gänzlich auf der emotionalen Ebene.

Auf dieser Erfahrungsebene bewegen wir uns die meiste Zeit, zumindest die Erwachsenen. Erwachsene sagen häufig: „Ich habe Ärger mit...“, und dann folgt vielleicht der Name von jemandem in der Familie oder am Arbeitsplatz. Wir reagieren auf alles im Leben gemäß den damit verbundenen Gefühlen wie Ärger, Gereiztheit, Verwirrung. Unsere Sprechweise, unsere Reaktionen, unsere Befürchtungen – all das geht aus solchen Gefühlen hervor, und die Gefühle wiederum entspringen einer tieferen Ebene, die uns normalerweise nicht bewusst ist. Es ist die Ebene der Imagination oder Fantasie. Ein bestimmtes Gefühl in irgendeiner Situation kommt nur durch unsere Betrachtungsweise der Situation zustande. Wir sind nur bekümmert oder traurig über etwas, das wir als Verlust erleben. Und dahinter steht oft keine objektive Betrachtung, sondern ein subjektives Bild der Realität: buchstäblich Einbildung.

Gefühle entstammen also der Ebene der Einbildungen, Fantasien und Wahnideen oder ganz allgemein: der Bilder. Die bildhafte Wahrnehmung einer Situation ruft bestimmte Regungen wach. Nach meiner Erfahrung gibt es drei Grundgefühle, nämlich Ärger, Angst und Kummer mitsamt ihren Gegenteilen Gelassenheit, Geborgenheit und Freude. Alle anderen Gefühle sind Abwandlungen dieser Grundgefühle.

Gefühle sind individuell. Die ganze Welt kann ein und dieselbe Situation wahrnehmen, aber die damit verbundenen Gefühle sehen von Mensch zu Mensch sehr unterschiedlich aus. Wenn wir etwa die gegenwärtige weltweite Terrorwelle nehmen, so zeigt sich, dass manche mit starken Ängsten, andere mit Wut und wieder andere mit Gefühlen von Traurigkeit darauf reagieren. Alle Menschen sind zu jeder Gefühlsregung fähig, aber wenn es um bestimmte Situationen geht, stellt sich heraus, dass die Reaktionen sehr individuell sind.

Ebene 4: Einbildung/Wahnidee

Gefühle stammen also bei näherer Betrachtung von bildhaften Vorstellungen oder Assoziationen ab. Unsere Augen sehen etwas Bestimmtes, aber es kommt vor, dass wir uns in der Tiefe einbilden, es sei etwas anderes – wir nehmen es dort entstellt wahr.

Zum Beispiel erleben wir Angst, wenn wir etwas Gefährliches wahrnehmen, auch wenn gar keine echte Gefahr vorliegt, sondern wir nur auf bestimmte Umstände oder Personen besonders empfindlich reagieren. Wie unbedenklich etwas auch sein mag, wenn wir

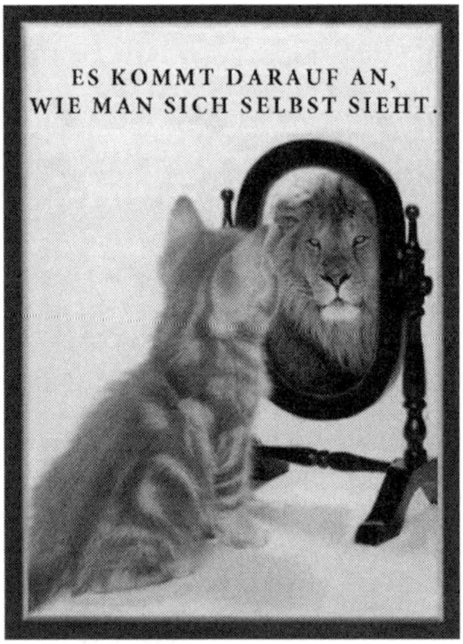

es als bedrohlich wahrnehmen, löst das eine ganze Kettenreaktion von Gefühlen, Empfindungen (auch körperlicher Art) und anderen Reaktionen aus: Die Einbildung zieht eine Angstreaktion nach sich. Und unsere individuelle Wahrnehmungsverzerrung kann ein Leben lang gleich bleiben.

Nehmen wir als Beispiel eine Schülerin, die einen bestimmten Lehrer nicht ausstehen kann (Gefühl), weil sie ihn als einen Despoten sieht, der sie nur foltern will (Wahnidee). Immer wenn sie diesen Lehrer sieht, empfindet sie im Bauch einen Schmerz „wie von einem Faustschlag". Natürlich tut der Lehrer nichts dergleichen, aber wir sehen, wie die Wahnidee hier die Gestalt einer körperlichen Empfindung annimmt.

Wenn jemand in Sklaverei lebt, ist es ganz natürlich, dass er sich unterdrückt fühlt und frei sein möchte. Aber, wenn er schließlich frei ist und trotzdem weiterhin so fühlt wie zuvor, kann mit seiner Realitätswahrnehmung etwas nicht stimmen. Wir könnten sagen, dass die Zeit der Sklaverei extrem hart und stressig für ihn war und eine geistig-seelische Prägung hinterlassen hat, die sein Leben lang so bleibt – und jetzt kann er seine Lage nicht mehr so sehen, wie sie tatsächlich ist, weil er innerlich doch immer wieder Bilder der Gefangenschaft heraufbeschwört.

Sklaverei dürfte heute kaum noch vorkommen, und wenn jemand trotzdem solch eine Wahnvorstellung hat, ist es schwer, etwas zu finden, was sie rechtfertigen könnte. Bei Wahnideen und anderen bildhaften Vorstellungen ist es aber so, dass alle Menschen einen Bezug dazu haben. Es kann einem so vorkommen, als gäbe es tief in unserem Inneren eine Datenbank mit Erinnerungen an all die unzählig vielen Erlebnisse der Menschheit seit dem Beginn ihrer Geschichte. So dürfte jeder Einzelne auf der Ebene der bildhaften Vorstellungen mit der kollektiven Psyche der Menschheit verbunden sein.

Im Unterschied zu Empfindungen (die aus allen Reichen der Natur stammen können) sind Einbildungen und Wahnideen spezifisch menschlich.

Wahnideen haben in Mythen und Märchen, in Kunst und Literatur, in Filmen und vielen anderen Ausdrucksformen menschlicher Kreativität, in denen Fantasie eine Rolle spielt, ihren Ausdruck gefunden.

Und während wir unseren eigenen Fantasien nachhängen, fühlen wir uns manchmal Menschen nahe, die solche Geschichten gelebt haben, sei es als historische Ereignisse oder in Filmen, Mythen, Romanen und so weiter. Einbildung reicht über unsere persönliche Erfahrung hinaus und verbindet uns mit der ganzen Menschheit. Jeder Mensch, wo auch immer auf der Welt, kann mit den Sklaven in Amerika, mit den Juden im nationalsozialistischen Deutschland, den Unberührbaren der indischen Gesellschaft oder den Atombombenopfern von Hiroshima mitfühlen. Das sind keine Erfahrungen, die nur Einzelne oder Gruppen machen, sondern von denen die ganze Menschheit betroffen ist. Kurz, so persönlich und privat die Ebene der Wahnideen auch sein mag, sie ist Bestandteil des menschlichen Bewusstseins, und alle Menschen sind davon betroffen.

Wahnideen sind zeitlos, wir finden sie, wenn auch mit Abwandlungen, in allen Epochen der Geschichte und allen Gegenden der Welt. Die kollektive Menschheitserfahrung ist kein Zeitphänomen und nicht nur bestimmten Kulturen oder Gesellschaften eigen. Sie überschreitet alle Grenzen der Sprache und Nationalität.

Ebene 5: Empfindung

Eine Wahnidee manifestiert sich zwar als mentales Phänomen, ist aber nicht intellektueller Natur. Sie geht nicht aus Denkprozessen hervor, aber auch nicht aus Gefühlen wie banger Erwartung, Angst, Hass oder Freude. Bei eingehender Betrachtung erweist sich die Wahnidee als Abkömmling einer noch tieferen Erfahrungsebene, der Ebene der geistigen und körperlichen Empfindungen.

Wahnideen stammen also von Empfindungen ab und kommen als Gefühlsregungen zum Ausdruck. Deshalb ist die Ebene der Gefühle (3) über der der Wahnideen (4) angesiedelt.

Betrachten wir ein Beispiel, um einen Zugang zum Reich der Empfindungen (Ebene 5) zu bekommen. Ein Mann mit Rückenproblemen sagt wiederholt: „Ich brauche einen festen Halt für meinen Rücken, das ist das Einzige, was mir Erleichterung verschafft." Über seine emotionalen Bedürfnisse hören wir von ihm: „Meine Freunde geben mir Rückhalt, auf sie kann ich mich stützen." Und seine Religion, sein Gott, sein Guru sind ihm „moralischer Rückhalt". Sein Bedürfnis nach Stützen ist bei ihm auf allen Erfahrungsebenen zu erkennen – es betrifft nicht nur den Körper, sondern ist außerdem mentaler, emotionaler und spiritueller Natur. Er empfindet sein Grundbedürfnis – „Ich brauche Unterstützung" – in Geist und Körper, aber es liegt tiefer als beide, nämlich auf der Ebene der Empfindungen.

Zu mir als homöopathischem Arzt kommen Menschen mit Krankheiten aller Art. Ihre Symptome und Hauptbeschwerden können überwiegend im körperlichen und seelischen Bereich liegen, jedenfalls wird die Kernempfindung der Person immer besonders klar und eindrücklich in dieser Hauptsymptomatik abgebildet sein. Mit der Art und Weise, in der ein Patient seine Hauptbeschwerde schildert, oft eine körperliche Erkrankung, liefert er eine genaue Beschreibung seiner Kernempfindung, die in seiner Erfahrung praktisch überall anzutreffen ist, generell und im Hinblick auf seine geistig-seelische Verfassung. Wenn ich die Geistesverfassung eines Patienten erkunde, finde ich dort eben die Empfindung wieder, die bereits in der Schilderung der körperlichen Symptome enthalten war – oder anders herum. Die Kernempfindung ist immer auf beiden Ebenen anzutreffen. Halten wir also fest, dass die Kernempfindung etwas Übergreifendes ist, kein ausschließlich körperliches oder geistiges Symptom. Und da sie in beiden Bereichen auftritt, muss sie auf einer tieferen Ebene angesiedelt sein als die Wahnidee. Die Empfindung verbindet Geist und Körper und muss wohl schon vor ihrem Auftreten in diesen beiden Bereichen vorhanden sein. Sie hat etwas ganz Zentrales, sie ist von vitaler Bedeutung. Deshalb nennen wir sie auch Vitalempfindung.

Im Zustand der Gesundheit kommen Empfindungen aus dem Erleben im Augenblick. Im Zustand der „Verstimmung" dagegen finden sich in allem, was der Mensch tut, fühlt und erlebt ein derangiertes Energiemuster und eine fixierte Empfindung, die sein Leben in allen Bereichen bestimmen. In seinem Erleben kommt nichts mehr vor, was nicht von dieser Empfindung getönt wäre, sie ist ihm wie zur zweiten Natur geworden. Nur ist sie nicht wirklich natürlich, sondern abnorm. Diese abnorme, aber alles färbende Empfindung nennen wir Vitalempfindung.

Nehmen wir an, seine Vitalempfindung sei auf der Achse „festgehalten/gefangen" und „losgelassen" angesiedelt. Er wird ein angenehmes Musikstück als lösend empfinden und auf Nachrichten von einer plötzlichen Tragödie mit der Empfindung von Gefangensein reagieren. Liebe wird er als lösend erleben und den Verlust der Zuneigung als Gefangensein. Wenn ihm etwas gelingt, wird er sich befreit fühlen, bei einem Fehlschlag dagegen gefangen. Diese Vitalempfindung und das abnorme Energiemuster halten ihn davon ab, die Dinge so zu erleben, wie sie im Augenblick sind.

Eine Vitalempfindung ist etwas, das nicht nur beim Menschen vorkommt. Wir haben sie mit anderen Lebewesen oder auch Substanzen gemein. „Druck" beispielsweise kann die Vitalempfindung eines Menschen sein, aber in der Natur sehen wir, dass auch beispielsweise Metalle hohem Druck unterliegen können oder dass Pflanzen und Tiere empfindlich auf Druck reagieren. Auch ein gesunder Mensch kann je nach den Gegebenheiten äußeren oder inneren Druck empfinden, aber wie schon gesagt, diese Empfindung hält dann nur solange an, bis die Bedingungen sich wieder ändern und eine neue Situation mit der ihr entsprechenden Empfindung entsteht. Im Krankheitsfall dagegen besteht ein fixierte Druckempfindung, wie sie in irgendeinem der drei Naturreiche auftreten kann, und anders als bei einem gesunden Menschen verschwindet diese Empfindung nicht wieder, wenn sich die Umstände ändern. Die Empfindungsebene verbindet uns also mit allem auf der Erde, und Menschenverständnis kann auf dieser Ebene mit Zoologie, Botanik, Chemie, Metallurgie, Geologie, Physik und anderen Bereichen der Naturwissenschaft zu tun haben.

Auf die Idee der Empfindung bin ich schon vor Jahren gestoßen, als ich Experimente zur Frage der Wirkung von Musik auf Menschen anstellte. Ich spielte meinen Zuhörern eine indische Raga vor und bat sie zu formulieren, was für körperliche und geistige Wirkungen diese Musik auf sie ausübte. Das habe ich dann mit derselben Musik auf fünf Kontinenten wiederholt. Wie sich herausstellte, reagierten manche Zuhörer mit Gefühlen, andere schilderten lebhafte Bilder und wieder andere beschrieben Empfindungen, während es bei einigen wenigen einfach Muster waren. Heute weiß ich, dass die Musik bei den Menschen, die Empfindungen beschrieben, nicht nur auf der körperlichen, mentalen und emotionalen Ebene wirkte, sondern tiefer. Etwas Ähnliches ist in dem Walt-Disney-Film *Fantasia* zu beobachten. In der Einleitung werden ein paar Künstler aufgefordert, in Bildern darzustellen, was ein bestimmtes klassisches Musikstück in ihnen auslöst. Anfangs sind auf diesen Bildern noch reale Formen zu erkennen, aber nach und nach werden es „wahnhafte“ Gebilde und schließlich ganz abstrakte Gestaltungen von Lauten, Formen und Bewegung.

Solche musikalisch inspirierten Abstraktionen gehen über das Körperliche, Geistige und Seelische hinaus – über alle spezifisch menschlichen Erfahrungen und Situationen. Die Musik scheint über das Gehör, die Kernempfindungen zum Schwingen zu bringen. Ich schloss daraus, dass Musik nicht unbedingt eine emotionale Erfahrung sein muss, sondern wie alle Erfahrung „vital“ werden kann.

Tiefer als Geist und Körper und daher beiden gemeinsam ist das, was ich „Vitalebene“ nenne. Früher dachte ich, wir könnten nur bis zum Kern des „geistigen Zustands", also bis zur Ebene der Gefühle und Wahnideen vordringen, aber jetzt zeichnete sich ab, dass noch darunter die vitale Ebene der Empfindungen liegt. Wenn jemand beispielsweise von Gefühlen wie Argwohn oder Eifersucht spricht, können wir ihn fragen, wie sich dieser Argwohn für ihn anfühlt. Vielleicht sagt er dann, dass er sich in diesem Misstrauen innerlich so fühlt, als würde er angegriffen. Damit haben wir eine wahnhafte Vorstellung hinter seinem Gefühl aufgedeckt. Und, wenn wir diese Wahnidee erreicht haben, von der sein Misstrauen ausgeht, können wir ihn weiter fragen, wie er dieses Angegriffenwerden erlebt. Er sagt zum Beispiel: als würde etwas brechen oder brennen oder verdreht werden. Interessanterweise zeigt sich diese Vitalempfindung dann als eine Art Schnittpunkt aller körperlichen und geistigen Phänomene: Er wird die geistige wie die körperliche Seite seiner Person in eben diesen Begriffen beschreiben. Das ist eine sehr tiefe Ebene, und wenn wir diesen Punkt erreicht haben, ist das Bewusstsein viel tiefer geworden.

Wir müssen in den lokalen Symptomen und in den Gemütssymptomen eines Menschen das erkennen, was über alles Lokale und Emotionale hinausgeht, und Ausdruck seines gesamten Seins ist. Wir müssen in den lokalen Besonderheiten das aufspüren, was global ist: Was ist an dieser Situation nicht nur situativ, sondern gilt grundsätzlich und dauerhaft für den ganzen Menschen? Das ist dann der gemeinsame Nenner für alles, was diese Person angeht – lokal oder allgemein, körperlich oder geistig, früher oder jetzt.

Das ist die Empfindung. Sie ist der Kern, grundlegender als Geist und Körper. Wenn wir bei der Empfindung angekommen sind, wird sich zeigen, dass *alles* an diesem Menschen auf ein und dasselbe hinausläuft.

Die Kernempfindung ist wie ein roter Faden, der sich in der Tiefe durch alle Lebens- und Tätigkeitsbereiche der Person zieht, nie direkt angesprochen und doch ständig mitgeteilt.

Veranschaulichen wir es wieder an einem Beispiel.

Eine fünfundsechzigjährige Frau kommt mit einer Schwellung am Handgelenk zu mir, die durch ein Überbein oder Ganglion bedingt ist. Sie hat starke Schmerzen. Im Laufe der Befragung schildert sie den Schmerz als etwas Zusammenschnürendes, das immer enger und fester wird.

Das Gespräch kommt auch auf andere Bereiche ihres Lebens, und sie berichtet, dass sie sich in ihrem Haus seit der Heirat ihres Sohns nicht mehr wohlfühlt. In der Gegenwart ihrer Schwiegertochter fühle sie sich wie eingeschnürt, beinahe angekettet, es sei zum Ersticken und wirklich kaum noch zu ertragen.

Auf meine Frage nach ihren Hobbys und sonstigen Interessen erzählt sie begeistert von ihrer Arbeit mit Behinderten. Ich bitte sie zu erzählen, wie sie diese Arbeit erlebt, und sie sagt, die Arbeit mit den Behinderten vermittle ihr ein unglaubliches Gefühl von Freiheit:

„Ich kann tun, was ich will. Alles Trennende zwischen mir und dem anderen fällt weg, und das gibt mir dieses Gefühl von Weitung. Es ist dann nicht mehr nur ich – es ist wir."

Es scheint also, dass auf ihrem ureigenen Interessensgebiet genau das Gegenteil dessen der Fall ist, was sie mit ihren körperlichen Beschwerden und im häuslichen Umfeld erlebt. Der Schwerpunkt ihrer Sensibilität liegt eindeutig auf einer Achse zwischen den beiden Polen „beengend/erstickend" und „Freiheit/Weitung/keine Grenzen zwischen mir und anderen".

Von diesem Punkt aus können wir nun alle Bereiche ihres Lebens erkunden – auch alles, was mit ihren Beschwerden scheinbar nichts zu tun hat – und werden erleben, dass sie alle über diese Grundempfindung miteinander verbunden sind.

Beobachtungen wie diese machten mir deutlich, dass die Vitalempfindung auch in der körperlichen Sphäre von Anfang an klar erkennbar ist, besonders sichtbar und deshalb besonders leicht zugänglich in dem, was die Person als ihre Hauptbeschwerde erlebt. Die Hauptbeschwerde, das also, was den Patienten am meisten plagt und beeinträchtigt, ist ein Niederschlag der tieferen energetischen Störung, die wir in der Homöopathie „Verstimmung der Lebenskraft" nennen. Damit ist die Hauptbeschwerde die Stelle, an der ein anderes Energiemuster besonders sinnfällig wird und das andere Lied laut und deutlich zu hören ist und identifiziert werden kann.

Ebene 6: Energie

Betrachten wir schließlich den Ursprung der Vitalempfindung, der noch tiefer liegen muss. Die Empfindungsebene erschließt sich uns nicht über den Verstand und das Denken. Wir müssen uns geradezu körperlich auf die Erfahrung dieser Ebenc einlassen und genau beobachten, wie andere ihre Erfahrung dieser Ebene zum Ausdruck bringen, was meist über die Körpersprache geschieht. Wir werden dann wiederkehrende Gebärden oder Gesten ausmachen können. Dabei handelt es sich um bestimmte Bewegungen mit einem charakteristischen Verlauf und einer bestimmten Energie (oder Kraft). Wenn wir etwa einen Bauchschmerz beschreiben wollen, den wir als ein „Verdrehen" und „in die Länge ziehen" erleben, werden unsere Hände dabei ganz charakteristische Bewegungen machen. Das ist die Geste, die unser persönliches und individuelles Energiemuster beschreibt. Dieses Energiemuster gehört zu unseren tiefsten Erfahrungen, und auf dieser Erfahrungsebene entspringt die Vitalempfindung. Eine Ebene

„erzeugt" die nächste: Aus der Empfindung gehen die Wahnideen hervor, aus den Wahnideen die Gefühle. Über Gefühle teilen sich Tatsachen mit, und Tatsachen bekommen einen Namen.

Auf dem Weg durch die Ebenen, von „Name" (Ebene 1) bis „Energie" (Ebene 6), stellen wir fest, dass der Geltungsbereich von Stufe zu Stufe größer wird. Ein Personenname beispielsweise bezeichnet einen ganz bestimmten Menschen, während Fakten wie Augenfarbe oder Haarfarbe auf viele Menschen zutreffen. Differenzierte Emotionen können sehr typisch für einen bestimmten Menschen in bestimmten Situationen sein, während von Einbildungen und Wahnideen die gesamte Menschheit betroffen ist und schon immer war. Empfindungen – wie Druck, Kontraktion, Expansion, schwer, leicht – erleben außer uns auch Tiere, Pflanzen und Minerale. Das sind die drei Naturreiche, und deshalb sagen wir, dass Empfindungen irdische Phänomene sind.

Energie dagegen ist kosmischer Natur. Woran erkennen wir sie?

Ausdrucksformen der Energie sind Bewegungen, Laute und Farben.

1. Eine Bewegung besitzt Richtung und Geschwindigkeit.
2. Laute können Musik sein.
3. Farbe bedeutet auch Malerei.

Jeder Mensch erfährt und lebt sein ganz eigenes Energiemuster. Diese Grund-Energie ist „das Lied, das uns singt", ganz ähnlich wie die Buschmänner der Kalahari sagen: „Es gibt einen Traum, der uns träumt." Wir sind Ausdruck unseres individuellen Energiemusters, das jedoch auf einer weitaus tieferen Ebene als Geist und Körper existiert und deshalb nicht bewusst wahrnehmbar ist.

Nehmen wir Musik als Beispiel. Musik ist reine Energie. Haben wir nicht alle schon erlebt, dass manche Musikstücke uns zutiefst berühren, so sehr, dass uns die Tränen kommen? Vielleicht nehmen wir dann an, es seien gefühlsselige Tränen, aber in Wirklichkeit steigen sie oft aus weitaus größerer Tiefe auf. Musikalische Akkorde erzeugen Schwingungsmuster, die in uns einen Widerhall finden, und wenn sie mit unserem inneren Energiemuster übereinstimmen, lösen sie Tränen aus. Diese Schwingungen werden dann nicht nur von den Gehörnerven aufgenommen und als angenehme Laute erlebt, sondern können sich im Körper ausbreiten und wohlige Empfindungen auslösen. (Die berühmte Percussionistin Evelyn Glennie ist seit ihrer Kindheit vollkommen taub. Sie lauscht ihrer Musik mit dem ganzen Körper. Ihr Körper ist ihr Ohr.)

Energie ist immateriell und universal, also nicht auf die Erde beschränkt, sondern überall im Universum verbreitet. In allem Belebten und Unbelebten ist Energie, dieser oder jener Art. Energie manifestiert sich in Mustern, und obwohl alle Muster zum gleichen universalen Energiepool gehören, nehmen sie doch ganz eigene Gestalt an und unterscheiden sich durch Richtung, Geschwindigkeit und andere Parameter. Energie ist sowohl universal als auch spezifisch, sodass alle Pflanzen, Tiere und Minerale ihre charakteristischen Energiemuster besitzen. Alle Energiemuster stehen in einem bestimmten Verhältnis zueinander und zum Ganzen des Universums, und so ist jedes einzelne Energiemuster zwar spezifisch, aber nicht vom Ganzen losgelöst. Die Energie einer Substanz ist dieser Substanz eigen und steht in Resonanz mit der Energie des Universums.

Da Energie universaler Natur ist, können wir auf dieser Ebene allein nicht bestimmen, zu welchem Naturreich – Pflanzen, Tiere oder Minerale – ein Energiemuster gehört. Welches Naturreich ein Energiemuster repräsentiert und zum Ausdruck bringt, wird erst auf der Empfindungsebene bestimmbar; hier lassen sich die Naturreiche differenzieren, nicht jedoch auf der Ebene der Energie. Ein bestimmtes Energiemuster kann sich in jedem der drei Naturreiche manifestieren.

Das bedeutet, dass ein konkretes Energiemuster nicht für eine bestimmte Substanz spezifisch ist; es kann andere Substanzen oder Organismen geben, die von ganz ähnlicher energetischer Struktur sind. So kann eine Substanz aus dem Mineralreich energetisch einer Pflanze oder einem Tier und vielleicht noch etwas ganz anderem im Universum ähnlich sein. Energie scheint das zu sein, was uns mit dem ganzen Universum und mit anderen Dingen und Lebewesen auf der Erde verbindet. Sie ist das, was wir mit allem anderen gemeinsam haben. Sie ist das, was Substanzen und Organismen verbindet, und nicht das, was sie unterscheidet.

Energie ist immateriell und doch Antrieb für alles Materielle. Energie ist die Grundlage der Empfindungen, aber selbst ohne Empfindung. Deshalb sind Erfahrungen, die sich auf der Ebene der Energie abspielen, schwer zu beschreiben.

Energie ist die Erfahrungsebene, die wir bei Kindern besonders häufig beobachten können. Gefühlsregungen sind hier kurzlebig und kaum vorhersehbar, sie ändern sich ganz leicht von einer Situation zur nächsten oder von einem Augenblick auf den anderen. Kinder erleben zwar auch auf der Ebene der Gefühle und Wahnideen, vor allem jedoch im Reich der Empfindungen und der Energie. Wenn wir geboren werden, so scheint es, befinden wir uns auf der tiefsten Ebene, der Ebene der Energie, und mit der Zeit verlagert sich der Schwerpunkt unserer Erlebniswelt auf die Ebene der Empfindungen, dann der Wahniden, der Gefühle, der Fakten und schließlich der Namen. Kinder leben offensichtlich näher an ihrem inneren Energiemuster als Erwachsene, die mehr von ihrem Verstand und ihren Gedanken beherrscht sind. Wir verlieren unsere innere Energie immer mehr aus den Augen, bis wir sie kaum noch wahrnehmen und uns auf die eher oberflächlichen Schichten wie Gefühle und Fakten beschränken.

Ebene 7: Die Siebte

Jetzt müssen wir noch den Ursprung der Energie betrachten, genauer gesagt die Grundlage aller Ebenen, die tiefste Ebene, die gleichsam den Hintergrund für alle anderen bildet. Tiefer als die Energie liegt eine Erfahrungsebene, der alle bestimmten Energiemuster entspringen. Ich nenne sie einfach „die Siebte" und vermeide es bewusst, ihr einen eigenen Namen zu geben. Wir können sie als eine Art leere Leinwand betrachten, auf der Muster oder Bilder Gestalt annehmen. Sie besitzt selbst keine Energie, bietet aber individuellen und spezifischen Energiemustern Raum, die auf der Leinwand erscheinen wollen.

Vermutlich wird die Siebte Ebene im Augenblick der Geburt und im Augenblick des Todes spontan erfahren – als eine Leere, aus der Form hervorgeht und sich wieder in sie auflöst.

Die Siebte Ebene verbindet demnach, sie ist das Kontinuum. Sie ist das an Ihnen, was von der Geburt bis zum Tod vorhanden ist, der Grund, auf dem sich alles andere abspielt – Ihr Energiemuster, Ihre Empfindung, Ihre Wahnideen und Gefühle, Ihre Gesundheitsprobleme. Das Energiemuster manifestiert sich bei der Empfängnis auf dem leeren Grund der Siebten Ebene, dann bildet sich im Kind die Empfindung aus, gefolgt von den Fantasien und Einbildungen im Heranwachsenden, den Gefühlen im jungen Erwachsenen, der zunehmenden Faktenorientierung im mittleren Alter und schließlich dem höheren Alter mit seiner überwiegenden Ausrichtung auf Namen (zum Beispiel von Krankheiten und Diagnosen). Zuletzt gehen Namen wieder im Formlosen auf, und wir haben wie am Anfang die leere Leinwand der Siebten Ebene.

Wir können diese Ebene auch mit dem leeren Inneren eines Gefäßes kurz vor der Befüllung mit Wasser vergleichen – ein Zustand der Bereitschaft zur Aufnahme von Wasser. Oder denken wir an die Stille zwischen zwei Tönen eines Musikstücks. Die Stille ist gleichsam der Hintergrund, vor dem der eben verklungene Ton gespielt wurde und vor dem gleich der nächste erklingen wird. Auch der dunkle Nachthimmel vor und nach einem Feuerwerk kann als Vergleich dienen.

Die Siebte Ebene ist also der leere Hintergrund, auf dem das Energiemuster erscheint. Sie ist das, was dieses Energiemuster „beherbergt". Erfahrbar ist das vielleicht in dem regungslosen Umschlagspunkt zwischen zwei Atemzügen oder im traumlosen Tiefschlaf als einem leeren Hintergrund, vor dem sich dann der nächste Traum abspielt. Vielleicht ist die Siebte Ebene auch der Zustand unmittelbar vor der Empfängnis, wenn sich vor einem Hintergrund von nichts die Schöpfung von etwas ereignet; und wiederum der Augenblick unmittelbar nach dem Tod, wenn die eben noch vorhandene Lebenskraft oder Energie plötzlich nicht mehr da ist. Auch der Name verschwindet dann. Offenbar liegt die Siebte Ebene zwischen der ersten (Name) und der sechsten (Energie) und schließt das Spektrum der Ebenen zu einem Kreis. Damit wäre die Abfolge der Ebenen dann nicht linear, sondern zyklisch.

Die Siebte Ebene ist stetig und immer gleich, während an den übrigen Zunahme und Abnahme zu erkennen sind. Sie ist außerdem der Bereich, in dem nichts Ungesundes sein kann, in dem also das andere Lied – das Energiemuster, von dem Sie geprägt sind – nicht laut wird. Die Siebte Ebene hat kein Energiemuster, kein Lied, nichts Krankes. Sie ist das, was das Energiemuster und Lied aufnimmt und wahrnimmt, aber selbst frei davon bleibt. Sie ist wie ein Zustand tiefer Hypnose oder Meditation oder wie ein Koma – ein Zustand außerhalb der sechs Erfahrungsebenen: leer, still, aber fähig, die anderen Ebenen zu betrachten, zu erleben und zu beschreiben. Sie ist der schweigende Zeuge jenseits von Namen, Worten, Fakten, Gefühlen, Einbildungen, Empfindungen und Energiemustern.

EBENEN UND LEBENSALTER

Unsere Realitätserfahrung bewegt sich je nach Lebensalter auf verschiedenen Ebenen. Wie schon angedeutet, erleben wir die Welt mit zunehmendem Alter und abnehmender Vitalität immer oberflächlicher, doch das ist nur eine generelle Tendenz, und es gibt viele Ausnahmen. Ich kenne sehr viele Menschen, die sich auch im höheren Alter ihre jugendliche Fantasie bewahrt haben und sehr nah an ihren tiefsten Empfindungen leben. Solche Menschen sind oft sehr gesund, wenn man sie mit anderen ihrer Altersstufe vergleicht.

Betrachten wir einmal, welche Formen der Unterhaltung auf den verschiedenen Altersstufen bevorzugt werden. Das ist sehr aufschlussreich, und wir werden auch hier unser Ebenenmodell wiederfinden.

Alles, was ein Säugling in den ersten Lebensmonaten „unterhaltsam" findet, hat mit Energie zu tun – Geräusche, Klänge, Farben, Bewegungen – eine Rassel zum Beispiel.

Energie bleibt für Kinder bestimmend, aber immer deutlicher kommt nach und nach die Empfindungsebene dazu. Schaukel, Rutsche, Karussell, Achterbahn – das ist es, was Kinder lieben. In die Luft geworfen und aufgefangen werden. Das alles ist Energie, aber zunehmend mit Empfindung verbunden. Energie und Empfindung greifen deutlich ineinander.

Wieder ein paar Jahre weiter übernimmt die Fantasie oder „Einbildung" die führende Rolle. Jetzt lieben sie Filme wie Superman, Batman und Harry Potter, die voller imaginärer Gestalten sein müssen. In diesem Alter wollen sie dann auch Feuerwehrmann, Polizist oder Filmstar werden.

Dann die mittleren Jahre mit ihrer Tendenz zu Seifenopern und Filmen voller starker Emotionen.

Im reiferen Alter finden die Leute eher Zeitungen und Zeitschriften unterhaltsam – wissen, was los ist in der Welt. Es geht zunehmend um das Was der Dinge. Aktuelle Informationen im Fernsehen werden zur beliebtesten Form der Unterhaltung.

Im noch höheren Alter kann Unterhaltung überwiegend darin bestehen, dass man nach dem Namen von Personen und Dingen fragt und sich zunehmend damit begnügt zu wissen, was was ist. Tiefer gehen die Interessen oft nicht mehr.

Um es zu wiederholen: Die Ebenen sind Beschreibungen universaler Phänomene, die sich in allen Bereichen menschlicher Erfahrung wiederholen.

Zeit und die Ebenen

Zeit ist Wandel, und wo sich etwas ändert, geschieht es in der Zeit. Wenn Vieles geschieht, scheint die Zeit sehr schnell zu vergehen, etwa wenn Ihre Kinder noch klein sind oder wenn Sie eine Reise machen.

Wo sich nicht viel ändert, steht die Zeit still. Jahre vergehen, und alles scheint wie gestern, zum Beispiel wenn Sie seit fünfundzwanzig Jahren denselben Job haben.

Wie die Ebene, so das Zeitempfinden

- Auf der Faktenebene ändern sich die Dinge langsam, und die Zeit vergeht schnell. Etwa wenn Sie die ersten grauen Haare an sich entdecken, oder die Haut faltig wird, und Sie plötzlich fühlen: „Wo ist nur die Zeit geblieben?"
- Wenn Sie sich auf der Gefühlsebene befinden, vergeht sie langsamer. Etwa wenn Sie sich ärgern oder freuen. Sie sind dann mehr mit der Vergangenheit in Kontakt, Vergangenheit und Gegenwart liegen nicht so weit auseinander, und die Zeit scheint langsamer zu vergehen.
- Auf der Ebene der Wahnideen vergeht die Zeit noch langsamer. Sie sehen sich zum Beispiel einen Film an oder hängen Tagträumen nach oder erleben romantische Stunden und leben in dem Wahn, dass Minuten sich zu Stunden dehnen. Die Zeit bleibt stehen.

- Auf der Empfindungsebene nehmen Sie das Vergehen der Zeit kaum noch wahr. Sie sind in Ihrem Element. Vergangenheit, Gegenwart und Zukunft sind nicht deutlich verschieden. Zum Beispiel wenn während eines Flugs starke Turbulenzen einsetzen und das Flugzeug ordentlich durchgeschüttelt wird. Sie klammern sich an Ihre Armlehnen, und das Herz klopft. Zeit hat jetzt überhaupt keine Bedeutung mehr. Hier unterscheidet sich Ihr tiefstes Erleben nicht von dem Ihrer Kindheit. Ihre tiefsten Ängste und Empfindungen setzen sich durch alle Phasen ihres Lebens hindurch fort, und Sie befinden sich im Grunde in der gleichen Situation wie in Ihrer Kindheit und in anderen Abschnitten Ihres Lebens. Auf dieser Ebene scheint es keine Veränderungen zu geben, und Zeit spielt keine Rolle.
- Auf der sechsten Ebene leben Sie in Ihrem Energiemuster. Ihr Verstand ist für den Augenblick suspendiert. Auch Zeitwahrnehmung findet kaum statt. In der Achterbahn, wenn es über Kopf geht, wo ist da die Zeit?
- Auf der siebten Ebene, die keine Veränderung kennt, hört Zeit überhaupt auf – wie bei der Meditation – oder im Tiefschlaf. Zeit existiert nicht.

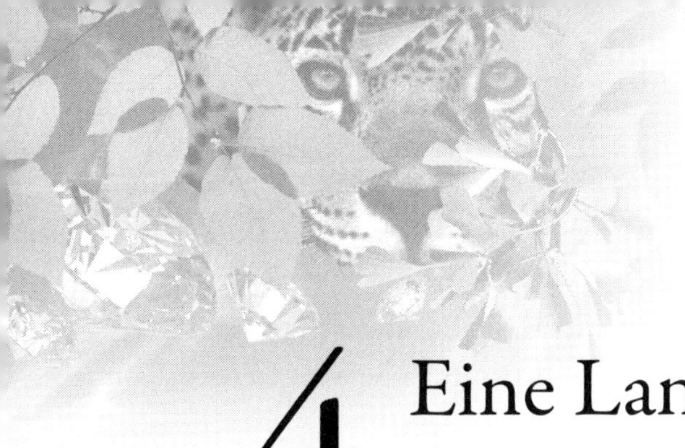

4 Eine Landkarte der Innenwelt

Sorgfältiges Beobachten führt uns zu dem abwegig erscheinenden Schluss, dass jeder Mensch zwei Leben gleichzeitig lebt.

So vieles im Leben erscheint widersinnig oder absurd. Für jede Weiterentwicklung in den Naturwissenschaften ist unabdingbar, dass man seinen Beobachtungen, auch wenn sie erst einmal widersprüchlich erscheinen, traut und nach Erklärungen sucht. So war die moderne Physik durch ihre Beobachtungen gezwungen, etwas als Realität zu akzeptieren, was ein unlösbarer Widerspruch zu sein schien, nämlich dass Licht in bestimmten Experimenten eindeutig Wellencharakter, in anderen Experimenten jedoch ebenso eindeutig Teilchencharakter zeigt. Wie kann etwas Welle und Teilchen zugleich sein? Nun, beim Licht ist es jedenfalls so.

Und so ist es auch, wenn wir sagen, jeder Mensch lebe zwei Leben: Es klingt zunächst ungereimt, doch bei näherer Betrachtung erweist es sich als zutreffend. Wir haben das ja in unseren bisherigen Überlegungen bereits festgestellt: Das eine Leben ist unser selbstverständliches Menschsein mit seinem menschlichen Lied. Forschen wir jedoch weiter, treffen wir tief innen noch eine ganz andere Welt an, und da wird ein ganz *anderes Lied* gesungen. Dieses andere Lied ist nicht genuin oder zumindest nicht ausschließlich menschlich, sondern stammt aus einem der Naturreiche – Pflanzen, Tiere, Minerale. Solch ein Energiemuster ist da, wo es in der Natur auftritt, völlig angemessen und sinnvoll, bei einem Menschen dagegen wirkt es irgendwie deplatziert. Wir borgen uns das aus, was unserer Realitätswahrnehmung und unseren Reaktionsmustern entspricht.

Die drei Naturreiche sind, wie wir noch im Einzelnen sehen werden, von sehr unterschiedlicher Energie. Menschen lassen sich einem dieser drei Naturreiche zuordnen, je nachdem, woher ihr anderes Lied stammt. Wir werden im Folgenden untersuchen, wie sich die Menschen mit ihren aus verschiedenen Naturreichen stammenden anderen Liedern in ihrer charakteristischen Problematik unterscheiden. Noch einmal die bereits genannten generellen Merkmale:

- Die Grundproblematik eines Menschen, dessen anderes Lied aus dem Pflanzenreich stammt, liegt in seiner erhöhten Sensibilität oder Empfindlichkeit.
- Die Grundproblematik eines Menschen, dessen anderes Lied aus dem Tierreich stammt, hat mit Überleben und Rivalität oder mit der Beziehung von Opfer und Aggressor zu tun.
- Die Grundproblematik eines Menschen, dessen anderes Lied aus dem Mineralreich stammt, liegt in Fragen der eigenen Struktur oder des drohenden Strukturverlusts.

WORAN DAS PFLANZLICHE LIED ZU ERKENNEN IST

Die Grundqualität aller Pflanzen ist Sensibilität.

Eine Pflanze wurzelt in der Erde und kann daher ihren Standort nicht ändern. Um überleben zu können, muss sie auf veränderte Umgebungs-

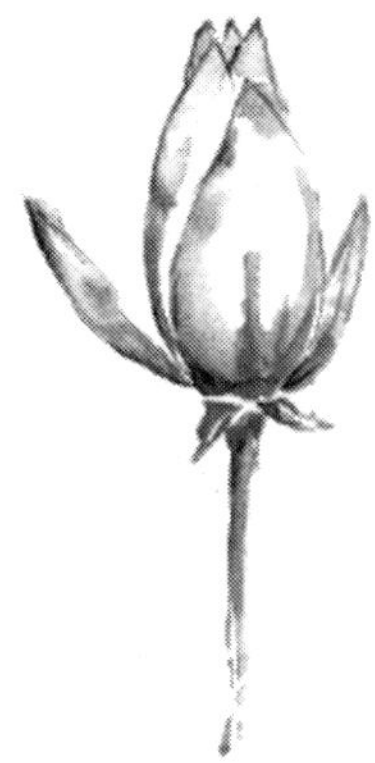

bedingungen reagieren und sich darauf einstellen können. Deshalb besitzen Pflanzen eine hohe Sensibilität für innere und äußere Veränderungen. So ändert sich die Wachstumsgeschwindigkeit in Abhängigkeit von der Bodenbeschaffenheit. Wir alle wissen, dass Pflanzen der Sonne entgegenwachsen, und durch Experimente konnte belegt werden, dass selbst kleinste atmosphärische Veränderungen, etwa des Luftdrucks, messbare Auswirkungen haben. Einer Pflanze ist immer die Beschaffenheit ihres Lebensraums anzusehen. Im Schatten wachsende Nesseln zum Beispiel recken der Sonne lange Stängel entgegen und haben besonders breite, zarte Blätter, um möglichst viel Licht absorbieren zu können. Dieselbe Nesselart sieht an einem Standort in der prallen Sonne ganz anders aus, nämlich eher gedrungen und wegen der starken Sonneneinstrahlung mit kleinen, zähen Blättern.

In ihrem Buch *Das geheime Leben der Pflanzen* haben Christopher Bird und Peter Tompkins die unglaubliche Sensibilität und Anpassungsfähigkeit der Pflanzen sehr sinnfällig dokumentiert. Mit ihren Experimenten konnten sie belegen, dass pflanzliche Sensibilität die des Menschen um ein Vielfaches übertrifft. Pflanzen können sogar die Intention eines sich nähernden Menschen wahrnehmen und reagieren darauf. Und sie reagieren offenbar so sensibel auf ihnen wohlgesinnte Menschen, dass sie spüren, was ihnen widerfährt, sogar an weit entfernten Orten.

Diese Züge werden wir in irgendeiner Form bei einem Menschen wiederfinden, dessen anderes oder nichtmenschliches Lied etwas von der Energie einer Pflanze hat. Es ist ein sensibler oder empfindsamer Mensch. Viele Dinge üben deutliche Einflüsse auf ihn aus, und er hat sich ständig anzupassen und auf wechselnde Bedingungen einzustellen. Er ist emotional sehr ansprechbar und teilt sich darin mit, sei es in

Worten oder Gesten. Seine Hände sind oft intensiv in Bewegung, während er spricht.

Typische Ausdrücke sind:

„Davon bin ich betroffen", „Da bin ich empfindlich", „Das kränkt mich", „Das ertrage ich nicht", „Das berührt mich."

Solche Ausdrücke weisen ihn als sensiblen und emotionalen Menschen aus. Seine Gefühle bedeuten ihm sehr viel, und er fürchtet immer, gekränkt oder verletzt zu werden – oder andere zu kränken und zu verletzen. Alles ist bei ihm im Fluss, und so kann es zu abrupten Stimmungsumschwüngen kommen.

Bei der Berufswahl zeigt sich eine Neigung zu Tätigkeiten, bei denen diese hohe Sensibilität erwünscht oder von Vorteil ist, zum Beispiel in der Krankenpflege oder als Arzt, Künstler, um nur ein paar Beispiele für diesen Persönlichkeitstyp und seine Neigungen zu geben.

Bei meiner intensiven Beschäftigung mit dem Pflanzenreich unter homöopathischen Gesichtspunkten fiel mir auf, dass offenbar jede Pflanzenfamilie ihre ganz eigene Sensibilität besitzt – oder besser eine *Empfindung*, die bei allen Arten einer bestimmten botanischen Familie zu beobachten ist. Und so findet sich denn auch bei einem Menschen, dessen anderes Lied pflanzlicher Natur ist, ganz in der Tiefe diese gleiche Empfindung oder Kernempfindung, die in allen Bereichen seines Lebens irgendwie zum Ausdruck kommt – in seinen körperlichen Symptomen ebenso wie in seiner Imagination, seinen Ängsten, seinen Träumen.

Nehmen wie als Beispiel die Pflanzenfamilie der Cactaceae oder Kaktusgewächse. Kakteen sind unter anderem dafür bekannt, dass sie bei Wassermangel schrumpfen oder sich zusammenziehen, um sich bei reichlichem Wasserangebot wieder auszudehnen. Bei der homöopathischen Prüfung einer Kaktusart ergab sich, dass die Versuchspersonen, in der Homöopathie „Prüfer" genannt, ganz entsprechende Empfindungen hatten. Ich stellte bei meinen eigenen Forschungen fest, dass alle Patienten, deren anderes Lied von Pflanzen der Kaktusfamilie entlehnt ist, diese Empfindungen der Kontraktion und Expansion hatten. Wenn es sich um eine Kernempfindung handelt, finden wir sie in den körperlichen Beschwerden ebenso wieder wie in ihrem Fühlen und Denken, da die Ebene der Empfindungen tiefer liegt als die der körperlichen und geistigen Prozesse.

Wenn wir unser durch Beobachtungen an Pflanzen gewonnenes botanisches Wissen mit dem durch Beobachtungen an Menschen gewonnenen homöopathischen Wissen abgleichen, wird erkennbar, dass eine Pflanzenfamilie dasselbe energetische Muster aufweist wie manche Menschen, bei denen wir dieses geborgte Muster dann als das andere Lied bezeichnen. Botanik und Homöopathie greifen hier sehr schön ineinander. Wir erinnern uns: Eine homöopathische Behandlung besteht in der Verabreichung eines Mittels, das die beim Patienten zu behandelnden Symptome bei einem Gesunden (Prüfer) zu erzeugen vermag. Das im Laufe der Zeit durch viele Arzneimittelprüfungen gewonnene homöopathische Wissen klärt uns über die Energiemuster und Empfindungen vieler Substanzen und Naturphänomene auf. So berichteten viele Teilnehmer an der Prüfung einer Pflanzenart aus der Familie der Dioscoreaceae oder Yamsgewächse von Schmerzen, die sie als „wie durch Verdrehung" empfanden. Und bei der botanischen Betrachtung von Pflanzen der Yams-Familie zeigt sich ein deutlicher Hang zu verdrehtem Wuchs der Sprossachsen und Seitentriebe. Bei Patienten, deren „Verstimmung" diesem bestimmten Energiemuster entspricht, finden wir immer, und zwar auf allen Ebenen ihrer körperlich-geistigen Organisation, Empfindungen wie diese vor: verdrehend, zerrend, verwindend, drehend, wühlend und krampfartig.

Hier ist es sehr wichtig anzumerken, dass alle Empfindungen auch als ihr genaues Gegenteil zum Ausdruck kommen und erlebt werden können. In der Pflanzenfamilie der Euphorbiaceae oder Wolfsmilch-

EINIGE BEISPIELE FÜR EMPFINDUNGEN VON PFLANZENFAMILIEN			
Familie	**Empfindung**	**Passive Reaktion**	**Aktive Reaktion**
Anacardiaceae (Sumachgewächse)	• Gefangen • Steif • Fest • Gespannt • Festgefahren • Krampfartig • Drückend	• Gelähmt • Unbeweglich	• Bewegung amel • Im Haus agg • Sitzen agg • Bewegungsbeginn agg • Unruhe • Man sitzt fest und möchte sich ständig bewegen
Cactaceae (Kaktusgewächse)	• Zusammengeschnürt • Kleiner gemacht • Geschrumpft • Kontrahiert • Gebunden, in der Falle, unter Druck	• In der Falle gefangen	• Expansion • Größer werden • Grenzenlos und gelöst
Compositae (Korbblütler, z. B. Gänseblümchen)	• Verletzt • Gekränkt oder beleidigt • Schock • Verbrennung, Verbrühung • Angst vor Berührung, Verletzung, Annäherung	• Taub • Betäubt • Benommenheit • Starrkrampf	• Berühren • Andere verletzen • Grausam • Gewalttätig • Schlagen • Beleidigen
Euphorbiaceae (Wolfsmilchgewächse)	• Gefesselt und entfesselt • Gebunden und losgebunden	• Gebunden und kann nichts daran ändern	• Wunsch, sich loszureißen

(agg = engl. *aggravation*: Verschlimmerung; amel = engl. *amelioration*: Besserung) gewächse beispielsweise herrscht die Empfindung „gebunden, fest, straff" vor, doch das ist nur die eine Seite des gesamten Spektrums, an dessen anderem Ende wir „gelöst, locker" vorfinden. (Hier haben wir bereits ein Beispiel für ein wichtiges Thema des nächsten Kapitels, nämlich „Das Gegenteil von etwas trifft ebenfalls zu.")

Meine Kollegen und ich haben in aufwändiger Detailarbeit bei über dreißig Pflanzenfamilien die übergreifende Empfindung ermittelt. Dieser Wissensschatz ist für alle Homöopathen von großem Nutzen, das sie nun für Patienten mit einem „pflanzlichen anderen Lied" viel leichter die genau passende Pflanzenfamilie herausfinden können.

Bei genauerer Betrachtung der einzelnen Mitglieder einer Pflanzenfamilie stellte sich für mich heraus, dass sie zwar alle die gleiche Grundempfindung haben, aber die Erfahrung des Tempos und der Tiefe dieser Empfindung sehr unterschiedlich sein kann. Und mit der Intensität der Erfahrung einer Empfindung wechseln auch die Reaktionen oder Bewältigungsmechanismen eines davon betroffenen Menschen. Wir werden das in den weiteren Kapiteln immer wieder aufgreifen.

WORAN DAS TIERISCHE LIED ZU ERKENNEN IST

Der wichtigste Gesichtspunkt im Leben der Tiere ist das Überleben.

Wohin wir blicken, Rivalität und Konkurrenzkampf sind im Tierreich allgegenwärtig. Natürlich ist das **Überleben** des Stärkeren ein Grundthema für alle Lebewesen einschließlich etwa der Algen, Pilze und Samenpflanzen, aber es wird nirgendwo sinnfälliger als im Tierreich.

Alles wird hier unter dem Gesichtspunkt des Vergleichens und der Rivalität betrachtet – einer gegen den anderen, der Stärkere gegenüber dem Schwächeren.

Menschen, deren anderes Lied dem eines Tiers ähnelt, ziehen oft durch ihre Kleidung und ihr Auftreten die Aufmerksamkeit auf sich. Aufmerksamkeit zu erregen ist ihr Grundbedürfnis und immer ein wesentlicher Zug ihrer auf Rivalität angelegten Natur. Das ist beispielsweise über Farbe, Schnitt und Stil der Kleidung zu erreichen. Nicht, dass solche Menschen immer nach dem letzten Schrei gekleidet wären, aber Aufmerksamkeit ist ihr Grundbedürfnis und lässt sich auch zum Beispiel über eintönige Kleidung zu einer Party erzielen. Diese Menschen sind einfach gern anders, und zwar betont anders gekleidet.

So kann auch das Verhalten Aufmerksamkeit erregend sein. Solche Menschen sind munter, lebhaft und mitunter von überaus angeregter Redeweise. In ihrem Sprechen und Handeln kann auch etwas Abruptes liegen. Sie verstehen sich auszudrücken und haben keine Kommunikationsprobleme, und es sieht immer so aus, als würden sie mühelos Kontakt aufnehmen. Etwas in ihnen braucht den angeregten Austausch mit allen ringsum.

Menschen dieser Art sind außerdem sehr wach und präsent. Sie halten Augenkontakt und bekommen nicht nur jede Reaktion ihres Gegenübers mit, sondern reagieren auch selbst sehr schnell.

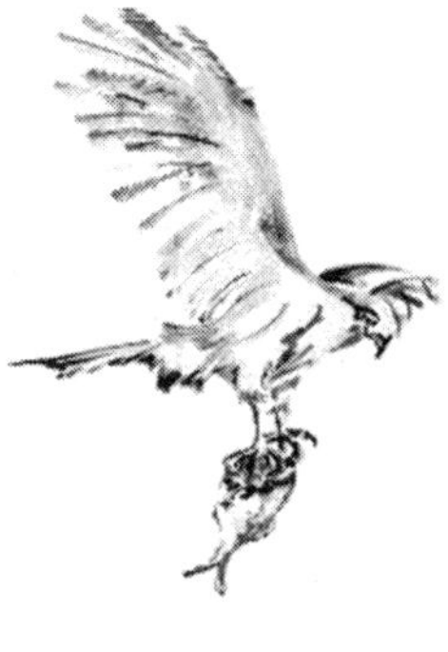

Es kann aber auch sein, dass bei einem Menschen mit einem tierischen Lied nichts von alledem zu beobachten ist. Vielleicht ist er eher still und unauffällig gekleidet und zeigt keinerlei Konkurrenzverhalten. Vielleicht liegen diese Eigenschaften bei ihm zu tief, als dass sie äußerlich sichtbar sein könnten. Aber sie verschaffen sich stellvertretend Ausdruck, etwa in seiner Faszination für Leute, die all das auch äußerlich leben; oder es zeigt sich in seinen Träumen und Hobbys und auf anderen Gebieten.

Bei dieser Anlage – Aufmerksamkeit auf sich zu ziehen, sich hervortun zu wollen, gepaart mit wacher Reaktionsbereitschaft – fühlt sich dieser Mensch natürlich zu Berufen mit starkem Konkurrenzdruck hingezogen, etwa im Marketing oder in der Werbebranche. Das Big Business mit seinen Geschäftsstrategien ist das ideale Betätigungsfeld für seinen Konkurrenzgeist und seine Aggressionsbereitschaft. Mit Argusaugen nimmt er alles wahr, was seine Mitbewerber treiben. Er ist nicht zimperlich in der Wahl seiner Mittel und greift auch zu Täuschungsmanövern, wenn es um das Erreichen seiner Ziele geht. Vor allem, wenn persönliche Ziele auf dem Spiel stehen, kann er skrupellos und hinterlistig werden. Hier setzt er einfach sein anderes Lied um, seine fixierte Art, die Welt zu sehen. Gegen die Konkurrenz etwas zu erreichen, ist für ihn eine Frage des Überlebens. Für ihn gilt: Man kann in dieser Welt nur entweder Jäger oder Beute sein. Und so ist es ja im Tierreich, dessen Lied in ihm klingt. Er glaubt an das Überleben des Stärkeren, und wer hier nicht mit harten Bandagen kämpft, riskiert den eigenen Untergang.

Dementsprechend die Ängste: übersehen oder geringschätzig behandelt zu werden, im Konkurrenzkampf zu unterliegen, Stärke und Attraktivität einzubüßen. Solche Misserfolge oder Verluste erlebt er als buchstäblich lebensbedrohend. Seine tiefsten Schmerzpunkte sind hier berührt, und das kann durchaus zum Auslöser körperlicher Erkrankungen werden.

Seine Worte drehen sich gern um „überlegen und unterlegen", wobei er sich entweder als Angreifer oder als Opfer, als Held oder als böse Untergebutterter sieht. In seinem Inneren dreht sich alles um stark oder schwach, und daher kommen solche Äußerungen. Dieselben Gefühle finden sich in allen Bereichen seines Lebens wieder. Leben bedeutet für ihn: Ich bin entweder der Starke und Beherrschende oder der Schwächere, den andere beherrschen oder über den sie sich hermachen. Das sind, wie er ganz in der Tiefe glaubt, die beiden einzigen Rollen im Leben. Das macht Aggression bei ihm zu einem hervorstechenden Zug. Er fürchtet Angriffe und wird daher selbst leicht aggressiv. Es geht um „du oder ich", um Dominanz. Das merkt man an seiner Ausdrucksweise: Jemand „tut mir etwas an" oder „zieht mich auf" oder „schikaniert mich", und gern fühlt er sich „untergebuttert", „gemobbt", „angemeckert", „gezwungen" oder sogar „misshandelt" und „gefoltert".

Ein ganz wichtiger Gesichtspunkt ist „Hierarchie". Menschen, deren anderes Lied aus dem Tierreich stammt, erfahren andere als entweder überlegen oder unterlegen. Das merkt man am häufigen Gebrauch von Ausdrücken wie „Der steht über mir" oder „Ich bin ihm unterstellt" oder eben im anderen Fall „Ich bin sein Vorgesetzter." Er kann sich der Macht anderer ausgesetzt fühlen und sieht sich dann als Weisungsempfänger.

Grundthema ist das Überleben. Er kann buchstäblich sein Leben bedroht sehen. Er sieht immer den Tod durch die Hand eines anderen drohen und fürchtet ihn. Häufig kommt das als Angst vor Angriffen oder als Verfolgungsangst zum Ausdruck. Auf diese Grund-Bedrohung reagiert er mit dem Flucht-Abwehr-Reflex: Entweder fühlt er sich stark genug, um Widerstand zu leisten, oder er empfindet eine innere Schwäche und ergreift die Flucht, um sich zu verstecken und so sein Überleben zu sichern. Je nach den Umständen fühlt er sich in einem Käfig gefangen oder in der Falle sitzend, oder er sieht sich als gefesselten und angeketteten Gefangenen. Er fühlt sich dann „wie in Beinschellen" oder „eingesperrt" und wünscht sich nichts sehnlicher, als auszubrechen und frei zu sein.

Ein Mensch, dessen anderes Lied aus dem Tierreich entlehnt ist, reagiert empfindlich auf alles, was mit seiner Attraktivität und seiner Konkurrenzfähigkeit zu tun hat, folglich auch mit dem Risiko, den Kürzeren zu ziehen, wo er als der Schwächere angesehen wird. Interessanterweise erlebt er auch seine körperlichen Beschwerden ganz überwiegend unter diesen Gesichtspunkten: Seine Krankheit macht ihn weniger attraktiv oder beeinträchtigt seine Fähigkeit, sich zu behaupten, wenn sie nicht sogar dazu führt, dass andere sich über ihn hermachen. Er fühlt sich von seiner eigenen Krankheit unterworfen und beherrscht und sieht sich als ihr Opfer.

Konfliktpotenziale

Es gibt in seiner Persönlichkeit zwei widerstreitende Züge, die sein ganzes Erleben prägen. Sein anderes Lied, das von Tätern und Opfern singt, lässt ihn heftige Gefühle von Rivalität und Eifersucht empfinden, verbunden mit Hinterlist, Aggressivität und auch Bösartigkeit. Sobald er sich bedroht fühlt, bricht das mit aller Macht in ihm los. Aber ein anderer Teil seiner Persönlichkeit ist wie zum Ausgleich besonders menschlich, herzlich, fürsorglich und verspielt, und auf diesem Gebiet sind Loyalität und Kommunikationsbereitschaft ganz typische Züge. Ständig ringt er um die Harmonisierung dieser beiden so unterschiedlichen Anlagen und Impulse und leidet an ihrer Gegensätzlichkeit. Das kann so weit gehen, dass in seiner „menschlichen Seite" eine tiefe Verachtung für seinen „nichtmenschlichen Anteil" (das Tier-Lied) entsteht. Diese Gespaltenheit äußert sich gern in Ausdrücken wie.

„Menschen sind so grausam. Ich fühle mich gespalten."
„Ich könnte auf jeden losgehen. Ich tauge nichts."
Solche Aussagen lassen erkennen, wie er sich sieht. Die Spaltung zeigt sich äußerlich in Konflikten zwischen ihm und anderen, aber eigentlich sind solche Kämpfe nur Ausdruck einer tiefen inneren Zerrissenheit. Er bekommt einen Widerwillen gegen sich selbst, und das klingt dann oft so:

Ich gegen mich. Ich kann mich nicht ausstehen. Ich hasse mich.
Sein tiefes Bedürfnis, attraktiv zu sein, hat viel mit Sexualität zu tun. Auch darin klingt das Überleben als Grundthema an, Überleben des eigenen Ich, aber auch der Gruppe. Diese Thematik steht überall im

Tierreich im Vordergrund, weshalb sich für Menschen, deren anderes Lied aus dem Tierreich stammt, sehr viel um die Frage der sexuellen Attraktivität dreht.

Auch die Ernährungsvorlieben dieser Menschen sind deutlich vom Tierreich geprägt, sie mögen Milch, Fleisch, Fisch und andere Meeresfrüchte. Die Träume lassen vieles von dem erkennen, was wir hier angesprochen haben – Träume von Tieren überhaupt, Träume von Schlangen, Träume, in denen man hinter Tieren her ist oder von Tieren verfolgt und angegriffen wird. Ein Mensch dieser Art kann von Tieren fasziniert oder abgestoßen sein, insbesondere von der Tierart, deren Lied in ihm klingt.

Das Tierreich und seine Unterabteilungen

Wir werden im Folgenden die Eigenschaften, die bevorzugten Wörter und die Energie von Menschen betrachten, die irgendeiner Untergruppe des Tierreichs „angehören". Alles hier Dargestellte hat sich wiederholt in der Praxis so gezeigt. Dabei fällt auf, dass ein Mensch mit dem anderen Lied einer bestimmten Klasse innerhalb des Tierreichs – beispielsweise Insekten – nicht nur ein typisches Merkmal oder eine bestimmte Wortvorliebe aus diesem Bereich hat, sondern in der Regel eine ganze Konstellation von Zügen und Ausdrücken erkennbar wird.

Wir haben das Überleben und die Opfer-Aggressor-Situation als Grundthematik des Tierreichs angesprochen. Aber es gibt im Tierreich natürlich viele Unterabteilungen, in denen diese Grundthematik unterschiedliche Ausdrucksformen annehmen kann. Das können subtile Unterschiede sein, aber sie sind immer klar erkennbar. Es kommt einem manchmal wie dieselbe Melodie vor, nur auf anderen Instrumenten gespielt. Im Falle des Tierreichs kommt es darauf an, zuerst die Melodie (Überleben) zu erkennen und dann das Instrument (Abteilung innerhalb des Tierreichs) zu identifizieren.

Im nun Folgenden kombiniere ich wieder die Erkenntnisse zweier Wissenschaften, die bisher nicht viel miteinander zu tun zu haben schienen, Zoologie und Homöopathie. Und indem wir dann weiter in die Untergruppierungen des Tierreichs vordringen, werden wir den Ursprung des inneren Liedes, das in uns tönt, immer genauer angeben können.

Ich kann hier weder alle Tierarten besprechen, noch irgendeine bestimmte Tierart erschöpfend abhandeln. Aber wir werden ein paar Beispiele betrachten, die Ihnen eine gute Vorstellung geben. Beachten Sie bitte, dass es sich bei diesen Beispielen nicht um Theorien, Mutmaßungen und Abstraktionen handelt. Wir haben die Überlebensstrategien der Tiere genau erforscht und mit den Symptomen abgeglichen, die bei gesunden freiwilligen Versuchspersonen festgestellt wurden, nachdem sie das potenzierte Mittel, also die homöopathische Arznei eingenommen hatten, zu der das jeweils angesprochene Tier die Ursprungssubstanz geliefert hatte. Jeder vorgestellte Fall ist detailliert dokumentiert, aber in dieser Einführung genügt es, wenn wir die Fälle in groben Zügen darstellen.

■ Säugetiere

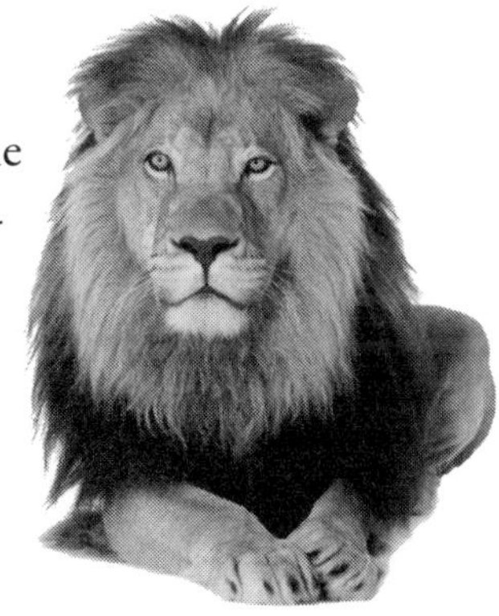

Werfen wir zuerst einen Blick auf die **Säugetiere** und ihre beiden Hauptgruppen, nämlich Raubtiere und Beutetiere.

Ein Raubtier ist immer der Angreifer, und seine Macht erstreckt sich über sein Revier. Solch ein Revier hat sehr genaue Grenzen, und der Inhaber wird sich immer sehr beunruhigt zeigen, wenn dort ein Konkurrent auftaucht. Er ist wachsam, er bietet seine gesamte Macht und Kraft auf und stürzt sich augenblicklich auf alles, was ihn reizt, weil er es als Übergriff auf sein Territorium sieht. Bei Beutetieren sehen die Reaktionen ganz anders aus. Angriffe lösen Angstreaktionen aus, und dann erstarren sie entweder oder ergreifen die Flucht. Ein weiterer wichtiger Aspekt ist bei den Säugetieren das Herden- oder Rudelverhalten. Für sie ist es extrem wichtig, dem Verbund anzugehören und sich einzuordnen, aber zugleich müssen sie sich auch eine möglichst hohe Position in der Rangordnung verschaffen und sichern.

Wie sieht das nun im Falle eines Menschen aus, dessen anderes Lied ein Säugetierlied ist? Betrachten wir es an einem Beispiel.

> Eine fünfunddreißigjährige Frau kommt mit rheumatoider Arthritis.
>
> Es zeigt sich bald, dass Fragen zu den Schmerzen in ihren Gelenken nicht weiterführen. Sie betont vielmehr immer wieder, dass sie wegen des Schmerzes so vieles nicht mehr tun kann. Die Einschränkung ihrer Aktivitäten ist für sie offenbar von größerer Bedeutung als die Schmerzempfindung.
>
> Was bedeutet diese Einschränkung für sie?
>
> Sie macht sie vollkommen von anderen abhängig, sagt die Patientin.
>
> Von sich aus sagt sie weiterhin, dass sie selbständig entscheidet und nicht gern Kompromisse macht. Auf die Frage nach Kompromissen erläutert sie, dass sie aus ihren Gefühlen keinen Hehl macht, sondern sie wahrheitsgemäß äußert. Es besteht keine selbstverständliche Verbindung zwischen „Kompromiss“ und „Wahrheit“, aber aus ihrer Sicht hängen sie zusammen. Keine Kompromisse machen, heißt für sie, ihre Gefühle nicht zu verbergen.

Was heißt, Gefühle nicht zu verbergen oder sie wahrheitsgemäß zu äußern? Sie sagt, sie habe keine Lust, anderen schön zu tun. Offenbar besteht da für sie eine Beziehung: Man hält etwas unter Verschluss, um anderen recht zu sein.

Zu den größten Stressauslösern in ihrem Leben gehört die Behandlung, die sie von ihren Schwiegereltern erfährt. Sie sagt, sie stamme aus einer finanziell weniger gut gestellten Familie und sei daher deutlich weniger angesehen als die andere Schwiegertochter des Hauses, die aus einer wohlhabenden Familie stamme.

Sie fühlt sich schlecht behandelt, glaubt, das jedoch wegen ihrer Abhängigkeit von der Familie hinnehmen zu müssen. So kommt sie auf die Abhängigkeit zurück, in die sie sich durch ihre Arthritis gebracht sieht.

Von der Abhängigkeit ging alles aus, und dort sind wir jetzt wieder angekommen. Jetzt sehen wir, was Abhängigkeit eigentlich bedeutet. Sie wird ungleich behandelt. Von ihrer Hauptbeschwerde ausgehend, können wir also bereits auf das Naturreich schließen. Es geht um: Ungleichbehandlung, Vergleich, Hierarchie, Ausbeutung, Herrschaft und so weiter.

Im Weiteren sehen wir, wie sich diese Realitätserfahrung durch alle Bereiche ihres Lebens zieht. So gab es im Büro einen Vorfall, der ihr das Gefühl gab, sie werde nicht gleichrangig behandelt, aber sie ließ das auf sich beruhen, weil Loyalität ihr wichtiger erschien.

Das ist ihre durchgängige Erfahrung: Sie sieht sich in eine Hierarchie eingebunden, in der sie den anderen nicht ebenbürtig ist. Da sie jedoch auf die Gruppe angewiesen ist, die ihr Sicherheit bietet, muss sie die Situation so hinnehmen und mit ihr leben. Das ist eine typische Überlebensstrategie der Säugetiere.

■ Reptilien

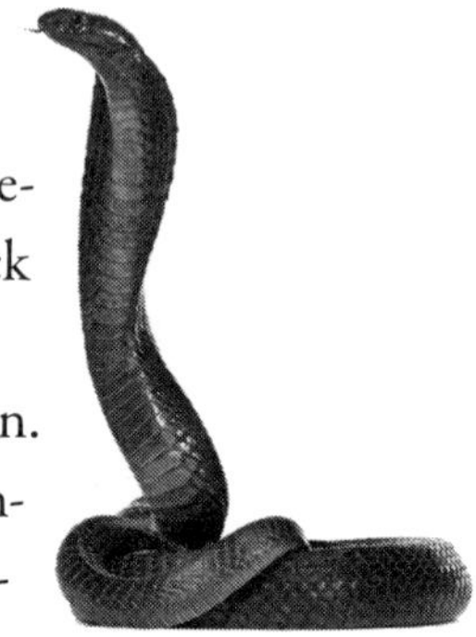

In einer anderen Unterabteilung des Tierreichs, bei den **Reptilien**, wird das Überlebensthema anders erfahren und zum Ausdruck gebracht.

Reptilien sind eher listig oder verschlagen. Ihre Strategie besteht im Ausspähen der Schwachpunkte ihrer Gegner, woraus sich dann die Ausdrucksform ihrer Aggression, also ihre Angriffsweise ergibt. Diese Angriffstaktik ist für sie äußerst wichtig, da ihr ureigenes Opferbewusstsein in dem Gefühl besteht, stranguliert zu werden. Das ist ihre innere Wahrnehmung: Der Gegner wird sie erwürgen und ersticken. Der Hals scheint der Schwachpunkt der Reptilien zu sein. Wenn man sie am Hals erwischt, sind sie wehrlos. Interessant ist daher die Beobachtung, dass sie Angriffe von hinten fürchten, wo sie gänzlich ungeschützt sind, insbesondere wenn sie sich gerade nicht bedroht fühlen. Und so gehen sie ja auch selbst vor, wenn sie andere Lebewesen an ihrer schwächsten Stelle packen.

Die Überlebensstrategie der Schlangen besteht vorrangig darin, ganz unauffällig und im Verborgenen zu bleiben. Meist liegen sie einfach still da und warten und greifen völlig überraschend an, oft mit tödlichem Ausgang. Das Abwarten im Versteck, gefolgt von einem Überraschungsangriff, sehen wir in der menschlichen Gesellschaft beispielsweise in der Unterwelt, in der Spionage und im Terrorismus.

Bei einem Menschen, dessen anderes Lied ein Schlangenlied ist, nimmt das Verstecken oft die Form an, dass er sein wahres Ich nicht zeigt und nach außen hin ein ganz anderes Leben lebt. Dieses

Doppelleben, wie es bei Prominenten wie Politikern, kirchlichen Würdenträgern oder Galionsfiguren des Show Business manchmal offenbar wird, kann Ausdruck des Schlangenliedes in ihrem Wesen sein. Menschen, die kein solches Leben führen, aber auch ein Schlangenlied in sich haben, sind oftmals von den genannten Themen fasziniert, die sie besonders anziehend oder besonders abstoßend finden, auf die sie jedenfalls stark reagieren, wenn sie ihnen in Filmen oder Büchern oder im Leben anderer begegnen. Hier wieder ein Beispiel.

Es handelt sich um den Fall eines dreißigjährigen Mannes, der mich im Januar 1993 konsultierte. Er ist Inhaber eines Bauunternehmens und hat im Rahmen dieser Tätigkeiten immer wieder abgelegene Gegenden aufzusuchen, um dort Arbeiten für den Bau von Eisenbahntrassen auszuführen.

Zum ersten Gespräch erschien er in Begleitung eines Bruders und seiner Mutter. Er saß bei diesem Gespräch auf der Stuhlkante und scharrte viel mit den Füßen.

Er konnte nicht gut atmen und sah wegen einer langsam fortschreitenden Herzmuskelerkrankung (Kardiomyopathie) einem Herzversagen entgegen.

Er reagiert ungemein empfindlich auf Ungerechtigkeiten. Wenn jemand seine Arbeit gut gemacht hat, sagt er, soll er auch anständig bezahlt werden. Er schätzt offenen Umgang miteinander. Neue Aufträge machen ihn nervös und angespannt. Er ängstigt sich um seine Familie, für die er sich verantwortlich fühlt. Er ist sehr reizbar, beruhigt sich aber auch schnell wieder. Wenn er wütend wird, schlägt er zu. Er kann richtig bösartig werden. Am meisten regt er sich über ungleiche Kämpfe auf, etwa wenn drei oder vier Leute einen anderen zusammenschlagen. Einer gegen Einen lautet seine Regel, und alles andere macht ihn furchtbar wütend. Wenn er so etwas sieht, kann er sogar aus dem Zug springen und sich in den Kampf stürzen, um dem Unterlegenen zu helfen.

Einmal ging es um ein Vorgespräch zu einem neuen Auftrag für ihn. Er erschien verabredungsgemäß, musste aber feststellen, dass der Auftrag – unfairerweise, wie er fand – bereits an einen anderen vergeben worden war. Vetternwirtschaft lautete seine Diagnose. Er stand ganz allein da, alle Blicke auf ihn gerichtet. Sie versuchten, ihn „mürbe zu machen“, damit er endlich ging. Er konnte hier rein gar nichts mehr ausrichten. Er ging nach draußen, griff sich eine Eisenstange und begann auf eins der Autos dieser Leute einzudreschen. Er sah sie am Fenster stehen und rief: „Kommt nur her, ich zeig's euch schon!“ Sie kamen auch, um ihn zu verjagen, aber er hatte diese Eisenstange in der Hand und rannte ihnen nach. Zwei Tage später handelten sie einen Kompromiss aus, und er bekam den Auftrag.

Lassen wir ihn selbst sprechen:

„Wenn ich früher etwas Unfaires gesehen habe, bin ich sehr wütend geworden. Wenn jemand einen anderen bedrohte, bin ich dazwischen gegangen. Ich ärgere mich immer noch, aber nicht mehr so sehr wie früher. Ich habe mich immer auf die Seite des Schwächeren in den Kampf gestürzt, aber heute lasse ich mich nicht mehr hineinziehen. Nur manchmal passiert das noch. Vor einem halben Jahr hatte ich mit Bauarbeiten in einem Dorf zu tun, und die Leute da fingen an, mir meine Maschinen kaputtzumachen und die Ausrüstung zu stehlen. Ich bin zur Polizei gegangen und habe lange mit denen herumgestritten. Und dem Mann, der für die Schäden verantwortlich war, habe ich gehörig die Meinung gesagt. Ich habe ihm vor den Augen der Polizei gedroht, und da war es plötzlich ganz still auf der Wache. Ich war so in Rage – hätte er auch nur ein Wort gesagt, es wäre wer weiß was passiert. Diese Leute hatten Fehler gemacht, und es war mir unerträglich. Ich zitterte am ganzen Körper, als müsste ich jeden Augenblick losschlagen.

Früher habe ich mich auch über Kleinigkeiten aufgeregt, heute müssen es schon wirklich große Sachen sein. Vor allem passiert es, wenn mein Ansehen auf dem Spiel steht. Wenn die Leute es an Respekt fehlen lassen, rege ich mich furchtbar auf. Zum Beispiel wenn jemand sagt: Der kann überhaupt nichts tun, der ist ungefährlich. Was will er schon machen? Als sie anfingen, meine Arbeiter herauszufordern, habe ich ihnen gesagt, sie sollen sich nicht darum kümmern. Ich habe ihnen verboten, sich auf Raufereien einzulassen, und veranlasst, dass ihre Verletzungen versorgt wurden. Aber dann ließen die anderen sich immer schlimmere Gemeinheiten einfallen. Sie machten immer mehr kaputt. Sie dachten wohl, dass ich nichts machen kann, und richteten immer mehr Schaden an. Ich weiß recht gut, dass ich in solch einer Lage nicht zurückschlagen sollte. Da ist ein ganzes Dorf, und ich stehe allein da. Isoliert. Aber wenn so etwas ist, kann ich einfach nicht anders. Also bin ich los und habe diesen Kerl wirklich böse verdroschen. Das Maß war übervoll, und ich habe zugeschlagen. Er ging zur Polizei. Das ganze Dorf lief da zusammen. Ich sagte ihm, wenn er an diesem Ort auch nur den Mund aufmachte, würde ich ihm die Hände abhacken. Ich zitterte vor Wut. Er bekam den Mund nicht auf, und von da an hatte ich Ruhe vor ihm. Die Polizisten meinten, ich soll so etwas lieber nicht sagen. Ich ließ sie wissen, dass ich meine Ankündigung wahr gemacht hätte, wenn von dem Mann auch nur ein Mucks gekommen wäre (lächelt). Ich sagte, wenn er kein Kerl ist, was soll ich dann groß mit ihm reden. Ich musste ihn offen herausfordern.

Das ist jetzt eineinhalb bis zwei Jahre her.

Vor vier Monaten gab es in einer anderen Ortschaft ein kleines Problem. Ich hatte die Arbeit größtenteils fertig, aber die Leute wollten mich nicht bezahlen. Jetzt versuchten sie, andere Bauunternehmen anzuheuern, die die Arbeit fertigstellen sollten. Ich war mit meinem Bruder und einem meiner Arbeiter da. Siebzig Arbeiter von den anderen Firmen rückten an, um uns zu verjagen und mit der Arbeit anzufangen. Wir drei bauten uns vor den Maschinen auf. Ich sagte: „Ich seid siebzig, wir sind drei. Wir sind euch weit unterlegen. Aber eins sage ich euch: Der erste, der hier eine Maschine anfasst, hat keine Hände mehr. Danach könnt ihr mit uns machen, was ihr wollt." Keiner traute sich vor. Und danach kam es zu einer Einigung.

Ich kann es nicht ausstehen, wenn sich jemand vor mir aufbaut und meint, ich hätte Angst. Da steht mein Ansehen auf dem Spiel. Solange er glaubt, ich hätte Angst, wird er immer mehr Schaden anrichten. Er wird immer dreister werden. Heute klaut er nur, aber wenn er denkt, dass ich Angst habe, macht er sich morgen über mich her. Natürlich kann ich mir nicht das ganze Dorf zum Feind machen. Ich muss den Leuten entgegenkommen, aber Respektlosigkeit lasse ich mir nicht bieten. Keiner soll denken, ich hätte Angst. Sie bekommen meinen Wagen für ihre Trauungen. Ich helfe ihnen. Aber wenn es um mein Ansehen geht, sehe ich schnell Rot. Sie haben versucht, mich unter Druck zu setzen. Anderen haben sie auch später noch viel Ärger gemacht. Mir nicht."

Der Grundzug seiner tieferen Erfahrungswelt ist drohende Gewalttätigkeit. Jemand will ihn angreifen, und er droht mit Gegenschlägen. Der zweite wichtige Zug liegt in seiner empfindlichen Reaktion auf Ungerechtigkeit. Er erträgt es nicht, wenn jemand unfair behandelt wird – und so sieht er sich auch selbst behandelt. Als er den Auftrag nicht bekam, war er sehr aufgebracht, weil er gar nicht erst eine faire Chance bekommen hatte, und reagierte mit Gewaltandrohung. Zorn, Gewalttätigkeit, Drohung, Gehässigkeit und vor allem die heftige Reaktion auf sehr ungleiche Kampfsituationen (viele gegen einen) lassen an ein Schlangenmittel denken.

Mit einem Mittel aus dem Schatz der homöopathischen Schlangenarzneien konnte ihm sehr geholfen werden, sowohl im körperlichen als auch im psychischen Sinne. Seine Herzfunktion normalisierte sich im Laufe der Zeit, und es geht ihm jetzt seit über fünfzehn Jahren gut.

■ Arachnida

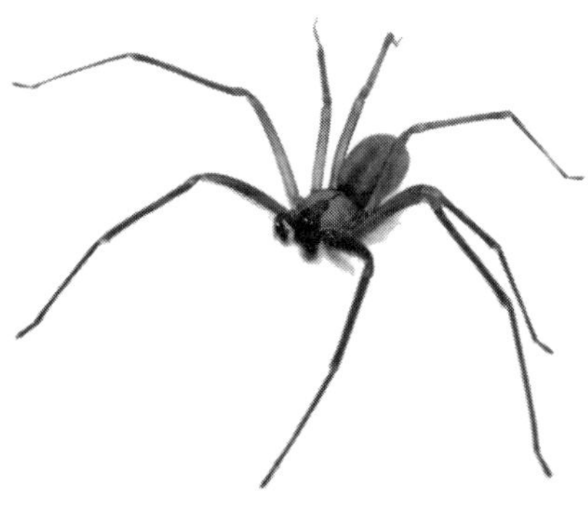

Die Arachnida oder Spinnentiere, zu denen neben den Spinnen auch Skorpione, Milben und andere Lebewesen gehören, haben etwas Verschlagenes oder Hinterhältiges.

Viele Spinnen fangen ihre Beute in eigens dafür konstruierten Fallen, und manche Arten gehen auch auf alles andere los, was in ihren Lebensraum eindringt. Hinter dieser Vorgehensweise, möchte man denken, steht eine Selbstwahrnehmung, in der sie sich auf einer tiefen Ebene als klein und schwach wahrnehmen.

Ein Mensch, der ein Spinnenlied in sich hat, wird eben diese Selbstwahrnehmung auf menschliche Art zum Ausdruck bringen. Er sieht sich als klein und fühlt sich schwächer als seine Gegner, und so wird er zu Listen und Tricks greifen, um doch die Oberhand zu behalten. Er kann sich auch von anderen ausgetrickst und in die Falle gelockt fühlen, und dann schreckt er selbst vor keinem Trick zurück, um sich aus dieser Lage wieder zu befreien. Es sind Menschen, die tricksen, täuschen oder etwas vortäuschen, die andere hereinlegen und Schwierigkeiten gern mit irgendeiner „krummen Tour" oder auf indirekte Art begegnen. Außerdem sind sie sehr geräuschorientiert, reagieren lebhaft auf Musik und Rhythmus mit einer Vorliebe für schnelle Musik.

> Mir wurde ein sechsjähriger Junge vorgestellt, der an Beinen und Füßen immer wieder Eiterbeulen und Abszesse bekam und dabei Fieber hatte. Alle drei Monate benötigte er Antibiotika.
>
> Er war unruhig, konnte nicht stillsitzen und bewegte ständig die Arme. Er hatte da ein Spiel, das er auch in meiner Praxis nicht unterbrach. Es bestand aus drei verschiedenfarbigen Papiergebilden, die er wie Flugzeuge umherbewegte, wobei das rote offenbar auf die anderen schoss. Ich fragte ihn, was das für ein Spiel sei. Er sagte: „Das sind drei Kampfjets. Der eine schießt auf den anderen, der dann tot ist, und der da schießt zurück, und der andere stürzt ab. Mein Jet ist der rote hier, und der gewinnt immer und macht die anderen fertig."
>
> Außerdem hatte er einen Traum: Er ist irgendwo mit Freunden unterwegs, und sie treffen auf eine große böse Hexe, die sie einfängt und in ein Netz steckt, aus dem sie nicht mehr

herauskommen, wohl wissend, dass sie verspeist werden sollen. Er war sehr verstört aus diesem Traum aufgewacht.

Ich fragte die Mutter nach seinem Verhalten, und sie sagte, er sei extrem aggressiv, aber nie in ihrem Beisein. In ihrer Gegenwart war er ein kleiner Heiliger. Kaum ging sie weg, schlug er das Dienstmädchen. Ich fragte, wie er sie schlage. Die Mutter sagte: „Das weiß ich nicht, ich war noch nie dabei." Ich trug ihr auf, das Dienstmädchen danach zu fragen. Das Mädchen gab an, der Junge laufe erst hinter ihr her, um sie dann anzuspringen und umzuwerfen. Zuletzt setze er sich auf sie und schlug sie.

Offenbar verfuhr er mit ihr so, wie er sich selbst (von der Hexe im Traum) behandelt fühlte: das Opfer einfangen, um es dann zu misshandeln oder zu töten.

Das ist typisches Spinnenverhalten.

Nach der Gabe eines homöopathischen Spinnenmittels heilten die körperlichen Beschwerden des Jungen rasch aus und sind in den seither vergangenen Jahren nicht wieder aufgetreten. Aber auch sein ganzes Verhalten hat sich sehr zum Besseren verändert.

■ Insekten

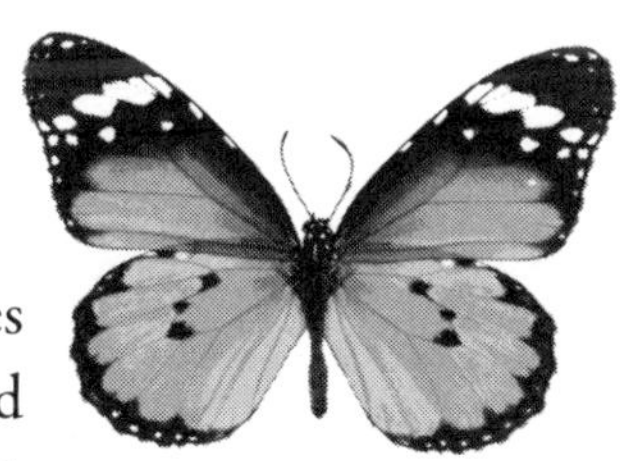

Insekten sind klein und haben eine kurze Lebensdauer.

Viele haben etwas sehr Geschäftiges (denken wir an Ameisen und Bienen) und kümmern sich um nichts anderes als die unmittelbaren Grundantriebe des Überlebens – Nahrung und Vermehrung. Die typische Angriffsform ist der plötzliche Stich. Auch ihr

Tod ist in aller Regel ein plötzlicher und gewaltsamer. Bei Menschen, die ein Insektenlied in sich haben, werden wir etliche dieser Wahrnehmungs- und Verhaltensmuster wiederfinden. Einen Fall, der das veranschaulichen kann, finden Sie als Fallstudie I im Kapitel „Fallstudien".

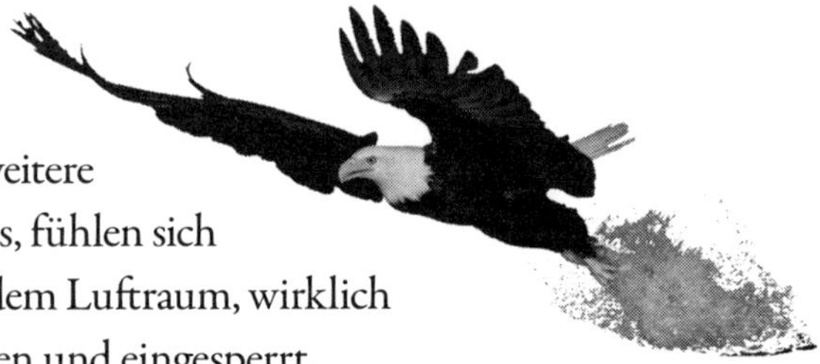

■ Vögel

Vögel, eine weitere Abteilung des Tierreichs, fühlen sich nur in ihrem Element, dem Luftraum, wirklich wohl, ansonsten gefangen und eingesperrt.

Das Gegenteil dieses Gefühls von Gefangensein ist natürlich die Erfahrung des Fliegens, der Freiheit und Weite, der Grenzenlosigkeit in allen Richtungen. Das ist die tiefste Empfindung von Menschen, in denen das Vogellied klingt. Sie kommt in ihrer Wortwahl und in Gesten zum Ausdruck.

Eine fünfundsechzigjährige Frau kam wegen Depressionen zu mir, aber sie hatte auch Arthritis und Migräne. Ihr Hauptstress lag im Verhalten ihres Mannes, der trotz seiner fünfundsiebzig Jahre immer noch mit großem Eifer und Ehrgeiz sein Geschäft betrieb. Er war sehr wohlhabend und musste wirklich nicht an Expansion denken, aber er arbeitete Tag und Nacht am Ausbau seines Unternehmens. Die Kinder waren längst aus dem Haus, gut untergebracht und selbständig. Sie lebten alle im Ausland.

Die Patientin hätte sich jetzt gern wohltätigen Zielen zugewandt und mit behinderten oder weniger privilegierten Kindern gearbeitet. Sie wünschte sich auch mehr Zeit für Spaziergänge am Meer, Musik und Meditation. Ihr Mann wollte sie jedoch ständig für sein Geschäft einspannen, was ihr furchtbar lästig war und sie deprimierte. Ich bat sie zu schildern, wie sie diese Situation erlebte. Sie sagte: „Seit ich mit ihm verheiratet bin, muss ich immer bei ihm sein, und jetzt versorge ich ihn eigentlich wie eine Mutter. Es zehrt an mir. (Sie weint die ganze Zeit.) Wie weit soll ich mich denn noch kreuzigen?“

Etwas später sagt sie: „Das ist mein Kampf mit mir selbst, ich fühle mich angebunden, in meiner Freiheit beschnitten. Ich fühle mich wie in der Sklaverei. Als säße ich in der Falle und bekäme keine Luft.“

Wir erkennen hier schon das tierische Lied – den Kampf zwischen zwei Kontrahenten, aber auch das Ringen im eigenen Innern.

Ich bat sie, etwas mehr über „in der Falle sitzen und keine Luft bekommen“ zu sagen. Ihre Antwort: „Ich fühle mich wie ein Vogel, der nicht frei ist. Ich kann nicht losfliegen und den Himmel sehen, was ich so gern tun würde. Ich fühle mich, als hätte man mir die Flügel gestutzt, sodass ich anderen ausgeliefert bin.“

Das entspricht recht gut der Geschichte eines Vogels, der durch die Bedürfnisse seiner Jungen gebunden ist und auf den Tag wartet, an dem seine Pflichten erfüllt sind, und er sich wieder zum Himmel aufschwingen kann.

■ Mollusken

Bei den **Mollusken** oder Weichtieren besteht die Überlebensstrategie im Rückzug in ihre Schale.

Wenn ein Mensch das Molluskenlied in sich hat, wird er sich als weich und verletzlich erleben und folglich für eine harte Schale sorgen, in die er sich zurückziehen kann. Diese Sicherheit hat allerdings

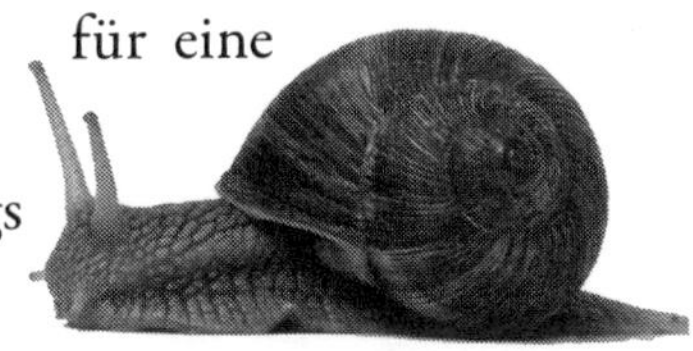

ihren Preis: Unbeweglichkeit, Ortsgebundenheit, nicht viel an der Welt da draußen teilnehmen können. Auch hier kommt die Überlebensstrategie dieser Menschen auf einer tiefen Empfindungsebene in Worten und Gesten zum Ausdruck.

Nehmen wir als Beispiel den Fall eines achtzehnjährigen Mädchens mit wiederkehrenden Kopfschmerzen.

(R: Dr. Rajan Sankaran, P: Patient, Hg: Handgeste)

R: Wo fehlt's?

P: Seit sechs Wochen bekomme ich immer wieder diese schrecklichen Kopfschmerzen. Es fängt meistens rechts an und breitet sich im Laufe des Tages einfach aus. Und manchmal habe ich einen heftig drückenden Schmerz seitlich in der Nase. Wenn der vorhanden ist, dann hat es etwas Verstopftes (Hg: drückt etwas zu einer Seite hin), und besser wird es, wenn ich das Licht ausmache. Beim Gehen und manchmal durch einen Ruck wird es schlimmer. Meine Mama hat genau die gleichen Schmerzen. Das ist es eigentlich.

R: Erzählen Sie ein bisschen mehr über den Kopfschmerz.

P: Es ist wie eine Blockierung (Hg: umschreibt mit einer Hand das rechte Auge) im Auge. Manchmal habe ich das Gefühl, es ist ein bisschen geschwollen, aber nicht rot. Aber das ganze Gebiet ist dann wie zusammengedrückt. Als ich die Prüfungen hatte, kam das viel häufiger vor. Jetzt habe ich relativ Ruhe, aber es kann mal am Abend oder zu irgendeiner Zeit vorkommen. Irgendwie weiß ich, dass das Kopfweh kommt, erst hat es so etwas Schleichendes, und dann fängt es an, Schwere.

(Autor: Lokale Empfindungen – schrecklich, heftig drückend, Blockierung. Handgeste zu Blockierung.)

R: Bitte noch etwas mehr über die Art Ihrer Kopfschmerzen.

P: Es ist kein pochender Schmerz (Hg, als hielte sie einen Ball), einfach ein Drücken, mehr oder weniger stark. An einem besonders stressigen Tag kann es schon sehr störend sein. Aber während der Prüfungen kann ich kaum sitzen und mich auf die Bücher konzentrieren. Es hat etwas Zusammendrückendes (Hg als hielte sie einen Ball in der rechten Hand). Auch mein Auge und alles, das ganze Gebiet ist wie unter starkem Druck (ähnliche Hg). Es ist kein pulsierender Schmerz; ich spüre einen Druck auf dem Auge, dieser Nasenseite und diesem ganzen Gebiet. Und wenn ich da drücke, wird es eindeutig besser.

> ***(Autor: Weitere Empfindungen – etwas Zusammendrückendes, starker Druck.)***

R: Wenn Sie „etwas Zusammendrückendes" sagen, was genau meinen Sie damit?

P: Was ich schon erklärt habe, kein pulsierender Schmerz (Hg: pulsierend), ich spüre einen Druck, diese ganze Sache, auf dem Auge und dieser Nasenseite und in diesem ganzen Bereich. Und wenn ich da drücke, wird es deutlich besser.

R: Beschreiben Sie diesen Druck noch etwas weiter.

P: Wenn ich drücke, damit es besser wird?

R: Nein, nein. Sie haben „etwas Zusammendrückendes" und „Druck" gesagt; beschreiben Sie das.

P: Mein Auge fühlt sich an, als wäre es halb offen. Vielleicht sieht es gar nicht wirklich so aus. Aber für mich fühlt sich alles wie zusammengedrückt/geschrumpft an (sie sagt das auf Hindi; Hg: schließt die geöffnete Hand). Es ist nicht wie ein pochender Schmerz oder ein pulsierender Schmerz (Hg: Hand öffnet und schließt sich mit Nachdruck). Es geht Richtung innen (Hg: Sie greift etwas mit der Hand und zieht es zu sich her), und es wird eindeutig schlimmer, wenn ich es beachte. Ich denke aha, jetzt bekomme ich Kopfweh. Dann nimmt es zu. Aber, wie soll ich sagen, dieser ganze Bereich ist dann (Hg: Hand öffnet und schließt sich wiederholt, als würde sie etwas greifen), so fühlt es sich für mich an, wie zusammengedrückt. Mir fällt nur dieses Wort ein, um es zu beschreiben.

> ***(Autor: Kein pulsierender oder pochender Schmerz [Hg]. Ein „Zusammendrücken", dazu eine Hg, „geschrumpft", „einwärts".***
> ***Die Empfindung lässt sich in Worten nicht ganz beschreiben. Wir achten in so einem Fall besser auf die Gesten als auf die Worte. Das Wort „zusammengedrückt" erfasst es nicht ganz. Man muss die Energie sehen.)***

R: Sie machen da eine Handbewegung, so etwa.

P: Das ist ein (Hg: Hand schließt sich und zieht zurück) Zusammendrücken.

> ***(Autor: Das ist die wichtigste Handgeste im ganzen Fall.)***

R: Beschreiben Sie diese Handbewegung noch etwas näher.

P: Es ist kein Pulsieren (Hg: Öffnen und Schließen der Hand), sondern einwärts (Hg: schließt die Hand und zieht sie zurück). Viele haben ja diese pochenden Kopfschmerzen, dieses tak, tak, tak da drinnen. Nein, so ist das gar nicht. Einfach Schmerz. Jetzt gerade ist es auch so. Dieser Bereich hier, es tut einfach weh. Ich bin schon richtig daran gewöhnt, so lange habe ich das schon. Mir fällt kein Wort dafür ein. Eben jetzt ist der Schmerz da, wenn auch schwach, aber es tut einfach weh. Ich wüsste nicht, wie ich das beschreiben soll. Das ist ein ganz unangenehmes Gefühl, und im Laufe des Tages nimmt es immer weiter zu, bis es richtig wehtut. Schmerz, ja, ich kann es nur so nennen. Es tut richtig weh.

R: Sagen Sie etwas zu dieser Handbewegung. Machen Sie es noch einmal.

P: Es ist (wieder diese Hg: die Hand schließt sich und wird zurückgezogen).

R: Ja. Ich hätte gern, dass Sie das beschreiben. Denken Sie im Moment mal nicht an den Schmerz. Beschreiben Sie einfach diese Bewegung.

P: Das (Hg: schließt die Hand und zieht sie zurück) ist die ganze Sache. Manche sagen, dass sie hämmerndes (Hg: hämmernd) Kopfweh haben. So ist das bei mir nicht. Irgendwer will mir nicht erlauben, diesen Teil zu benutzen. Es ist ...

R: Nur diese Bewegung. Machen Sie das noch einmal.

P: (Hg: Hand schließt sich und zieht rückwärts) Zusammendrücken.

> *(Autor: Wir haben bislang eine Handgeste, die das Energiemuster erkennen lässt. Das „Hämmern" gehört insofern auch zur Geschichte, als sie es von sich aus verneint. Mit dem Hämmern ist eine Handgeste verbunden, und sie sagt: „Irgendwer will mir nicht erlauben, diesen Teil zu benutzen." Jemand tut ihr etwas. Das gibt uns einen Hinweis in Richtung Tierreich.*
>
> *Wenn die Energie sichtbar wird, kommt es darauf an, die Person von ihrer Beschwerde, in diesem Fall dem Kopfschmerz, abzubringen und auf die Empfindung einzugehen. Dazu knüpfen wir bei etwas an, das die Energie zeigt, bei einer Geste oder einem Wort. Und hier verlassen wir den Boden des Vertrauten*

> ***und lassen uns mit dem Patienten auf das völlig Unbekannte ein. Was dann kommt, kann abwegig, albern oder völlig unsinnig wirken. Wir müssen uns darauf einlassen – in dem Vertrauen, dass es wirklich das ist, worauf es ankommt. Dieses Vertrauen zu entwickeln kann eine Weile dauern.)***

R: Ja, sagen Sie etwas über diese Bewegung. Nur diese Handbewegung.

P: Wie gesagt, es ist wie ein (gleiche Hg) Zusammendrücken. Alles wird nach innen komprimiert, und dann komme ich da nicht mehr hin. Alles (gleiche Hg) einwärts. Komprimiert und wie zugesperrt. Und dann lässt es mich einfach nicht mehr ... ich kann es dann nicht benutzen.

> ***(Autor: Wenn wir anhand der Handgeste das Energiemuster erkunden, werden wir zur Empfindung geführt, und die gibt uns Hinweise auf das Naturreich, die Unterabteilung und schließlich die konkrete Ausgangssubstanz, die das andere Lied unseres Patienten repräsentiert. Im vorliegenden Fall bestehen diese Hinweise in den Ausdrücken „zusammengedrückt", „geschrumpft", „einwärts", „zugesperrt" und „ich komme da nicht mehr hin".)***

R: Sie machen das sehr gut. Vielleicht müssen wir einfach noch besser verstehen, wie Sie das erleben. Machen Sie sich bitte keine Gedanken, wie das klingt, was Sie sagen. Wie Sie es bisher gemacht haben, ist es völlig in Ordnung. Ich frage nicht nach, weil Ihre Antwort falsch war. Aber mit dem Nachfragen kann ich Sie immer noch ein bisschen besser verstehen.

P: Da fällt mir ein Stein vom Herzen.

> ***(Autor: Zuspruch ist notwendig, wenn es anfängt, unsinnig zu werden.)***

R: Also bitte noch etwas mehr über diese Handbewegung.

P: Was kann ich da noch sagen?

R: Einfach beschreiben. Machen Sie die Handbewegung noch einmal, und dann beschreiben Sie sie. Machen Sie die Bewegung.

> ***(Autor: Wir fragen nicht, was die Handbewegung bedeutet oder an was die Patientin durch sie erinnert wird. Wir sind nicht auf Interpretation aus, sondern auf eine schlichte Beschreibung.)***

P: (Wieder die gleiche Hg).

R: Was ihnen dazu einfällt, erzählen Sie.

P: Ich zeige damit doch einfach, wie das mit dem Kopfweh ist.

R: Lassen Sie das Kopfweh mal weg, vergessen Sie „Zusammendrücken“, vergessen Sie „Druck“, vergessen Sie das alles. Einfach diese Bewegung – erzählen Sie mir, was Ihnen dazu einfällt, egal was.

> ***(Autor: Das hilft unserem Patienten, sich von den gewohnten Beschreibungen zu lösen und näher an die Empfindung heranzukommen.)***

P: Es ist ein (Hg) Einziehen (Hg).

R: Sagen Sie etwas über „einziehen“.

P: Wie, wenn es (Hg) gezogen wird und dann irgendwie in (Hg) etwas Abgeschlossenes geht und man nicht mehr drankommt. Es ist einfach so, wie soll ich das erklären?

> ***(Autor: Hier spricht sie jetzt nicht mehr von „Zusammendrücken“ oder „nicht hämmernd“, sondern bringt eine neue Empfindung ins Spiel: „einziehen“. Wenn wir verschiedene Empfindungen haben, deren Zusammenhang nicht zu erken-***

nen ist, liegt darin ein Hinweis auf das Tierreich. Beim Tier sind die Empfindungen nicht Abwandlungen einer Grundempfindung, sondern bilden einen Prozess, einen Handlungsablauf. Die Empfindungen reihen sich zu einer Geschichte.

Einziehen, schrumpfen, zusammenziehen, abgeschlossen. Wir brauchen nur bei irgendeiner Phase dieses Ablaufs anzusetzen, dann werden wir schließlich die ganze Abfolge vor uns haben. Wir fragen nach „gezogen", und sie erzählt von einziehen, abgeschlossen, man kommt nicht dran. Das ist eine Phase der ganzen Abfolge, und wir können jetzt fragen, was davor oder danach war: Was führte zu „eingezogen, abgeschlossen und nicht drankommen" oder was folgte daraus? Dann kommt die ganze Geschichte des bestimmten Tiers, das wir suchen, zum Vorschein.)

R: Sie machen das ganz wunderbar. Jetzt sagen Sie mir noch etwas mehr über „einziehen, geht in etwas Abgeschlossenes, man kommt nicht mehr dran". Beschreiben Sie es einfach.

(Autor: Wir benutzen genau das, was sie sagt, und heben auch nichts hervor, was sie nicht besonders betont hat.)

P: Im Hinblick auf den Kopfschmerz?

R: Nein, Kopfschmerz spielt jetzt keine Rolle.

P: Okay.

R: Einfach nur: „eingezogen, geht in etwas Abgeschlossenes, ich komme nicht mehr dran".

P: Als würde es sich auf etwas Abstraktes beziehen?

R: Was Ihnen dazu einfällt.

P: Ich weiß nicht, aber für mich ist es so, als würde da etwas zurückgehalten (wieder die Hg) oder sich entziehen. Deshalb komme ich nicht mehr dran. Und meine Geste ist dieses Zurückhalten und Einbehalten.

R: Was ist mit diesem „zurückhalten"? Sie sagen: „als würde da etwas zurückgehalten oder sich entziehen". Schildern Sie das einfach noch ein bisschen näher.

P: Wie bei... was kann ich da noch weiter erklären?

R: Diese Geste kann Ihnen dabei helfen. Das ist wie zurückhalten, einbehalten. Ich möchte dieses „komme nicht dran" verstehen. Ich versuche mich heranzutasten.

P: Es ist wie... (gleiche Hg). Wissen Sie was, „in eine Schale zurückgezogen" passt am besten.

> ***(Autor: Zurückhalten ist also „einbehalten", „in eine Schale zurückgezogen". Die Empfindungen sind: zusammengedrückt, geschrumpft, einziehen, einbehalten, abgeschlossen. Sie sind Reaktion auf etwas heftig Drückendes.)***

R: Beschreiben Sie mir dieses „in eine Schale zurückgezogen".

P: Wenn etwas nach innen geht, wenn ein Lebewesen sich in eine Schale zurückzieht, kommt man nicht mehr an es heran. Es ist unerreichbar. Genauso ist das hier. Es ist einfach (die gleiche Hg) zurückgehalten, weg.

> ***(Autor: Der hauptsächliche Überlebensreflex des Wesens zeigt an, in welcher Unterklasse des Tierreichs wir uns befinden. In diesem Fall: Mollusken.***
> ***„Zurückgehalten" ist aber nur ein Teil des ganzen Ablaufs. Es nimmt eine Bedrohung wahr, also zieht es sich zurück und macht sich unerreichbar. Wenn wir nach dem Lebewesen fragen, zielen wir auf den ganzen Prozess und nicht nur einen Teil.)***

R: Erzählen Sie von diesem Lebewesen, das in eine Schale geht.

P: Mehr weiß ich nicht. Ich habe alles gesagt.

R: Irgendetwas, was Ihnen zu „Ein Lebewesen geht in eine Schale" einfällt. Beschreiben Sie das Lebewesen, schildern Sie die Erfahrung, oder was Ihnen gerade einfällt.

P: Ich bin wohl schon immer introvertiert gewesen. Das heißt, ich habe auch so einen kleine (Hg: schließt die Hand) Schale. Also, wie bei allen Introvertierten, sie sind einfach... nicht, dass ich ungern unter Leuten wäre, aber es gibt bestimmte Leute, mit denen ich besonders gern zu tun habe, die wie ich sind. So kann man das sagen. Es ist nicht so, dass ich in einer Menschenmenge untergehen würde. Ich suche mir dann einfach die Richtigen und fertig. Mit den übrigen habe ich nicht so gern zu tun. Und wenn ich Jemanden überhaupt nicht mag, dann gehe ich eben auch in meine Schale und bin sehr still und reserviert.

> *(Autor: Wenn wir zum Ursprung ihres anderen Liedes kommen und nach der Schale fragen, erkennt die Patientin es plötzlich in ihrem Leben. Sie sagt: „Ich habe eine Schale; ich bin introvertiert." Wir wollten herausfinden, wozu die Schale dient, beziehungsweise worin die Bedrohung besteht, und das ist der Punkt, an dem sich das Ganze auf sie als Person ausweitet. Jetzt ist es nicht mehr mein Kopfschmerz, sondern ich bin es. Das Lokale wird global. Das ist in vielen Fällen der Wendepunkt: Das Lokale weitet sich zum Globalen aus, und das lokale Geschehen erweist sich als bezeichnend für die ganze Person. Die Essenz der Kopfschmerzen ist die Essenz ihres ganzen Wesens. Was für einen Teil gilt, gilt für das Ganze, und an dieser Stelle haben wir das Zentrum des Kreises erreicht. Bis dahin haben wir noch keine Gewissheit. Die Beschreibung der Beschwerde muss mit der Beschreibung meines Wesens identisch sein – solange das nicht der Fall ist, haben wir das Zen-*

trum des Kreises noch nicht erreicht. Es ist wie mit der DNA, die in allen Zellen des Körpers gleich ist. Deshalb kann man den Faden bei einer homöopathischen Anamnese irgendwo aufnehmen und wird doch schließlich zum Gesamtbild kommen.)

Verständnis des Falls

Die Patientin erlebt den Kopfschmerz als schrecklich, heftig drückend, Blockierung. Zu Blockierung gehört eine Handgeste. Dann benutzt sie den Ausdruck „Zusammendrücken", aber die begleitende Handgeste zeigt eine Bewegung. Tiere bewegen sich, und eine bewegte Handgeste gibt einen Hinweis. Sie verwendet die Ausdrücke „geschrumpft" und „einwärts". Etwas geht nach innen, und man erreicht es nicht mehr.

Die in der Hauptbeschwerde liegende Empfindung ist die zentrale Empfindung für den ganzen Fall. Wir bekommen durch die Handgesten einen Eindruck vom Energiemuster. Von hier aus können wir zur Empfindung kommen, die uns Hinweise auf das Naturreich, die Untergruppe und schließlich das bestimmte Lebewesen gibt.

„Etwas verweigert mir den Zugang zu diesem Teil." Hier zeigt sich nun, dass *jemand ihr etwas antut*, und das ist ein deutlicher Hinweis auf das Tierreich. Hier fängt es auch an, unsinnig zu werden, sodass die Patienten jetzt die Versicherung benötigt, dass sie ihre Sache gut macht.

An dieser Stelle fordere ich sie auf, von Kopfweh und allem anderen einmal abzusehen. Dadurch fällt es ihr leichter, sich auf ihre Handgesten und Empfindungen einzulassen.

Etwas „zieht einwärts", sagt sie. Damit haben wir nach „geschrumpft", „Zusammendrücken" und „Blockierung“ eine weitere Empfindung, und auch diese Vielfalt der Empfindungen deutet auf das Tierreich hin.

Wenn wir uns jetzt ganz auf die Aktion konzentrieren, kommt erfahrungsgemäß der gesamte Prozess zum Vorschein. Wir fragen also nach „gezogen“, und sie sagt, dass etwas geschlossen ist und einwärts gezogen wird. Das ist Teil einer Abfolge, und um das Gesamtbild zu bekommen, müssen wir noch wissen, was vorher war und was folgt; was führte zu diesem Einziehen und Schließen? Sie bezeichnet es als ein „Zurückhalten“, „in eine Schale gehen“. In der Schale fügen sich alle Empfindungen zu einem Ganzen.

Die vorrangige Überlebensreaktion weist auf eine Untergruppe des bereits bestimmten Tierreichs hin, in diesem Fall Mollusken, die Weichtiere.

Was hat es mit der Schale auf sich? Auf welche Bedrohung hin musste sie sich diese Schale zulegen? Sie sagt (in einem hier nicht wiedergegebenen Teil des Gesprächs), dass sie Niemandem trauen kann. Das ist ein Gefühl und kann uns als Ausgangspunkt für unser Forschen nach Wahnideen und Empfindungen dienen.

Hier ein kurzer Eindruck vom Verlauf dieses Teils des Gesprächs:

Was würde passieren, wenn Sie vertrauen? „Man hört und liest so viel über Mord, Raub, Vergewaltigung und zerstörte Beziehungen.“ Worauf reagieren Sie besonders empfindlich? „Vertrauensbruch.“ Daran würde sie „zerbrechen“. Ein wichtiges Wort, weil es nicht spezifisch menschlich ist. Zerbrechen ist etwas, das plötzlich geschieht.

In einer Schale erlebt man sich als beengt.

Es ist ein unüberschaubares Durcheinander, eine klebrige Situation. Etwas hat dich, und du hängst da fest, gefangen.

Gefangen, fixiert in einer klebrigen Situation – lauter nicht spezifisch menschliche Dinge, unlogisch, sonderbar und sehr individuell.

Ängste als Kind? Klaustrophobie, die Wände rücken von allen Seiten näher. Sie beschreibt es als Austernschale.

Weshalb ziehen Sie sich zurück? Besser unterdrückt man gleich alles, als dass man vertraut, und einem dann übel mitgespielt wird. Sie hat etwas von einer Auster. Austern sind zweischalig und sitzen fest.

WORAN MAN DAS MINERALISCHE LIED ERKENNT

Die Grundthematik des Mineralreichs ist Strukturbildung, Strukturerhalt und Strukturverlust.

Der Grundzug des Mineralreiches ist durch die beiden Ausdrücke „Struktur“ und „Ordnung“ gekennzeichnet. Diese beiden Merkmale kommen der naturwissenschaftlichen Erforschung dieses Naturreichs sehr entgegen. Hier geht es in vielerlei Hinsicht geordnet und überschaubar zu, was uns zum Beispiel ermöglicht, sämtliche Elemente in einer „Periodensystem“ genannten Tabelle exakt darzustellen. Die Chemie ist aufgrund dieser Ordnung im Reich der Elemente und ihrer Verbindungen eine exakte Wissenschaft. Das Periodensystem erzählt uns die Geschichte der Strukturbildung vom Wasserstoff, dem in seiner Atomstruktur einfachsten Element, über schwerere Elemente wie Natrium, Kalzium, Eisen, Silber und Gold bis hin schließlich zum Strukturzerfall in Elementen wie Radium und Uran.

Kapazität, Stärke, Widerstand, Stabilität, Festigkeit und ähnliche Merkmale, die zum Wesensbestand der Minerale gehören, äußern sich bei Menschen, deren anderes Lied aus dem Mineralreich stammt, als Befähigung, Widerstandskraft, Leistung, Sicherheit und ähnliches. Für diese Menschen geht es im Tiefsten immer darum, wie weit sie in sich selbst entwickelt sind, und wie sie ihre Stabilität oder Struktur aufrechterhalten können, und zwar in allen Lebensbereichen – Gesundheit, Beziehungen, Familie, Finanzen, Begabungen und ihre Macht oder Stellung in der Firma oder Organisation, der sie angehören.

Schon bei der ersten Begegnung mit einem Menschen dieser Art gewinnt man den Eindruck, dass in seinem Leben alles wohlorganisiert ist. Ein charakteristisches Kennzeichen der Kleidung ist Symmetrie; die Stoffe zeigen Karos oder Streifen oder sind uni gehalten. Dieser Mensch spricht wohlüberlegt, kommt schnell auf den Punkt, und seine Angaben sind genau. Die Arme sind entweder verschränkt, oder die Hände ruhen ganz bequem irgendwo und bewegen sich nicht viel. Er spricht mit wenig Modulation in der Stimme, eher tonlos. In der Sprechstunde legt er seine Geschichte und seine Beschwerden ganz systematisch dar, wobei er gern bei der vorigen Konsultation ansetzt und dann ziemlich chronologisch nachträgt, was seitdem war: „Ich war das letzte Mal am... bei Ihnen, und danach war der Schmerz die ersten sechs Tage..." Ich erlebe bei solchen Patienten oft, dass sie ihre Symptome sorgfältig Punkt für Punkt notieren und jedes so ausführlich, wie sie es für notwendig halten, besprechen, bevor sie zum nächsten übergehen. Ein Mensch dieses Typs nimmt die Dinge geordnet wahr und stellt sie auch so dar. Bei Folgekonsultationen stellt er Veränderungen beispielsweise gern prozentual dar: „Besserung um fünf-

Periodensystem der Elemente

Spalten

	1	2	3	4	5	6	7	8	9	10	11	12	13	14	15	16	17	18
Reihe 1	H																	He
Reihe 2	Li	Be											B	C	N	O	F	Ne
Reihe 3	Na	Mg											Al	Si	P	S	Cl	Ar
Reihe 4	K	Ca	Sc	Ti	V	Cr	Mn	Fe	Co	Ni	Cu	Zn	Ga	Ge	As	Se	Br	Kr
Reihe 5	Rb	Sr	Y	Zr	Nb	Mo	Tc	Ru	Rh	Pd	Ag	Cd	In	Sn	Sb	Te	I	Xe
Reihe 6	Cs	Ba		Hf	Ta	W	Re	Os	Ir	Pt	Au	Hg	Tl	Pb	Bi	Po	At	Rn
Reihe 7	Fr	Ra		Rf	Db	Sg	Bh	Hs	Mt	Ds	Rg	Uub	Uut	Uuq	Uup	Uuh	Uus	Uuo
				La	Ce	Pr	Nd	Pm	Sm	Eu	Gd	Tb	Dy	Ho	Er	Tm	Yb	Lu
				Ac	Th	Pa	U	Np	Pu	Am	Cm	Bk	Cf	Es	Fm	Md	No	Lr

undzwanzig Prozent.“ Die Handschrift hat meist etwas sehr Ordentliches, Gerades (nicht gerundet) und Eckiges.

All das hat eine bestimmte geistige Haltung und ein strukturiertes Denken zum Hintergrund. Natürlich werden bevorzugt Berufe gewählt, die genau diese Eigenschaften verlangen: Ingenieur, Buchprüfer, Computerfachmann oder Manager zum Beispiel. Solch ein Mensch kann sehr leistungsorientiert sein und durch seine Stetigkeit und Verlässlichkeit durchaus einiges ausrichten auf seinem Gebiet. Er wird jede Rolle – sei es als Mutter, die Haus und Kinder versorgt, oder als Manager einer großen Firma – in dieser geordneten, effizienten Weise ausführen.

Für ihn ist es ausgesprochen wichtig, dass alle Sektoren seines Lebens, also Familie, Beziehungen und Beruf, strukturiert sind.

Sein Gefühl von Struktur oder mangelnder Struktur bestimmt, wie gut er auf irgendeinem Gebiet zurechtkommt. Es wird ihm stets um die durch Struktur gegebene Sicherheit gehen, die er besitzt oder herstellen kann. Struktur ist im menschlichen Leben das, was eine Gesellschaft oder Familie oder auch eine Firma oder Organisation aufbaut.

Wenn so das andere Lied eines Menschen aussieht, wird er alle seine Probleme als Strukturprobleme wahrnehmen.

Strukturmangel oder Strukturverlust ist demnach für ihn der Kern aller Probleme, und ein Problem kann dadurch entstehen, dass er irgendwo einen drohenden Strukturverlust wahrnimmt, oder es tatsächlich zu einem Verlust vertrauter Strukturen kommt. Das kann eine instabile oder gescheiterte Beziehung, der Verlust der Arbeitsstelle, finanzieller Verlust oder ein Versagen auf irgendeinem Gebiet sein. Häufig gebrauchte Ausdrücke sind:

Mein Zuhause, meine Familie, meine Beziehung, meine berufliche Leistung, mein Bankguthaben, meine Gesundheit.

Das sind die wichtigen Bereiche seines Lebens, und wenn er Stress erlebt, dann hier. Auch seine Ängste ranken sich um diese sensiblen Themen. Er hat die Befürchtung, nicht leistungsstark genug zu sein und deshalb in seiner Arbeit zu versagen. Er fürchtet den Bruch von Beziehungen, die er so sorgfältig aufgebaut hat, und auf die er angewiesen ist. Auch der Gedanke an den Verlust dessen, was er sich (seinen Bedürfnissen nachgehend) an Besitz und Status verschafft hat, beunruhigt ihn ständig.

Alle seine Bemühungen gehen in Richtung Aufbau und Erhalt von Struktur. Dazu muss er seiner eigenen Überzeugung nach stark sein und systematisch und wohlkalkuliert agieren. Damit ist in groben Zügen seine Natur beschrieben. Er ist darin und in seinen Reaktionen sehr beständig und nicht leicht umzustimmen. Seine Reaktionen sind sehr einheitlich und lassen in unterschiedlichsten Situationen kaum Abwandlungen erkennen.

Seine Träume sind Abbilder seiner Ängste und drehen sich vorwiegend um seine berufliche Leistung, Gesundheitsgefährdungen, plötzliche finanzielle Einbußen, scheiternde Beziehungen und häusliche Verlusterfahrungen wie einen Familienstreit oder den Brand des Hauses. Das sind klar umschriebene und fest stehende Themen, weshalb er zu Wiederholungsträumen neigt.

Wo das andere Lied aus dem Mineralreich stammt, wird der Mensch auch seine Symptome unter Strukturgesichtspunkten darstellen und Worte verwenden, die von der tiefsten mineralischen Empfindungsebene stammen, zum Beispiel Druck, Dichte, fest, leicht, schwer, kalt, aufgebaut, Form, auflösen, leer und so weiter. Dieses tiefe Strukturgefühl ist letztlich seine Empfindung.

Nehmen wir als Beispiel eine Frau, die von Kopfschmerzen berichtet. Es handelt sich um starke Schmerzen, ziehend und scharf. Sie schildert allerlei Empfindungen im Zusammenhang mit ihrem Kopfschmerz, aber es zeichnet sich keine klare Grundempfindung ab.

Deshalb die Frage: „Wie wirkt sich dieser Kopfschmerz auf Sie aus?"

Sie sagt: „Er gibt mir das Gefühl, stark von anderen abhängig zu sein; als wäre ich behindert."

Ich frage sofort nach: „Was heißt das: behindert? Wie erleben Sie das?"

Sie antwortet: „Als hätte ich keine Beine."

Ein mineralischer Mensch wird darüber nicht hinauskommen. Auf der Empfindungsebene ist das ihre tiefste

Erfahrung und der tiefste Ausdruck, den sie finden kann: Ihre Struktur ist unvollständig. Noch weiter kann man hier nicht kommen.

Sie sagt: „Früher bin ich allein über die Straße gegangen. Jetzt muss meine Schwester mich halten. Ich kann nicht mehr tun, was ich zu tun habe."

Ich bitte sie, mir noch etwas über ihren Kopfschmerz und seine Auswirkungen auf sie zu erzählen.

Sie sagt, wegen des Kopfwehs habe sie nicht bei der Hochzeit ihres Neffens dabei sein können. „Wir hängen sehr aneinander, es ist nicht schön, wenn ich da fehle."

Die tiefsten Auswirkungen der Kopfschmerzen auf ihr Leben betreffen also ihr Strukturgefühl, ihre Beziehungen und die Fähigkeit, innerhalb der Familie ihre Funktionen zu erfüllen. Alles hat mit Struktur zu tun. Sooft wir nach Empfindungen fragen, hören wir etwas, das mit Struktur zu tun hat.

Im weiteren Verlauf des Gesprächs passiert etwas Interessantes.

Sie sagt: „Ich habe jetzt eine Angst. Der Kopfschmerz macht mir Angst." (Mehr kann sie darüber nicht sagen.)

Ich frage: „Was haben Sie für Träume?"

Ihre Antwort: „Ich träume nicht, aber ich habe furchtbare Angst vor Gespenstern. Ich kann ganz schlecht allein sein, vor allem nachts. Dann bete ich."

Ich fordere sie auf, Näheres über „Gespenster" zu sagen.

Sie antwortet: „Ein Gespenst ist für mich einfach die Angst, allein zu sein. Ich kann Ihnen kein Gespenst beschreiben, und ich weiß auch keine Empfindung – ich kann nur einfach schlecht allein sein. Ich bin wie ein Kind. Ich kann nicht ich selbst sein, diese Fähigkeit habe ich nicht entwickelt. Ich brauche andere. Ich brauche meinen Mann, meine Kinder, meine Familie."

Ihr Grundthema ist also die Empfindung eines Mangels an Struktur, die ihr Sicherheit geben könnte. Und da sie diesen Mangel in sich empfindet, braucht sie andere, die die Lücke ausfüllen.

Sicherheit, darum geht es im Mineralreich vor allem anderen. Ihr fehlt eine Sicherheit gebende innere Struktur. Deshalb sind Mann, Kinder und Familie ihre Sicherheit. In diesem Sinne ist sie tatsächlich wie ein Kind. Als ich nachfrage, was es mit ihrer Angst auf sich hat, schildert sie ihr Sicherheitsbedürfnis. Es kommt nicht auf das Gespenst selbst an, sondern auf das, was die Bedrohung innerlich für sie bedeutet. Und da stellt sich heraus, es mangelt ihr an Sicherheit, an Struktur. Jemand, dessen anderes Lied aus dem Tierreich stammt, würde sich als Opfer fühlen, aber so ist es bei dieser Frau nicht; es ist vielmehr das Gefühl, nicht genügend Halt und Sicherheit in sich selbst zu haben.

Für einen Menschen mit einem anderen Lied aus dem Tierreich würde es hier um eine Todesdrohung, also um die Überlebensfrage gehen. Ein Gespenst würde als ein Ungeheuer wahrgenommen werden, vielleicht mit scharfen Klauen, riesigen Zähnen und bluttriefendem Maul – und „es ist hinter mir her". Für dieses Bewusstsein ist das Gespenst (die Angst) etwas da draußen, das auf mich losgeht, und ich bin das entsetzte Opfer dieser Aggression.

Und wieder anders würde ein Gespenst bei jemandem aussehen, dessen anderes Lied aus dem Pflanzenreich stammt. Zum Beispiel:

„Oh, wie furchtbar, es wird mich packen und fesseln." Das könnte hier die tiefste Grundempfindung sein, „gebunden, gefesselt", und der würde die entgegengesetzte Empfindung von „gelöst und frei" zur Seite stehen.

Das Periodensystem der Elemente ist gleichsam eine Landkarte aller Elemente, all der Bausteine, aus denen alles auf der Erde gefügt ist. Diese Elemente stehen in strukturell bedingten Beziehungen zueinander, und jedes nimmt einen exakt definierten Platz im Periodensystem ein. Die Elemente in jeder Spalte (wissenschaftlich als Gruppen bezeichnet) sind einander in bestimmten Merkmalen und Verhaltensweisen ähnlich, und das gleiche gilt für die Zeilen oder Reihen (Perioden). Die Tabelle klassifiziert und charakterisiert die Elemente nicht nur, sondern gibt wesentliche Einblicke in chemische Abläufe und viele Zusammenhänge im Reich der Minerale.

Wasserstoff, das erste im Periodensystem aufgeführte Element, besitzt auch den einfachsten Aufbau: Sein Atom besteht aus nur einem Proton als Kern, den ein einzelnes Elektron in seiner Schale umkreist. Wenn wir in einer Reihe nach rechts weitergehen, besitzt jedes nächste Element ein Elektron mehr, und so verändern sich auch die chemischen Eigenschaften von Element zu Element. Alle Elemente „suchen" strukturelle Stabilität und gehen zu diesem Zweck Verbindungen mit anderen Elementen ein. Stabil ist ein Element beziehungsweise sein Atom, wenn seine äußere Schale mit einer bestimmten Anzahl von Elektronen besetzt ist.

In der ersten Reihe (die nur Wasserstoff und Helium enthält) ist die (einzige) Schale vollständig, wenn sie zwei Elektronen aufweist, aber alle bei den schwereren Elementen hinzukommenden weiteren Elektronenschalen müssen mit acht Elektronen besetzt sein, damit dieses Element stabil ist.

Mit jeder neuen Reihe (Periode) kommt eine weitere Schale hinzu, die dann von links nach rechts mit jeweils einem weiteren Elektron aufgefüllt wird. Folglich besitzen die Elemente in der ersten Spalte (Wasserstoff, Lithium, Natrium, Kalium, Rubidium, Cäsium und Francium) je ein Elektron in ihrer (mit Ausnahme des Wasserstoffs) neu eröffneten Außenschale. Und sie sind, da jede Schale erst mit acht Elektronen ihren stabilen Zustand erreicht, besonders instabil, was zugleich bedeutet, dass sie sehr leicht mit anderen Elementen reagieren, und zwar so, dass beide beteiligten Elemente beziehungsweise ihre Atome in der neu entstandenen Verbindung jeweils acht Elektronen in ihrer Außenschale haben.

Ganz anders die sogenannten Edelgase in der äußersten rechten Spalte: Helium, Neon, Argon, Krypton, Xenon und Radon. Bei ihnen ist die äußere Schale mit acht Elektronen besetzt und somit „gesättigt". Das macht diese Gase „edel", weil sie keine chemische Reaktionsbereitschaft zeigen. Sie sind bereits in sich selbst stabil.

Somit bildet jede Reihe des Periodensystems eine Entwicklung zu immer mehr struktureller Stabilität ab.

Es ist nicht wichtig, sich mit dem atomaren Schalenmodell auszukennen, das wir hier angesprochen haben. Wichtig ist allein, dass es im ganzen Periodensystem mit allen seinen Elementen, aus denen unsere Welt besteht und aus denen wir selbst bestehen, um ein Streben nach Ganzheit, Struktur und Stabilität geht. Und so ist es auch bei Menschen, deren anderes Lied – und folglich auch Heilmittel – aus dem Reich der Minerale stammt.

Wenn wir uns vom Wasserstoff mit seiner relativen Atommasse 1 durch das Periodensystem bis zum Radon mit seiner relativen Atommasse 222 bewegen, werden die Elemente mit jedem Schritt komplexer und ihre Atome schwerer. Schließlich wird die zunehmende Komplexität der Struktur sogar zur Ursache ihrer eigenen Auflösung: Die Atome werden so schwer, dass sie ihren inneren Zusammenhalt nicht mehr wahren können und ein Zerfallsprozess einsetzt, beispielsweise bei dem radioaktiven Edelgas Radon. Obwohl Radon aufgrund seiner gesättigten äußeren Schale chemisch gesehen äußerst reaktionsträge ist, wird es wegen seines schweren Kerns und der sechs Elektronenschalen physikalisch instabil. Seine Struktur bricht sozusagen unter seinem eigenen Gewicht zusammen, und es kommt zu radioaktivem Zerfall.

Der Weg durch das Periodensystem zeichnet eine Reise nach, die mit einfachen und leichten Strukturen (erste Reihe) beginnt, sich (in den mittleren Reihen) über komplexere Strukturen mit immer weiter differenzierten Eigenschaften und Möglichkeiten fortsetzt, bis die zunehmende Schwere und Komplexität zuletzt (in der sechsten und siebten Reihe) in Zerfall endet.

Und dieses Muster eines Neubeginns, seiner Festigung und Differenzierung bis hin zu Niedergang und Zerfall finden wir in unserer Welt auf allen Ebenen und in allen Vorgängen wieder.

Wenn wir nun diesen chemisch-physikalischen Wissensschatz mit den sehr umfangreichen homöopathischen Beobachtungen an Menschen abgleichen, denen mit mineralischen Heilmitteln geholfen werden konnte, wird erkennbar, dass Bau und Entwicklung der Elemente (wie im Periodensystem abgebildet) ein universales Muster vorgeben, das wir auch in der Menschenwelt als Anlage und Entwicklung der Person wiederfinden. Bei näherer Betrachtung zeigt sich sogar, dass jegliche Entwicklung – einer Person, einer Beziehung oder einer Organisation – diesem Grundmuster folgt.

Die Entwicklung eines Menschen, eines individuellen menschlichen Lebens, beginnt mit Empfängnis, Schwangerschaft und Geburt. Das Kind löst sich zunehmend von der Mutter und entwickelt seine eigene Identität. Sobald diese Identität ausgebildet ist, kann der junge Mensch sein Zuhause verlassen. Er erlernt einen Beruf und versorgt sich von da an selbst. Jetzt ist er auch frei, seinen kreativen Neigungen nachzugehen, und je mehr Sicherheit er findet, je weiter sein Selbstvertrauen zunimmt, desto mehr Verantwortung, vielleicht sogar Führungsverantwortung kann er in der Gesellschaft übernehmen. Die Zeit der Reife besteht zu einem großen Teil darin, dass er diese ihm zufallenden Rollen ausfüllt. Mit zunehmendem Alter lassen die Kräfte nach, und er muss lernen loszulassen. Er löst sich von seiner beruflichen Identität und zuletzt vom Leben selbst.

Die Bildung einer Organisation folgt ebenfalls diesem Muster. Jede Organisation, jedes Unternehmen entsteht aus einer Idee oder Vorstellung innerhalb einer „Mutterstruktur". Im Laufe der Zeit gewinnt die Idee Kraft und Form, bis sie schließlich soweit differenziert und organisiert ist, dass sie sich als Tochterorganisation von der Mutterorganisation lösen und ein eigenes, selbständiges Dasein führen kann. Jetzt wird die junge Organisation erkunden, wohin sie sich weiter ausweiten kann, sie wird sich diversifizieren und quantitativ wie qualitativ entwickeln. Es folgt eine Phase der Stabilität, ein Plateau. Und wie lange die Zeit des Wachstums und der Stabilität auch dauern mag, irgendwann setzt ein Niedergang ein, ein Nachlassen der Kräfte und Fähigkeiten, ein Zerfall der Macht.

Die Entwicklung einer Beziehung nimmt auch wieder einen ähnlichen Verlauf. Auch eine Beziehung wird in gewissem Sinne „empfangen", nämlich als das gegenseitige Gefühl zweier Menschen, dass sie gern zusammenbleiben würden. Die Beziehung wächst und festigt sich bis zu dem Punkt, an dem sich die beiden von ihren Herkunftsfamilien lösen, um selbst eine neue Einheit zu bilden. Sobald sie als diese Einheit ihren Platz gefunden haben, möchten sie darin vor allem Stabilität und Sicherheit finden. Dann kommt die Phase, in der sie sich „diversifizieren" und Kinder haben möchten, und mit den Kindern wächst die Verantwortung. Die Familie wächst, die Kinder sind zu versorgen und werden groß, bis auch für sie wieder die Zeit kommt, ihr Zuhause zu verlassen. Das Alte weicht dem Neuen, und die Familie zerstreut sich in alle Winde.

Soweit der Verlauf, den Entwicklung und Wachstum im Allgemeinen nehmen. Es kann aber vorkommen, dass wir uns an diesem oder jenem Punkt des Weges festfahren und nicht weiterkommen. An irgendeiner Stelle und ganz unabhängig von unserem Alter entwickeln wir uns nicht weiter. Wir bleiben an einem Punkt stehen, fixiert.

Wenn unser anderes Lied aus dem Mineralreich stammt, kann uns ein Verständnis der mit den einzelnen Reihen und Spalten des Periodensystems verbundenen Themen wertvolle Hinweise darauf geben, wo genau wir stecken geblieben sind, und wie schlimm wir uns festgefahren haben. (Und wie bereits gesagt, unsere Kenntnis dieser Themen der Reihen oder Perioden und der Spalten oder Gruppen im Periodensystem verdanken wir dem bereits erarbeiteten Wissen auf dem Gebiet der Chemie und der Homöopathie.)

DIE REIHEN UND IHRE THEMEN

Die sieben Reihen des Periodensystems lassen sich als Entwicklungsstadien des Menschen auffassen. Dabei entspricht jedes Element einer bestimmten Reihe einem genau umschriebenen Energiezustand im menschlichen Leben. Bleibt jemand in einem dieser Stadien fixiert, so erkennen wir das als das andere Lied, das in ihm spielt und der Energie eines Elements an einer bestimmten Stelle im Periodensystem entspricht. In der folgenden Darstellung werden die Begriffe „Element“ (im Sinne des Periodensystems) und „Wahrnehmungsstufe“ (im Sinne einer menschlichen Seinsverfassung) austauschbar verwendet.

Das spezifische Thema einer Reihe entwickelt sich wie schon gesagt von links nach rechts und von Element zu Element, was an den vollständig gefüllten Reihen vier bis sechs besonders gut zu verfolgen ist. Elemente auf der linken Seite haben hinsichtlich des Reihenthemas ein mehr oder weniger ausgeprägtes Gefühl von Mangel, das zur Mitte hin in die Wahrnehmung übergeht, etwas erreicht zu haben und im Hinblick auf das Thema der Reihe einen sicheren Stand zu gewinnen. Weiter nach rechts setzt sich allmählich ein Gefühl von Strukturverlust oder von wachsender Untüchtigkeit im Umgang mit dem Reihenthema durch.

Die erste Reihe: Eintritt in die Existenz

Wir könnten es auch das Stadium der Empfängnis nennen. Ein Mensch, der auf diese Stufe fixiert bleibt, fragt: „Existiere ich oder existiere ich nicht?" „Bin ich oder bin ich nicht?"

Ein Mensch, dessen anderes Lied einem Element dieser Reihe entspricht, ist sich nicht ganz sicher, ob er wirklich vorhanden ist. Es kommt ihm so vor, als hätte er keine Masse, keine Materie. Ein Betroffener drückte es so aus: „Ich fühle mich wie ein Baby ohne Körper."

Häufig sind es auch Gefühle von Isolation und Trennung, so als wäre man nicht mit der Form, mit dem Ich oder mit Irgendjemandem verbunden. Deshalb suchen solche Menschen nach irgendetwas an Verbindung, was ihnen eine gewisse Sicherheit gibt, dass sie überhaupt existieren. Ohne eine solche Verbindung fühlen sie sich wie abgeschnitten, leer, ein Nichts.

Eine andere betroffene Person drückte es so aus: „Es ist, als würde ich meinen Körper beiseite legen. Ich musste diese Blase sprengen. Ich war einfach eine Gasblase, eine formlose Masse, ich bestand aus Gas. So habe ich gelebt, ein Kind in einem Traum, in einer nichtvorhandenen Blase. Ein Kind ohne einen Körper, eine nichtexistente Blase von Energie, abgekapselt, eingesperrt in einen nicht bewohnten Körper. Ich erlebte mich, wie mir klar wurde, als jemanden von geringerem Wert als jeder andere – klein, winzig, mikroskopisch und körperlos."

Die zweite Reihe: Das Stadium der Trennung

Hier nimmt sich der Mensch als Fötus wahr oder so, als würde er gerade geboren. Das ganze Leben hat für ihn etwas von Wehen. Die Geburt leitet den Prozess der Trennung und Selbstwerdung ein, und die Frage lautet hier: „Bin ich etwas Eigenständiges oder noch Teil der Mutter?"

Diese Menschen können von sehr einfacher, ja naiver Gemütsart sein. Für sie geht es weniger um Erscheinungsbild, Ernährung, Sicherheit, Leistung oder Führerschaft als vielmehr um die Frage, ob sie im Mutterschoß (oder einer schützenden Schale oder Hülle) oder außerhalb sind. Können sie schon für sich leben, oder müssen sie noch Teil des Mutterorganismus sein?

Der Mutterschoß bietet vor allem eine stabile, gleichförmige Umgebung, die einen von den Schocks und Reizen der Außenwelt abschirmt. Ein Mensch, dessen anderes Lied dem eines Elements der linken Seite dieser Reihe entspricht, wünscht sich im Leben vor allem ein stabiles und gleichförmiges Umfeld und sucht sich Menschen, die es ihm bieten können. Der Verlust einer solchen Bezugsperson kann Panik auslösen. Auch alles Plötzliche und Schockartige in der ansonsten stabilen Umgebung kann Panik auslösen, beispielsweise Nachrichten von Naturkatastrophen wie Überschwemmungen und dergleichen.

Stammt das andere Lied dagegen von einem Element der rechten Seite dieser Reihe, wird der Mensch das Bedürfnis empfinden, sich aus dieser stabilen Umgebung, die er als erstickend und beklemmend erlebt, zu befreien. Ein Beispiel für dieses Stadium finden Sie in dem ab Seite 270 dargestellten Fall.

Dritte Reihe: Entwicklung der Individualität

Hier ist die Frage der Trennung bereits Vergangenheit. Die Trennung ist vollzogen. Man existiert als etwas Eigenständiges, aber man weiß noch nicht, worin die eigene Identität besteht. Die Frage lautet jetzt: „Ich bin, aber wer bin ich?" Diese Reihe zeichnet die allmähliche Entwicklung von der Abhängigkeit zur Unabhängigkeit auf den Gebieten der Versorgung, der Ernährung und der Entscheidungsfähigkeit nach.

Die Elemente der linken Seite, beispielsweise Natrium und Magnesium, nehmen in sich einen Identitätsmangel wahr, was sich in Ausdrücken wie „Ich führe das Leben eines anderen." oder „Ich treffe keine eigenen Entscheidungen." äußern kann. Solch ein Mensch sagt vielleicht: „Ich weiß nicht, wer ich bin oder was ich möchte.", und macht sich darin ganz von anderen abhängig. Im Grunde hat er seine eigene Identität in die eines anderen einfließen lassen.

Die Elemente der rechten Seite dieser Reihe, etwa Phosphor, Schwefel und Chlor, sehen ihre Identität schon klarer und besitzen ein deutlicheres Ichgefühl – beides entwickelt sich mit jedem weiteren Schritt nach rechts in dieser Reihe. Mit der Herausbildung seiner Identität und seines Ichgefühls erfährt sich das Kind als immer deutlicher verschieden von dem Elternteil, mit dem es bis dahin identifiziert war, was schließlich dazu führt, dass es sich überlegen fühlt und aufbegehrt. Auch in dieser Reihe geht es noch um Versorgung und Ernährung. Die Elemente der linken Seite fühlen sich darin noch mehr oder weniger vollständig von anderen abhängig, während die Elemente der rechten Seite die Befriedigung dieser Bedürfnisse selbst in die Hand genommen haben. Das bedeutet nicht nur Freiheit, sondern gibt ihnen auch das Gefühl, weitgehend für sich selbst bestehen zu können.

Wir finden in dieser Reihe die kindliche Entwicklung im Alter von etwas drei bis sechs Jahren abgebildet. Hier beginnen sie ihren eigenen Willen zu entdecken und durchzusetzen, sie können manches schon allein tun und bestehen auch darauf, sie werden sich ihrer Selbst und ihrer Wirkung auf andere zunehmend bewusst.

Es ist auch das Alter, in dem es für Kinder sehr wichtig ist, sich behütet, umsorgt und geborgen zu fühlen. Häufig entstehen hier Ängste vor dem Unbekannten und Nicht-Vertrauten, und die Kinder erkennen nach und nach den Unterschied zwischen Bekannt und Unbekannt, Recht und Unrecht.

Menschen, deren anderes Lied von einem Element dieser Reihe stammt, erleben die Welt so, als wären sie ein Kind dieser Altersstufe. Es kann sein, dass sie sich emotional sehr abhängig fühlen, dass sie an jemandem hängen und diese Abhängigkeit geradezu brauchen. Sie vertrauen sich diesem Mensachen gleichsam an oder wünschen sich jemanden, dem sie sich so rückhaltlos anvertrauen können. Das ist das sehr ursprüngliche, noch bedenkenlose Vertrauen eines Kindes zu seiner Mutter: Es weiß, sie wird es niemals im Stich lassen. Schwierig wird das erst, wenn man nicht mehr Kind ist, sich aber so fühlt und dann in einer Beziehung denkt: „Wir sind eins, er ist ganz mein, und deshalb werde ich nie allein und verlassen dastehen.“ So etwas endet oft in Vertrauensbruch und Enttäuschung.

Ein Mensch dieses Typs wird dann sagen, der andere habe ihn enttäuscht, verraten, im Stich gelassen; es kann vielleicht sogar nach dem Opfer-Lied des Tierreichs klingen. Bei näherer Betrachtung wird sich aber das Grundthema dieser Reihe, Abhängigkeit und Unabhängigkeit, deutlich abzeichnen. Es äußert sich darin, dass man sich sehr dringend eine Beziehung wünscht und sie folglich eingeht, aber auf der anderen Seite besteht auch dieser Unabhängigkeitsdrang, der schließlich zum Bruch der Beziehung führt. Abhängigkeit und Unabhängigkeit sind Aspekte des Grundthemas „Struktur“.

Solche Zusammenhänge können aber auf der Ebene der dritten Reihe noch nicht durchschaut werden. Menschen dieses Typs werden immer in Nöten sein, wenn sie das Gefühl bekommen, ihre Versorgungsgrundlage werde ihnen entzogen: „Wer sorgt jetzt für mich? Wer wird mich (meine Identität) so sehen und verstehen, wie ich bin? Wer teilt meine Freude und meinen Kummer? Wie soll ich ohne diesen Menschen leben, der mir all das bietet?“ Auch Probleme zwischen den Eltern oder im Freundeskreis können sehr verunsichernd wirken.

Eine dreiundzwanzigjährige junge Frau kam mit Hautflechte (Lichen planus) zu mir. An ihren Beinen hatte sie überall dunkle und stark juckende Flecken. Diese Erkrankung mit ihrer bekannten Stress-Affinität ist recht schwierig zu behandeln. Noch schlimmer war es aber um die Gemütsverfassung dieser jungen Frau bestellt. Sie war ledig und lebte noch bei ihren Eltern, und es gab jeden Tag heftigen Streit. Das konnte sich so weit zuspitzen, dass meine Patientin richtig ausfällig wurde. Ihr Leben kam irgendwie nicht vom Fleck. Sie wusste nicht mehr aus noch ein und dachte manchmal sogar an Selbstmord. Verständlicherweise waren die Eltern sehr besorgt.

Bei unserem Gespräch sprach sie von Schlägen, vom Werfen mit Gegenständen, von dem Wunsch zurückzuschlagen, sogar zu töten, von ihren Gefühlen, vernachlässigt, schmutzig, ausgeschlossen zu sein und in der Falle zu sizen.

Ich begann meine Erkundigungen mit der Frage, wie sie selbst ihr Hautproblem beschreiben würde. Sie sagte, es gebe zwei Sorten von Hautflecken mit ganz unterschiedlichen Eigenschaften, die aber gleichzeitig und am selben Ort aufträten. Das fand ich bemerkenswert und bat sie, es noch etwas näher zu beschreiben. Sie sagte, die beiden Arten von Flecken seien völlig gegensätzlich und nur ganz entfernt ähnlich: wie Käse und Kreide.

Hier wurde die Schilderung so absonderlich, dass sie nur von ihrem anderen Lied herrühren konnte. Wieder bat ich sie, das noch etwas näher zu beschreiben, und sie kehrte das Gesagte nun spontan ins Allgemeine und bemerkte, es sei dasselbe wie im Zusammenleben mit ihren Eltern, da seien die Unterschiede ebenfalls denkbar groß. Außerdem fühle sie sich unter der Kontrolle ihrer Eltern. Sie habe das Gefühl, ihnen gehorchen zu müssen, weil „ich nicht für mich selbst denken kann". Sie ist auch innerlich zweierlei und sehr gegensätzlich, was zu einem ständigen inneren Ringen führt. Das kann so quälend werden, dass sie gegen die Wand rennen und sich auf diese Weise töten möchte.

Der Kern ihrer Selbstwahrnehmung besteht in dem Gefühl, sich nicht zu entwickeln. Sie besitzt kein klares Gefühl von ihrer Identität und ihren Wahlmöglichkeiten, und da sie nicht für sich selbst denken kann, bleibt die Frage, ob sie auf sich selbst oder auf andere hören soll, ein unlösbarer Konflikt.

Entwicklungsstillstand ist in sich selbst ein mineralisches Thema, und bei dieser jungen Frau ist davon insbesondere die Entwicklung der eigenen Identität und der Entscheidungsfähigkeit betroffen. Das ist das Thema der Elemente in der dritten Reihe des Periodensystems. Ein homöopathisches Mittel aus dieser Reihe, *Alumina*, aber auch ihre eigene Bewusstwerdung im Verlauf der Gespräche, heilte sowohl ihre Haut als auch ihr Gemüt.

Vierte Reihe: Sicherheit

Die Themen der vierten Reihe sind Festigkeit, Stabilität und Sicherheit, insbesondere im Hinblick auf Finanzen, Beziehungen, Haus, Arbeit und Gesundheit. Hier geht es darum, die Sicherheit oder „Masse" oder Stärke zu entwickeln, die einen befähigen, in der Welt zu bestehen.

Wenn sich die Identität herausgebildet hat, gilt es im nächsten Schritt, Festigkeit und Abwehrkraft zu entwickeln. Bei den Elementen der linken Seite dieser Reihe ist hier ein Mangel zu beobachten, während sich Festigkeit und Abwehrkraft im mittleren Bereich immer deutlicher entwickeln, um schließlich am rechten Ende wieder verloren zu gehen.

Das für diese Reihe typische Ansammeln von Masse, die Sicherheit und Stärke gibt, findet seinen Ausdruck in allen Bereichen des menschlichen Lebens:

- Entwicklung der Körperkraft
- Entwicklung der Knochen und Muskeln
- Finanzielle Entwicklung: Man hat Geld, Versicherungen und so weiter
- Gesundheit
- Arbeit
- Beziehungen
- Sicherheit
- Haus
- Geborgenheit

Man lebt in einem Grundgefühl von „Ich habe eine Identität, ich bin ich. Jetzt brauche ich Sicherheit." Menschen, deren anderes Lied von einem Element dieser Reihe stammt, sorgen sich um die Sicherheit ihres Arbeitsplatzes, ihrer finanziellen Versorgung und ihrer Gesundheit. Besonders empfindlich reagieren sie, wenn es um ihre Gesundheit oder die Gesundheit der Bezugspersonen geht, von denen sie abhängig sind.

Die wiederkehrenden Themen im Leben von Menschen, die auf dem Stand eines der Elemente dieser Reihe fixiert bleiben, haben in vielen Fällen mit Räubern, Soldaten und Polizisten zu tun. Der Mensch fühlt sich entweder schwach und als mögliches Opfer von Räubern (linke Seite), oder er fühlt sich so stark, dass er sogar andere vor räuberischen Übergriffen schützen kann (rechte Seite). So verschieden diese beiden Haltungen aussehen mögen, das Grundthema ist hier wie dort: Sicherheit.

Stabilität und Sicherheit stehen auch im Zusammenhang mit der Fähigkeit, gleich bleibende Tätigkeiten auszuüben, seine Arbeit zu tun, seine Funktion auszufüllen, seinen Lebensunterhalt zu verdienen. Ausdauernd gehen diese Menschen ihrer Routine nach, aber die Arbeit ist strapaziös, und im Laufe der Zeit macht sich eine gewisse Erschöpfung bemerkbar. Sie setzen alles daran, durchzuhalten (das heißt, die Lage zu ertragen und sich wacker zu schlagen) und trotz der Müdigkeit ihre Arbeit zu verrichten.

Um ihren Arbeitsplatz zu sichern, müssen sie außerdem sehr effektiv und immer ehrlich sein, prinzipientreu und ethisch einwandfrei. Schuldgefühle stammen in der vierten Reihe von dem Eindruck, man habe nicht genügend geschafft und es bei den zugewiesenen Aufgaben an Verantwortungsbewusstsein mangeln lassen. Es ist ein Gefühl, man könne ihnen Pflichtversäumnis vorwerfen. Mit ihrem Job würden sie Sicherheit und Stabilität verlieren.

Fünfte Reihe: Kreativität, der Schritt ins Neue

Die Identität ist jetzt vollständig entwickelt, und man fühlt sich sicher. Von dieser sicheren Basis aus kann man Neues erkunden, die Umsetzung frischer Ideen in Angriff nehmen, sich einen neuen Beruf suchen und auf Abenteuer einlassen. Wer auf einem Stadium dieser Reihe (besonders der linken Hälfte) fixiert bleibt, zweifelt an seiner

Fähigkeit, mit Neuem zurechtzukommen und Probleme lösen zu können. Er glaubt nicht an seine Kreativität und Erfindungsgabe, an seine Fähigkeit, etwas Neues zu schaffen. Solche Menschen benötigen bei auftretenden Schwierigkeiten Rückendeckung. Deshalb suchen sie jemanden, der sie anleiten kann, weil er auf dem Gebiet, das sie betreten möchten, bereits Erfahrung besitzt.

Das Hauptthema der fünften Reihe ist Kreativität. Kreativität bedeutet einem Menschen dieses Typs alles, gleichgültig ob er als Künstler oder Wissenschaftler oder auf literarischem Gebiet tätig ist. Auf der linken Seite der Reihe, bei Strontium etwa, mangelt es wie gesagt noch an Selbstvertrauen. Der Strontium-Typ braucht jemanden, der ihm mit Rat und Anleitung den Rücken stärkt. Er fühlt sich dem Aufbruch in etwas Neues nicht gewachsen und wagt ihn nur, wenn er jemanden findet, der ihm sagen kann, was man da tut und wie man vorgeht. Mit jedem weiteren Schritt nach rechts in dieser Reihe nimmt das Vertrauen in die eigene Kreativität zu, bis es schließlich zum rechten Ende hin mehr darum geht, den Erfolg des kreativen Schaffens aufrecht zu erhalten – man fürchtet zunehmend seinen Verlust.

In dieser Reihe ist alles Tun ein Schaffen, nichts mehr von Routine. Es geht um originelle Problemlösungen und kreative neue Ansätze. Improvisieren, erfinden, tüfteln, verbessern, Ideen schmieden, forschen... damit sind die Menschen befasst, deren anderes Lied aus dieser Reihe stammt. Wenn die Unsicherheit der Anfangsstadien hinter ihnen liegt, und sie zur Mitte der Reihe hin immer sicherer auf dem erwählten Gebiet werden, spezialisieren sie sich zunehmend. Spezialisierung ist in dieser Reihe eine Folge des zunehmenden Könnens. Ein Sitarspieler beispielsweise ist nur auf diesem einen Gebiet wirklich sehr gut. Er kann nichts anderes. Er lebt so ganz und gar in seinem Sitarspiel, dass er durchdrehen würde, sollte jemand Buchhaltung von ihm verlangen. Doch je weiter die Spezialisierung in dieser Reihe fortschreitet, desto größer werden auch die Ängste. Was, wenn er Krämpfe in den Armen bekommt oder vor wichtigen Leuten Fehler macht? Was wird dann aus seinem Ruf, und wird er sich überhaupt noch präsentieren können? Nach rechts hin nimmt die Spezialisierung immer weiter zu, das Können wird immer souveräner, aber gerade deshalb nehmen auch die Versagensängste zu, denn der potenzielle Fall wird mit jedem weiteren Schritt nach oben tiefer.

Menschen, die in einem Stadium dieser Reihe hängen bleiben, reagieren sehr empfindlich auf Kritik und sind ängstlich darauf bedacht, in den Augen anderer gut dazustehen. Da ihnen die Anerkennung anderer sehr wichtig ist, legen sie alles in das hinein, was sie auf ihrem Gebiet zu bieten haben. Deshalb sind sie häufig hervorragende Redner, Autoren, Wissenschaftler, Minister, Strategen, Planer und Ähnliches. Die Elemente in der Mitte der fünften Reihe, etwa Palladium und Argentum (Silber), sind die darstellenden Künstler, bildenden Künstler oder Wissenschaftler, die immer wieder für Neuerungen auf ihrem Gebiet gut sind. Ihre Kreativität liegt in ihrem Selbstausdruck. Sie ist das große Thema, das Abenteuer ihres Lebens.

Patient mit Nierenversagen

Ein sechzigjähriger Mann kommt mit Nierenversagen infolge einer Herzoperation in meine Praxis.

Ich frage ihn, wie er als Mensch ist.
(R: Dr. Rajan Sankaran, P: Patient)

P: Der Körper muss aktiv sein. Sonst wird man dumpf und schwer. Ich sehe zu, dass ich irgendwie aktiv bleibe.

R: Erzählen Sie mir etwas über Ihre Hobbys und sonstigen Interessen.

P: Ich bin nicht gerade intellektuell, aber gute, seriöse Lektüre mag ich schon. Am Morgen mache ich einen Spaziergang, abends Yoga. Ich achte sehr auf meine Ernährung.

R: Erzählen Sie mir etwas über Ihre Arbeit.

P: Ich leite einen Herstellungsbetrieb, und zwar ganz allein. Ich habe viele Verpflichtungen. Gleichbleibende Tätigkeiten mag ich nicht. Ich mache Entwürfe. Jeder Auftrag ist eine Herausforderung. Am liebsten nehme ich Sachen an, bei denen nicht schon alles festgelegt ist.

R: Erzählen Sie mehr darüber.

P: Der Kunde möchte etwas Bestimmtes von mir gemacht haben. Wir setzen uns zusammen und sprechen darüber, und ich entwickle ihm meine Vorstellungen. Natürlich muss ich es ihm so nahebringen, dass er Geschmack daran findet. Bei manchen Jobs zeigt sich dann allerdings, dass sie schwieriger sind, als ich angenommen hatte. In Teilbereichen muss ich mich mit anderen absprechen. Ich erkundige mich, was für Ideen sie dazu haben.

R: Was macht Sie nervös?

P: Wenn man nichts weiß. Wenn Probleme auftreten. Wenn wir wegen der Lieferfristen unter Druck geraten. Oder wenn ich irgendeine Sache ganz neu entwerfen muss.

R: Sie haben das Wort „Herausforderung" gebraucht. Sagen Sie dazu bitte noch etwas mehr.

P: Das betrifft alles, was man noch nie gemacht hat. Man macht es zum ersten Mal. Man bespricht sich mit anderen, man studiert, man schlägt in Büchern nach, und so findet sich dann eine Lösung. Ich mag kreative Arbeit, Routine liegt mir gar nicht. Wenn man dann einmal einen Weg eingeschlagen hat und mitten in der Sache drin ist, kann man nicht mehr davon abgehen.

R: Sagen Sie dazu noch ein bisschen mehr.

P: Wenn Termine vereinbart sind, kann man nicht mehr aussteigen. Man muss dann sogar Verluste in Kauf nehmen. Wir stehen zu unseren Vereinbarungen. Ein gegebenes Versprechen gilt. Vertrauen ist eine sehr wichtige Sache. Ich habe ein volles Jahr mit einer Sache gekämpft und kann dann unmöglich aufgeben. Wenn ich mich auf etwas eingelassen haben, bin ich wie daran festgekettet. Manchmal bin ich frustriert, aber als Versager sehe ich mich nicht.

R: Erzählen Sie mir von Ihren Träumen.

P: Nichts Beängstigendes. Manchmal kommen mir im Schlaf Ideen. Dann setze ich mich gleich an den Tisch und arbeite sie aus. Wenn der Einfall da ist, muss ich ihn sofort umsetzen.

Verständnis des Falls

Entwerfen, Kreativität – das ist die fünfte Reihe. Immer gleiche Abläufe, Routine, mag er nicht. Er nimmt gern Dinge in Angriff, bei denen noch nicht alles vorgegeben ist, da kommen ihm die Ideen. Aber er berät sich auch gern mit anderen. Jeder Auftrag ist eine Herausforderung. Vereinbarungen gelten, was versprochen ist, muss auch eingehalten werden. Aufgeben gibt es nicht.

Sein anderes Lied geht offenbar so: „Ausdauer beim Vorstoß auf Neuland."

Nach der Einnahme eines homöopathischen Mittels (Ruthenium) aus der fünften Reihe des Periodensystems gingen seine Nierenprobleme deutlich zurück.

Sechste Reihe: Verantwortung und Macht

In der sechsten Reihe geht es um die Übernahme von Verantwortung, das Streben nach Macht und die Notwendigkeit, hohem Druck standhalten zu können. Das Grundgefühl sieht so aus: „Ich habe eine Identität (dritte Reihe), ich kann mich selbst schützen (vierte Reihe), ich bin kreativ (fünfte Reihe), aber jetzt muss ich Verantwortung übernehmen und führen."

Die Elemente auf der linken Seite dieser Reihe, Barium zum Beispiel, leben in dem Gefühl, dass sie Verantwortung übernehmen sollten, aber in keiner Weise über die notwendigen Mittel verfügen. Sie machen sich in allem, sogar in Kleinigkeiten, von anderen abhängig. Ihre Unfähigkeit, ihre „Mangelhaftigkeit", ist ihnen nur allzu bewusst. Sie können nicht einmal für ihr eigenes Handeln Verantwortung übernehmen und halten sich stets an andere, die alle wichtigen Entscheidungen für sie treffen sollen.

Zur Mitte dieser Reihe hin wird das Grundthema der Verantwortung und Führungsrolle zunehmend bewältigt, und mit den Elementen Aurum (Gold) und Platinum sind diese Fähigkeiten vollkommen entwickelt. Hier kann es sich um Menschen handeln, die die Last ihrer Verantwortung als ebenso groß wie die einer politischen oder industriellen Führungsgestalt sehen. Sie spüren einen ungeheuren Druck, dieser Anlage, die sie in sich fühlen, gerecht zu werden, ihre Pflicht zu tun und große Verantwortung zu tragen. Wenn sie die angestrebte hohe Position schließlich einnehmen, wird ihnen auch das damit verbundene Machtgefühl zuteil. Zur rechten Seite dieser Reihe hin geht es dann zunehmend darum, dass ihnen diese Macht trotz ihrer verzweifelten Anstrengungen zunehmend entgleitet.

Ein Mann von fünfundvierzig Jahren konsultiert mich 1998 wegen akuter Bauchschmerzen.

Er sagt: „Die letzten eineinhalb Monate habe ich Magenschmerzen. Ich habe dann im Oberbauch kolikartige Schmerzen und dazu ein schreckliches Brennen."

Es wurden etliche Untersuchungen gemacht, und die Suche nach Linderung treibt ihn von Arzt zu Arzt. Sie kommen zu keiner Diagnose, nur zu Verdachtsäußerungen – verschiedene Spezialisten haben bereits auf Geschwüre, Tuberkulose und Krebs getippt. Er gibt mir einen sehr übersichtlich gegliederten Bericht. Er achtet sehr darauf, den ganzen Ablauf in allen Einzelheiten korrekt wiederzugeben.

Weiter sagt er: „Wenn der Schmerz – eben jetzt habe ich ihn – so richtig losgeht, werde ich völlig... wenn mich jemand nach dem Namen fragt, weiß ich ihn nicht ... so ein Schmerz ist das. Ich werde völlig unfähig zu irgendetwas."

Ich frage, was er für ein Mensch ist.

„Meine Frau und meine Tochter haben mich zu Hause noch nie gut gelaunt erlebt. Ich bin ständig irgendwie angespannt, Gründe gibt es immer. Auch im Büro kann ich mich über Kleinigkeiten aufregen. Wenn irgendetwas nicht erledigt wird, wie es aus meiner Sicht hätte geschehen müssen, bringt mich das auf. Wenn etwas getan werden müsste und immer wieder liegen bleibt, werde ich ärgerlich. Ich bin auch immer in Sorge, was die Entwicklung und Erziehung meiner Tochter angeht. Im Büro zählt nur voller Einsatz: Projekte betreuen, Fabrikneubauten und dergleichen. Ich bin eigenwillig und reizbar und eigentlich ständig deprimiert."

Ich frage ihn nach Stress.

Er sagt: „Immer unter Termindruck bei der Projektausführung. Und manchmal ist die Terminplanung unrealistisch knapp. Sie zahlen überdurchschnittlich, und sie machen alle, auch der Direktor, keinen Hehl daraus, dass man wohlgelitten ist und auch ordentlich Geld haben soll, solange der Ausstoß stimmt, aber wenn du nicht die erwartete Leistung bringst – tschüss. So etwas wie einen sicheren Arbeitsplatz gibt es da nicht. Man kann fünf Jahre lang Hervorragendes geleistet haben, für das sechste Jahr hat man dadurch trotzdem keinen Bonus. Du musst ständig das Maximum leisten. Außerdem steht man bei allem unter Konkurrenzdruck, jeder möchte es in der Firma zu etwas bringen."

„Konkurrenz" ist zwar ein Wort aus dem Tierreich, aber der Gebrauch eines Wortes bestimmt noch nicht, aus welchem Tierreich das andere Lied dieses Menschen stammt; es beschreibt zunächst nur das, was ihm begegnet. Aber wie erlebt er die Situation? Er steht unter Druck, hohem Druck, und das ist ein Hinweis auf das Mineralienreich. Er steht unter Druck und kann in seinem Job nur durch pausenlose Höchstleistung überleben. Und wenn er aufsteigen will, muss er mit diesem ständigen Druck leben können, der ebenfalls immer höher wird.

Es geht um Verantwortung, und seine ängstliche Gespanntheit deutet darauf hin, dass er seiner Fähigkeit, diese Verantwortung zu tragen, nicht mehr so recht traut.

Nach einer besonderen Stresssituation in seinem Leben befragt, erzählt er: „Die lange Krankheit meines Vaters war eine zusätzliche Belastung. Er lebte bei uns. Ständig steht man vor dieser bangen Frage, wie es wohl mit ihm weitergehen wird. Er ist schließlich an einem Herzstillstand gestorben. Er hatte dreißig Jahre lang Diabetes gehabt. Ich hatte die Aufgabe, seinen Blutzuckerspiegel zu überwachen."

Später fügt er hinzu: „Wenn mit irgendwem in der Familie etwas ist, vergessen wir einfach alles. Die Kinder meiner Schwester, meines Bruders... wenn Jemand mir heute sagt, einem der Kinder sei etwas passiert, lasse ich alles stehen und liegen und laufe augenblicklich los. Sie liegen mir sehr am Herzen, und ich fühle mich auch verantwortlich. Das gilt genauso für meine Mutter und meinen Vater, beide. Das vergangene Jahr war bitter für mich, weil wir dachten, wir hätten unseren Vater umgebracht. Ich sah ihn sterben und konnte nichts tun. Ich fühlte mich schuldig, als hätte ich etwas ganz besonders Schlimmes angerichtet. Ich habe diese Niederlage hinnehmen müssen, und es ist mir in diesem vergangenen Jahr nicht möglich gewesen, mich davon zu lösen. Ich habe das Gefühl, durch meine Nachlässigkeit seinen Tod verschuldet zu haben. Ich hätte zumindest eine zweite und dritte medizinische Meinung einholen müssen."

Er lebt in dem Gefühl, seiner Verantwortung überhaupt nicht gerecht geworden zu sein. Und der Fehler ist durch nichts wiedergutzumachen.

Die Kernpunkte in diesem Fall sind:

- Ständiger hoher Leistungsdruck
- Sehr hohes Verantwortungsbewusstsein
- Und diese beiden Punkte sind Hinweise auf die sechste Reihe des Periodensystems.

Das Thema „Verantwortung" zeigt sich sehr klar in Folgendem:

- Er fühlt sich vollkommen für die Gesundheit seines Vaters verantwortlich. Der kleinste Fehler führt in die Katastrophe, und alles ist aus.
- Er fühlt sich für die Familie verantwortlich, für das gesundheitliche Wohlergehen aller. Er muss sich um die Verehelichung seiner Schwestern kümmern und dafür sorgen, dass mit der Erziehung seiner Tochter alles richtig läuft.
- Er nimmt in seiner Firma eine hohe Position ein.
- Er träumt, aus großer Höhe abzustürzen.

In diesem Verantwortungsgefühl schwingt überall Versagensangst und drohende Katastrophe mit, was uns zu den Elementen auf der rechten Seite dieser Reihe führt, den Elementen des Abbaus und des Versagens, für die Wörter wie diese bezeichnend sind:

- Beschädigen
- Zerstören
- Ruin
- Schiffbruch
- Fehlschlag
- Rückschlag

Wir erkennen hier auch, dass seine Bewältigungsreaktion (vgl. das Kapitel „Ursprünge") zum Typ „unmöglich" gehört.

Er bekam das homöopathische Mittel *Plumbum* (Blei), das in der sechsten Reihe den vierzehnten Platz einnimmt und seine Beschwerden schnell heilte. Auch Jahre später half ihm das Mittel erneut in einer gesundheitlichen Krisensituation.

Siebte Reihe: Zerfall

Das ist das Stadium, in dem die Höhe der Macht erreicht und überschritten wurde, und die Macht nun ihrem Zerfall und ihrer Auflösung entgegengeht.

Alles, was Phasen des Aufbaus und der Konsolidierung erlebt, muss auch irgendwann wieder zerfallen. Wie die Elemente selbst (Uran und Plutonium) so schwer geworden sind, dass sie ihren inneren Zusammenhalt nicht mehr wahren können, so erleben auch die Menschen, die sich auf dieser Stufe befinden, ein Brüchigwerden und schließlich den Zerfall ihrer einstigen Machtstellung und der damit verbundenen Rolle.

ZUSAMMENFASSUNG

Alle Elemente in der Welt der Minerale fügen sich perfekt ins Periodensystem ein, jedes genau an seinem richtigen Platz. Und das Periodensystem bildet nicht nur das Bezugsmuster für Chemie und Physik, sondern verdeutlicht auch die Abläufe eines überall in der Welt erkennbaren Entwicklungsgeschehens. Und dieses im Periodensystem abgebildete Grundmuster ist am Beginn ein Prozess zunehmender Komplexität, gefolgt von einem Mittelteil oder Plateau der Stabilität, an das sich zuletzt der unvermeidliche Niedergang und schließlich Zerfall anschließt. Es ist wirklich erstaunlich, wie durchgängig sich dieses Grundmuster in allen Wachstumsprozessen auf der Erde wiederholt – als wollten uns die Elemente, die Grundbausteine unserer Welt, durch ihren Bau und ihr Verhalten die tiefste Wirklichkeit menschlichen Daseins vor Augen führen. Die mineralische Geschichte hat unverkennbar einen Widerhall in der menschlichen Geschichte.

Der Entwicklungsweg eines Menschen – die sieben Lebensalter des Menschen – entsprechen den sieben Reihen des Periodensystems:

Stadium/Reihe 1	Empfängnis
Stadium/Reihe 2	Vorgeburtliches Leben und Geburt
Stadium/Reihe 3	Säuglings- und Kleinkindalter
Stadium/Reihe 4	Kindheit
Stadium/Reihe 5	Zeit des Heranwachsens
Stadium/Reihe 6	Erwachsenenalter
Stadium/Reihe 7	Alter und Tod

Probleme und Stress entstehen dann, wenn der Mensch – aus welchem Grund und auf welcher Altersstufe auch immer – in irgendeinem der Stadien (Reihen) stecken bleibt. Dann dreht sich alles im Leben dieses Menschen nur noch um die Themen dieser Reihe, und alles andere bleibt ausgeschlossen. In allem, was ihn ausmacht, ist dann nur noch das Lied dieser Reihe zu hören. Er kann nicht mehr im Augenblick präsent sein, er hat keine Freiheit, weil das Gefühl eines fundamentalen Mangels oder Strukturverlusts so stark bei ihm ist. Das ist seine Wahnidee von seiner inneren Struktur, und es ist das innere Lied, das sich durch alle seine Wahrnehmungen und Erfahrungen zieht. Es ist der Filter, durch den er sein Leben erfährt. Innere und äußere Realität sind bei ihm nicht deckungsgleich, sie scheinen nicht zueinander zu passen, und das erzeugt seinen Stress. Er lebt in ständiger Spannung und unter ständigem Druck angesichts eines Problems, dessen Lösung er sich nicht zutraut.

HUMOR UND DIE NATURREICHE

In Witzen kann das andere Lied besonders deutlich hervortreten. Witze sind eine gesellschaftlich akzeptierte und sehr beliebte Form, das andere Lied zu singen. Sie spielen auf der Ebene der Wahnideen (Ebene 4) und sind folglich den Empfindungen (Ebene 5) sehr nahe,

Alles Menschliche ist ein Trauerspiel. Der heimliche Ursprung des Humors ist Kummer, nicht Freude. Im Himmel gibt es keinen Humor.

MARK TWAIN

Nehmen wir als Beispiel diesen australischen Witz:

Ein Aborigine und ein Weißer sitzen in derselben Zelle ein. Der Weiße sagt: „Ich muss hier ein halbes Jahr absitzen, weil ich auf meine Schwiegermutter geschossen habe, und ich kann froh sein, dass der Schuss daneben ging, sonst hätten sie mich zu einem ganzen Jahr verknackt. Was hast du denn ausgefressen?" Der Aborigine sagt: „Mir haben sie fünf Jahre gegeben, weil ich mit meinem Motorrad ohne Licht gefahren bin, und ich kann froh sein, dass es am Tag war..."

Die krasse Diskriminierung allein genügt schon, um hier das tierische Lied zu hören.
Und kennen Sie den?

Jacob, Inhaber einer Kleidermanufaktur, kommt von einer Italienreise zurück. „Na, wie war der Trip?", fragt sein Partner. „Klasse", erwidert Jacob. „Hast du auch den Papst gesehen?" „Na klar." „Und was hältst du von ihm." „Größe sechsundzwanzig, würde ich schätzen."

Ein ziemlich mineralisches Lied, oder? Dieses hier auch:

Der Nachmittag geht seinem Ende zu, und die Gäste rüsten sich zum Aufbruch. „Mrs. Salomon", sagt eine der Damen, „ich muss Ihnen sagen, dass Ihre Plätzchen einfach köstlich waren, ich habe vier davon gegessen." „Fünf", erwidert die Gastgeberin, „aber wer zählt schon mit."

Und wenn Sie auch noch den Inbegriff mineralischer Abhängigkeit erklingen lassen wollen, wie wäre es mit dem hier:

Die verheiratete Tochter ruft an. „Hallo Mama."

„Hallo mein Liebes, was gibt's?"

„O Mama, ich weiß gar nicht, wo ich anfangen soll. Die Kinder haben beide die Grippe. Eben ist der Kühlschrank ausgefallen. In der Küche leckt der Siphon, und in zwei Stunden kommen meine Freunde zum Essen. Was soll ich nur machen?"

„Herzchen, lass dir keine grauen Haare wachsen. Ich nehme einfach den Bus und fahre in die Stadt, und die paar Kilometer Fußweg bis zu dir schaffe ich dann auch noch. Ich kümmere mich um die Kinder, koche dir und deinen Freunden ein tolles Mittagessen, und das Abendessen für Barry mache ich auch noch."

„Barry? Wer ist das denn?"

„Na, Barry, dein Mann."

„Aber Mama, mein Mann heißt Steve... Hast du 546 30 30?"

„Nein, 546 30 40."

Pause.

„Heißt das, du kommst nicht?"

Wir sehen hier auch, dass Humor und Sinn für Humor nicht für alle gleich sind. Die Witze, die einer erzählt oder komisch findet, haben viel mit seinem anderen Lied zu tun.

DIE GESUNDE SEITE DES ANDEREN LIEDES

Es ist nicht immer ein Krankheitszeichen, wenn wir uns mit Mineralen, Tieren oder Pflanzen eins fühlen. Auch der gesunde Mensch hat Anteile aller drei Naturreiche in sich – die Stärke der Metalle, die Bindekraft der Salze, die Flüssigkeit des Wassers, die Schönheit einer Blüte, das Fruchttragende eines Baums, die Sexualität eines Tiers, den

Flug der Vögel. Alle diese Aspekte fließen in sein Leben, seine Kunst, seine Poesie ein, sie finden sich in seinen alltäglichen Äußerungen, in seinen Symbolen und Gleichnissen wieder. Und da all das in ihm ist, liebt er die Natur und schwelgt in ihrer vielgestaltigen Pracht.

Ich war einmal im Jim-Corbett-Nationalpark, einem Tigerreservat in Nordindien. Hunderte von Besuchern buchen hier täglich die Safari in der Hoffnung, frei lebende Tiger zu sehen. Da der Park mehr als tausend Quadratkilometer groß ist und nur gut hundert Tiger beherbergt, sind die Chancen nicht gerade sehr groß. Ich war viermal dabei und habe keinen Tiger gesehen. Auch wenn es mit der Zeit teuer und zeitaufwändig wird, buchen manche einfach immer wieder diese Safari, um vielleicht für ein paar Sekunden einen Tiger zu sehen.

Unsere Einstellung zu den Tieren – staunende Bewunderung, schlichte Tierliebe, Sympathie, Faszination, Hass oder Ekel – findet auch in der Menschenwelt unzählige Ausdrucksformen. Der Thron wird in Indien „Löwensitz" genannt, eine Anspielung auf die hervorragende Stellung des Königs der Tiere. Geschichten und Comics ohne Zahl, Reklame, Namen, Produkte, Symbole, Designs, Parfüms, Modeartikel schöpfen aus den vielfältigen Themen des Tierreichs. Die Bullen (Hausse) und Bären (Baisse) der Börse, die Falken und Tauben der Internationalen Politik und alles, was sich im Haifischbecken der Businesswelt tummelt, das sind nur einige Beispiele für die Präsenz des Tierbewusstseins in der Menschenwelt. Auch Redensarten wie „das wurmt mich", „der hat einen Vogel", „Schwein gehabt" oder „sie ist ein Schmetterling" sind deutliche Anklänge des tierischen Liedes.

Nicht weniger bezeichnend ist unsere Begeisterung für Steine, Kristalle und Berge, aber auch für unsere eigenen Bauwerke wie Häuser, Brücken, Schlösser, Burgen – lauter Zeichen unserer Verbundenheit mit der mineralischen Welt. Der Grand Canyon, die Chinesische Mauer, der Himalaja und die Niagarafälle ziehen ebenso Besucher an wie die Tiger im Reservat, und so gibt es natürlich auch zahlreiche mineralische

Metaphern: felsenfest überzeugt, eiserner Wille, ein gestählter Körper, das goldene Zeitalter, diamantene Hochzeit, politisches Schwergewicht, fragile Beziehungen, starkes Band und „er hinterlässt ein Vakuum".

Schließlich die Pflanzen, die uns alle ansprechen und nicht nur die mit dem grünen Daumen. An kalifornischen Redwoods, Kakteen, Blumen, Palmen und so vielen anderen Pflanzen bewundern und lieben wir die Schönheit und das Grün. Natürlich gibt es auch hier viele Metaphern und Redensarten, zum Beispiel „zittern wie Espenlaub", „baumstark", „sich verzweigen", „Wurzeln schlagen", „aufblühen", „die Früchte ernten", „zur Reife bringen", „im Keim ersticken".

Unsere Einstellung zu den Naturreichen sagt viel über das aus, was wir in uns haben: Wir sind besonders empfänglich für das Naturreich, aus dem unser anderes Lied stammt. Aber eigentlich sind alle Naturreiche mit ihren Qualitäten mehr oder weniger stark in uns vertreten und kommen in den verschiedenen Bereichen unseres Lebens zum Tragen. Unsere mineralischen Anteile unterstützen uns bei der Arbeit, bei allen notwendigen Berechnungen, bei Innovationen und in Führungsaufgaben, beim Aufbau von persönlichen Beziehungen, beim Aufbau auf staatlicher Ebene und bei Bauwerken jeder Art. Unsere pflanzlichen Anteile geben uns Sinn für Schönheit, für Kunst und Musik, aber auch Sensibilität für die Gefühle anderer. Sie verleihen der Struktur Farbe, Duft und Herzenswärme. Die tierischen Anteile schließlich lassen uns den Vorsprung und zugleich die Eingebundenheit in die Gruppe suchen, und sie sind es, die das Wetteifern um die besten Plätze so prickelnd machen.

Die Werbung bedient sich all dieser Aspekte des menschlichen Wesens besonders gern. Die Werbung für Banken oder Versicherungen etwa ist ganz auf mineralische Aspekte wie Wachstum, Sicherheit, Beziehungen und so weiter abgestellt. Die Anzeigen eines Farbenherstellers dagegen werden sich auf pflanzliche Qualitäten wie Sonnenschein, Farbenspiel und Wärme konzentrieren. Und in der Werbung für Parfüms stehen tierische Aspekte wie Attraktivität und Sexualität im Vordergrund.

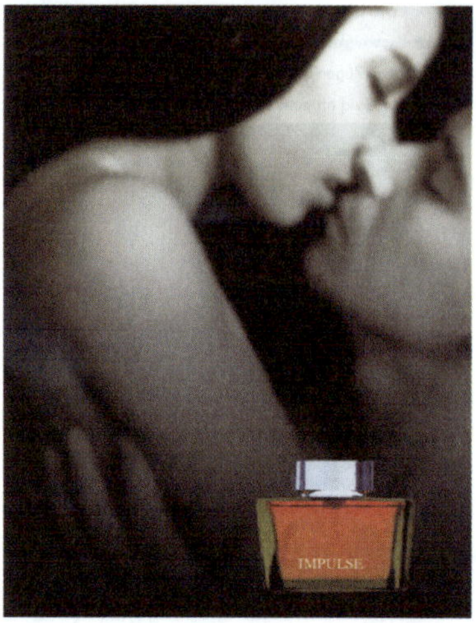

Werbung aus dem Tierreich:

Bei Parfüm (Mode, Unterhaltung und Ähnlichem) geht es in erster Linie um Attraktivität und Rivalität, man möchte Aufmerksamkeit erregen, und das sind tierische Qualitäten. Auch die Werbung auf diesem Sektor hat die tierische Seite des Menschen im Auge, sie ist auf Sexualität und Attraktivität ausgerichtet – wie man auf sich aufmerksam macht.

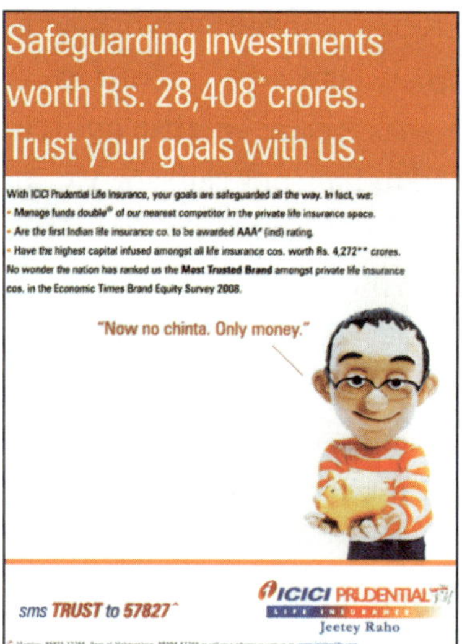

Werbung aus dem Mineralreich:

Bei Versicherungen und Geldanlagen geht es um Sicherung und Aufbau von Vermögenswerten (Struktur). Deshalb muss die Werbung auf diesem Sektor unsere mineralische Seite ansprechen. Die hier wiedergegebene Anzeige lässt etliche mineralische Qualitäten erkennen, darunter auch Wörter wie Sicherung, Wert, Vertrauen. Sie hebt die Größenordnung und den Wert des Unternehmens hervor und gibt anhand seines Ratings einen Eindruck von seiner Leistungsfähigkeit. Auch statistische Daten fehlen nicht. Der Mann mit den betont kindlichen Zügen und dem Sparschwein in den Händen steht für den tiefen Wunsch, sein Geld an einem vertrauenswürdigen Ort unterzubringen. Im Periodensystem würden wir hier an die dritte und vierte Reihe denken, in denen es um Vertrauen (Reihe 3) und Geld und Sicherheit (Reihe 4) geht.[2]

[2] Abdruck mit freundlicher Genehmigung der ICICI Prudential.

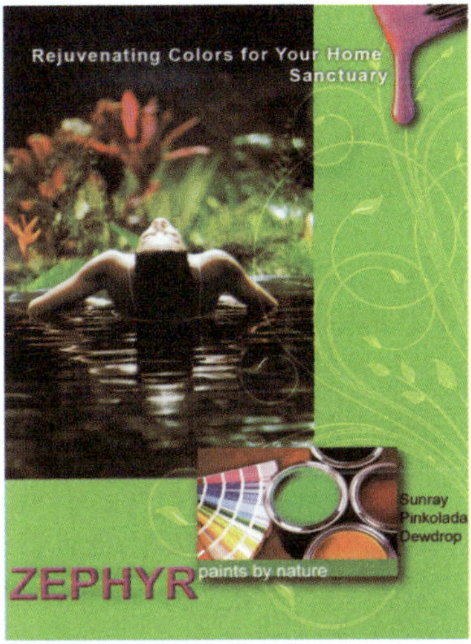

Werbung aus dem Pflanzenreich:

Eine Anzeige eines Farbenherstellers (ähnliches gilt auch für manche Produkte auf dem Lebensmittelsektor, zum Beispiel Kaffee, für Körperpflegeprodukte, Raumausstattunwg und dergleichen) ist meist auf unsere pflanzliche Seite abgestimmt und betonen Farbe, Natur, Licht, Duft, Berührung, also die sensorischen Aspekte unserer Natur. Das kann nur so sein, denn diese Produkte haben nichts mit mineralischen oder tierischen Zügen wie Struktur und Überleben zu tun, dafür umso mehr mit der Sensibilität, die uns mit den Pflanzen verbindet.

Krankheit ist also nicht bereits durch das Vorhandensein tierischer, mineralischer oder pflanzlicher Qualitäten im Menschen gegeben. Krankheit ist vielmehr die Fixierung auf irgendeinen dieser Aspekte und die daraus resultierende Unfreiheit. Wir agieren dann nur noch gemäß diesem anderen Lied in uns, selbst dann, wenn die äußere Realität ein anderes Verhalten verlangt.

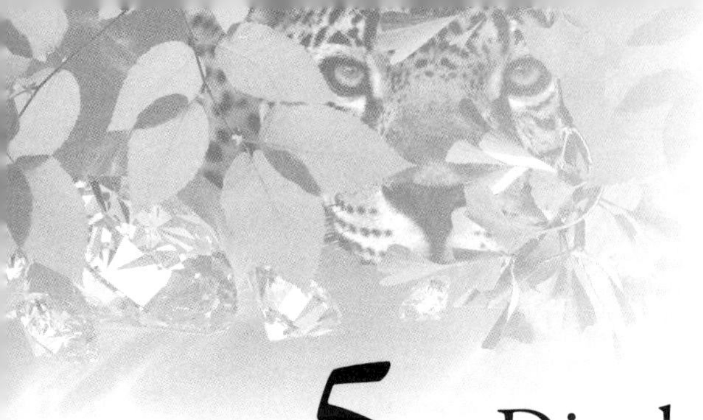

5 Die drei Postulate

Von allem, was du sagst, was auch immer du meinst, wenn du es sagst, trifft auch das Gegenteil zu.

Was dieses Buch an Philosophie vermittelt, beruht auf einigen Postulaten, die ich aus vielen Jahren der medizinischen Praxis ableite.

DAS ERSTE POSTULAT:

Empfindung und Aktion sind gleich und entgegengesetzt.

Das bedeutet, dass unsere Reaktion auf eine Situation davon abhängt, wie wir sie wahrnehmen. Unsere Aktionen sind vielfach ein Abbild unserer Wahrnehmung, unseres Gefühls von dem, was gerade geschieht oder uns angetan wird.

Wenn jemand beispielsweise das Verhalten eines anderen als körperlichen oder geistigen Übergriff auf seine Person sieht, wird er den Impuls haben, entsprechend zu reagieren. Oder wenn sich jemand durch einen anderen geschädigt sieht, wird er diesem anderen seinerseits Schaden zufügen wollen, und zwar in dem Ausmaß, in dem er sich selbst geschädigt sieht. Vielleicht setzt er den Impuls nicht unbedingt in Aktion um, aber er wird eine natürliche Tendenz in diese Richtung haben.

Das gilt auch umgekehrt. Wenn Sie jemandem Schaden zufügen möchten, dann heißt das, dass Sie sich selbst bewusst oder unbewusst als jemanden wahrnehmen, dem Schaden zugefügt wird. Das kann im Extremfall bedeuten: Wenn jemand sich von außen bedroht sieht, und zwar so sehr, dass er umgebracht zu werden fürchtet, wird er auf diese empfundene Todesdrohung mit der Bereitschaft, andere zu töten, reagieren. Das ist bei Menschen mit hoher Tötungsbereitschaft häufig zu erkennen. Sie sind bereit zu töten, weil ihre innere Wahrnehmung ihnen sagt, dass ihr eigenes Leben akut bedroht ist.

Solche im Grunde selbstverständlichen Gegenüberstellungen von Empfindungen und Aktionen beobachten wir an vielen Menschen. Unser Postulat „Empfindung und Aktion sind gleich und entgegengesetzt" hilft uns sehr beim Verständnis eines anderen Menschen. Oft beobachten wir, dass jemand in seiner Reaktion auf eine Situation nur eine der beiden Seiten unserer Gleichung von Empfindung und Reaktion auslebt. Mit dem Wissen um diese Gleichung können wir aber aus seinem Handeln erschließen, wie er sich in dieser Situation wahrnimmt, und so werden wir viel tiefer verstehen, wie dieser Mensch sein Leben erfährt. Das gilt natürlich auch anders herum: Vielleicht beschreibt er seine Wahrnehmung der Situation, sein Gespür für die Lage nur in Worten und setzt es kaum je in Aktion um. Zumindest wissen wir dann, wie er gern reagieren *würde*, selbst wenn er es nicht dazu kommen lässt.

Empfindung und Aktion sind also zwei Seiten derselben Münze, eins gleichsam vom anderen impliziert. Wo sich eine Empfindung zeigt, muss die Tendenz zu einem entsprechenden Handeln in der Gegenrichtung vorhanden sein. Wo Aktion stattfindet oder eine Handlungstendenz sichtbar wird, muss eine entsprechende, aber entgegengesetzte Empfindung vorhanden sein.

Für mich als praktizierenden Mediziner ist dieses Prinzip im Gespräch mit Patienten eine große Hilfe. Es führt mich oft sehr schnell zu dem, was in ihren Worten unbewusst mitschwingt. Wenn jemand beispielsweise sagt: „Ich könnte ihn/sie umbringen", achtet man automatisch darauf, dass dahinter die Empfindung „ich soll umgebracht werden" steht. Diese Empfindung wird sich dann sehr wahrscheinlich auch in den Träumen, Interessen und Hobbys dieses Menschen wiederfinden. Manchmal klingt diese Empfindung sogar schon in der Schilderung der (körperlichen oder psychischen) Hauptbeschwerde an, etwa wenn jemand sagt: „Diese Halsschmerzen bringen mich um!"

DAS ZWEITE POSTULAT:

Das Gegenteil von allem, was gesagt wird, trifft ebenfalls zu.

Bei diesem Postulat geht es um Sensibilität oder Empfindlichkeit. Die besondere Empfindlichkeit ist das Wichtigste, was es an einem Menschen zu verstehen gilt, und sie ist immer Hinweis auf eine Polarität. Wenn jemand zum Beispiel gegen feuchtes Wetter empfindlich ist, wird ihm trockenes Wetter lieber sein. Wenn er gegen Kritik empfindlich ist, wird er jedes Lob mit Wonne entgegennehmen. Wenn jemand sehr empfänglich für Musik und Harmonie ist, wird er dissonante Musik nur schwer ertragen. Ein anderer, der sich nichts aus Musik macht, lässt harmonische wie misstönende Musik gleichermaßen an sich vorbeirauschen; er hat einfach nicht diese Sensibilität.

Wenn jemand spontan ein Thema anschneidet, nach dem nicht direkt gefragt wurde, kann man davon ausgehen, dass dieses Thema mit seiner besonderen Sensibilität in Zusammenhang steht. Und diese Sensibilität hat gleichsam zwei Enden. Nehmen wir an, diese Person traue sich überhaupt nicht zu, vor anderen sprechen zu können; das Sprechen in der Öffentlichkeit ist demnach ein besonders sensibler Punkt. Aber sein mangelndes Selbstvertrauen auf dem Gebiet kann auch bedeuten, dass er ein besonders guter Sprecher sein könnte, eben weil hier seine besondere Sensibilität liegt. Seine Sensibilität lässt ihn nicht nur den öffentlichen Auftritt fürchten, sondern enthält auch das Potenzial, ein hervorragender Sprecher zu werden. Es trifft zu, dass unsere größte Schwäche auch den Keim einer großen Stärke birgt – und umgekehrt.

Sie werden sich fragen, wie denn ein solcher Mangel an Selbstvertrauen die Kehrseite einer besonders ausgeprägten Anlage zum Sprechen vor Publikum sein kann. Ich meine Folgendes: Wenn jemand sagt, er traue sich nicht zu, vor Publikum zu sprechen, schwingt darin immer auch der Wunsch nach genau dem mit, was er sich nicht zutraut. Beidem, dem Mangel an Selbstvertrauen und dem Wunsch, ein erfolgreicher Sprecher zu sein, liegt die Neigung zu eben dieser Tätigkeit zugrunde – sie ist das Gebiet seiner besonderen Sensibilität. Beide Seiten der Medaille bringen seine Sensibilität gegenüber dem Thema des Sprechens vor Publikum zum Ausdruck, einerlei, ob das Selbstvertrauen und die Befähigung vorhanden sind, oder das Selbstvertrauen fehlt, und der Mensch die Befähigung nicht zu haben glaubt. Wir müssen demnach auf die Sensibilität achten, unabhängig davon, ob sie in positiven oder negativen Worten dargestellt wird. Wenn das einmal erkannt ist, spielen die Ausdrucksformen keine große Rolle mehr.

Alle Gegensätze sind wie Vorder- und Rückseite derselben Medaille. Angst kann nur in Beziehung zu ihrem Gegenteil, Mut, vorhanden sein. Wenn also jemand sagt: „Ich sterbe vor Angst bei dem Gedanken, vor Publikum zu sprechen“, dann heißt das auch: „Ich würde gern vor Publikum sprechen, und wenn es sich mal ergibt, kann ich vielleicht sogar sehr selbstbewusst sprechen.“

Betrachten wir als weiteres Beispiel jemanden, dessen besondere Sensibilität auf dem Gebiet moralischer Fragen liegt. Er sagt, er reagiere auf Täuschung und Schlechtigkeit besonders empfindlich. Das bedeutet zunächst, dass es ihn betroffen macht, wenn er bei anderen dieses Verhalten beobachtet, und dass er sich selbst nie so verhalten würde. Es kann aber auch bedeuten, dass er selbst die Anlage zu Täuschung und Fehlverhalten hat, also genau zu dem, was er verurteilt. Er kann über diese Dinge nur deshalb sprechen, weil hier seine besondere Sensibilität liegt. Kurz, Sensibilität hat immer zwei Richtungen, weshalb wir im Hinblick auf die Sensibilität sagen: „Auch das Gegenteil dessen, was gesagt wird, trifft zu."

Dieses zweite Postulat geht Hand in Hand mit dem ersten: „Empfindung und Aktion sind gleich und entgegengesetzt." Wenn jemand etwas benennt, worauf er besonders empfindlich reagiert, dürfen wir annehmen, dass er selbst zu genau diesen Dingen fähig ist. Und ganz allgemein: Wenn jemand etwas anspricht, kann sein Bedürfnis, diesen Gegenstand zu betonen, nur vor dem Hintergrund des Gegenteils existieren. Etwas Weißes würde vor einem weißen Hintergrund unsichtbar bleiben; um sichtbar zu werden, braucht es einen schwarzen Hintergrund. Im gleichen Sinne ist Liebe nur vor einem Hintergrund von Hass deutlich zu erkennen und Schönheit nur im Vergleich mit ihrem Gegenteil, Hässlichkeit.

Wir können auch sagen: Wenn etwas eindeutig der Fall ist und nicht auch sein Gegenteil mitspielt, wird es normalerweise gar nicht erst angesprochen. Es besteht kein Grund dazu. Wenn deshalb ein Regierungschef nicht müde wird zu betonen, dass die Wirtschaft seines Landes sehr gut dastehe oder die Beziehungen zu den Nachbarländern ausgezeichnet seien, liegt der Verdacht nahe, dass in Wirklichkeit das Gegenteil zutrifft.

Wir finden das überall. Wenn jemand viel vom Frieden redet, muss auch Gewalt ein Thema für ihn sein. Und wer seine guten Eigenschaften herausstreicht, etwa Mut, gibt damit zu erkennen, dass er auch Angst kennt. Seine Furchtsamkeit wird aber eher unbewusst zum Ausdruck kommen, in seinen Träumen, Hobbys, Kindheitserinnerungen und so weiter. Wer sagt, dass er den Tod nicht fürchtet, hat ganz sicher Todesangst. Was auch immer ein Mensch spontan und entschieden verneint, ist immer im genau entsprechenden Maße gegeben. Wo das Gegenteil einer Behauptung nicht der Fall ist, wird das Thema normalerweise nicht besonders betont.

DAS DRITTE POSTULAT:

Da draußen ist nichts und niemand außer dir selbst.

Das ergibt sich aus den ersten beiden Postulaten und ist ihre Anwendung. Lassen Sie mich das erklären.

Wir alle agieren und reagieren gemäß unseren individuellen Empfindlichkeiten. Wir nehmen nur das wahr, wofür wir sensibel sind, alles andere übergehen wir. Wenn wir an anderen bestimmte Eigenschaften wahrnehmen, dann nur deshalb, weil diese Eigenschaften im Bereich unserer eigenen Sensibilität liegen. Zum Beispiel: Wenn jemand einen anderen als geringschätzig wahrnimmt, dann deshalb, weil seine Empfindlichkeit genau auf diesem Gebiet liegt.

Betrachten wir jemanden, der sich beleidigt fühlt. Er kann Beleidigungen überhaupt nur deshalb wahrnehmen, weil genau dort seine Empfindlichkeit liegt. Er wird nun in gleicher Weise und entgegengesetzt reagieren, das heißt, er wird ebenfalls beleidigend werden oder zumindest den Wunsch haben, mit gleicher Münze heimzuzahlen. Es besteht letztlich kein Unterschied zwischen dem, was der andere tut, und seiner eigenen Reaktion, nur dass sie in der Gegenrichtung abläuft. Er erkennt einen Aspekt seiner Selbst (nämlich die Empfindlichkeit gegen Beleidigungen) im anderen und reagiert darauf. Genau die Person, die er da draußen als beleidigend wahrnimmt, liegt in ihm selbst. Da liegt seine Empfindlichkeit, und er nimmt nichts anderes wahr und reagiert nur darauf. Alles Andere liegt außerhalb seines Wahrnehmungsfeldes. Er sieht an Anderen nur das, was seine besondere persönliche Sensibilität anklingen lässt.

So ist die Außenwelt also einfach der Spiegel unserer inneren Problematik, unserer Empfindlichkeiten, und wenn die sehr stark sind, nehmen wir an Menschen oder Situationen immer nur diesen Anteil wahr. Alles Andere verblasst daneben oder wird nicht einmal wahrgenommen. Wir können also sagen: Letzten Endes ist da draußen niemand außer uns selbst, weil wir nur das wahrnehmen können, was unserer Sensibilität entspricht.

Das gilt nicht nur für Menschen, sondern für alles ringsum. Wenn jemand zum Beispiel die Berge des Himalajas besonders beeindruckend findet, wird er zu ihrer Beschreibung Adjektive verwenden, die mit seiner besonderen Sensibilität im Einklang sind. Wenn er sie „unglaublich schön" nennt, liegt seine Sensibilität höchstwahrscheinlich auf dem Gebiet der Schönheit. Findet er sie dagegen „machtvoll", so dürfen wir seine Sensibilität auf dem Gebiet der Macht vermuten. Die Ausdrücke, die er verwendet, und ihre direkte oder assoziative Bedeutung für ihn haben mit seiner Selbstwahrnehmung zu tun. „Machtvoll" kann einer inneren Erfahrung von Macht oder eben von Machtlosigkeit entsprechen, und „schön" deutet auf eine innere Erfahrung von Schönheit oder Hässlichkeit hin. Kurz, wenn wir die Berge sehen, dann sehen wir immer uns selbst oder Aspekte unserer Selbst. Und wenn wir einen anderen Menschen sehen, sehen wir ebenfalls uns selbst.

Es dürfte kaum etwas in unserer Umgebung geben, worin wir nicht letztlich uns selbst wahrnehmen. Wenn wir vom Untergang der Welt sprechen, fragen wir eigentlich nach unserem eigenen Ende. Wir können das Ende der Welt nur als das Ende unserer selbst verstehen. Wir sehen etwas, das enden wird, und folglich muss in uns das Bewusstsein oder die Befürchtung unseres eigenen Endes sein.

Das fand ich sehr deutlich in einem Experiment bestätigt, das ich zusammen mit einigen Freiwilligen aus meiner Studiengruppe durchführte. Ich ließ sie fünf Wörter notieren, die für sie das Taj Mahal beschreiben. Es sollten, um die individuelle Subjektivität gering zu halten, möglichst objektive Ausdrücke sein, wie sie zum Beispiel ein Journalist verwenden würde. Die Charakterisierungen fielen sehr unterschiedlich aus. Ein Student benutzte Ausdrücke wie „romantisch, schön, sentimental", während die Tendenz bei einem Anderen klar in Richtung „prachtvoll, königlich" ging, und ein Dritter sprach mehr über die architektonische Seite der Anlage. Bei genauer Betrachtung der benutzten Wörter zeigte sich, dass sie ein sehr treffendes Bild dessen gaben, der sie geschrieben hatte. Es war klar, dass sie das Taj Mahal sehr unterschiedlich wahrnahmen, jeder gemäß seiner ganz eigenen Sensibilität und Weltsicht. Man ist versucht zu fragen, ob das Taj Mahal wirklich existiert.

So ist es natürlich auch, wenn wir über „Gerechtigkeit", „Liebe", „Frieden" und so weiter sprechen. An der Oberfläche werden wir in den von verschiedenen Menschen gegebenen Definitionen ein paar Übereinstimmungen finden. Aber dem etwas tiefer gehenden Blick kann nicht verborgen bleiben, dass wir solche abstrakten Dinge sehr unterschiedlich erleben, und dass dieses subjektive Erleben nicht auf „Gerechtigkeit" oder „Liebe" beschränkt ist, sondern die durchgängige Erfahrung dieser Person in allen Lebenssituationen ist. Liebe zum Beispiel wird der Eine als Weitung und der Andere als starke leidenschaftliche Anziehung erleben. Wenn man etliche ganz unterschiedliche Beschreibungen der Erfahrung von Liebe gehört hat, fängt man an, sich zu fragen, ob es Liebe an sich überhaupt gibt, oder Gerechtigkeit. Für jeden Einzelnen jedenfalls ist seine ureigene Erfahrung – sein anderes Lied – die einzige Realität. Sogar im Gespräch äußern sich alle Beteiligten immer von ihrer eigenen Erfahrung her; im Grunde sprechen alle mit sich selbst, nur eben in Gegenwart anderer.

Früher, wenn jemand von bestimmten Situationen seines Lebens oder von Beziehungen sprach, die nach seiner Darstellung von großer Bedeutung für ihn waren, habe ich immer zunächst sicherzustellen versucht, ob das Berichtete tatsächlich so war oder nicht. Danach konnte ich dann weiter ergründen, was er in der Situation empfand, ich konnte Fragen dazu stellen, um seine Wirklichkeitswahrnehmung zu verstehen. Nach und nach wurde mir jedoch klar, dass die Menschen bei jeder Schilderung von Situationen oder Personen eigentlich von ihrer eigenen Sensibilität sprechen, die in ihren Schilderungen deutlich hervortritt. So entstand das Postulat da draußen ist niemand außer dir selbst, und es hat mein Menschenverständnis sehr gefördert.

Oft sind ganze Familien bei mir in Behandlung. In einem Fall behandle ich die Mutter, ihre beiden Töchter und zwei Schwiegertöchter. Die Töchter und Schwiegertöchter kommen jeweils allein, und bei ihren Besuchen erfahre ich dann, was sie über diese Dame denken. Die Beschreibungen sind derart unterschiedlich, dass ein Dritter sie vermutlich kaum auf ein und dieselbe Person beziehen könnte. Auch das machte mir klar, dass jede der Frauen im Grunde von ihrer eigenen Sensibilität sprach, auch wenn sich das Gespräch vordergründig um die Mutter und Schwiegermutter drehte. Ich hörte also auf, sie nach den Gefühlen über diese Dame zu fragen, und notierte einfach ihre Darstellungen, was mir ein recht gutes Bild gab – nicht von der dargestellten Person natürlich, sondern von der jeweiligen Sprecherin. Wir alle malen eigentlich mit allem, was wir tun und sagen, immer nur unser Selbstporträt.

Noch ein aufschlussreicher Fall zu diesem Thema: Eine vierzigjährige Frau mit Colitis ulcerosa konsultierte mich wegen der mit dieser Erkrankung verbundenen Beschwerden. Sie nahm starke Medikamente ein und sagte, alles habe nach dem Tod ihres Ehemannes angefangen. Ich fragte sie nach ihrem Eheleben. Sie sagte, es sei die reine Hölle gewesen, ihr Mann sei unglaublich argwöhnisch, besitzergreifend und eifersüchtig gewesen. Er sei wahnsinnig eifersüchtig geworden, wenn sie sich auch nur mit einem anderen Mann unterhielt. Ihre Gebärden und ihr ganzes Ausdrucksverhalten bei der Schilderung ihres Mannes waren so vehement und aggressionsgeladen, wie sie ihren

Mann darstellte. Nach einer ganzen Weile fiel mir auf, dass ihr Ausdrucksverhalten immer gleich, blieb und sie eigentlich nicht von ihm sprach, sonst hätte es doch sicher noch andere Dinge zu sagen gegeben ‚oder es wären unterschiedliche Betonungen aufgetreten. Ich verstand schließlich, dass *ihre* Sensibilität auf diesem Gebiet der Eifersucht, des Argwohns und der Wut lag. Wir können die besondere Sensibilität eines Menschen also auch dann erfassen, wenn er gar nicht über sich selbst spricht.

Alle diese Entdeckungen sind für mich ganz persönlich eine Erfahrung gewesen, durch die ich mich auch im spirituellen Sinne sehr gefördert sehe. Hier zeigt sich ja, dass es bei allem, woran ich etwas auszusetzen oder zu kritisieren finde, um nichts weiter als meine eigenen Empfindlichkeiten geht. Dieses Wissen macht einen besonnener. Die Welt existiert nur so, wie man sie wahrnimmt. Man nimmt nur sich selbst wahr. Und Selbsterkenntnis ist die Wurzel der Weisheit.

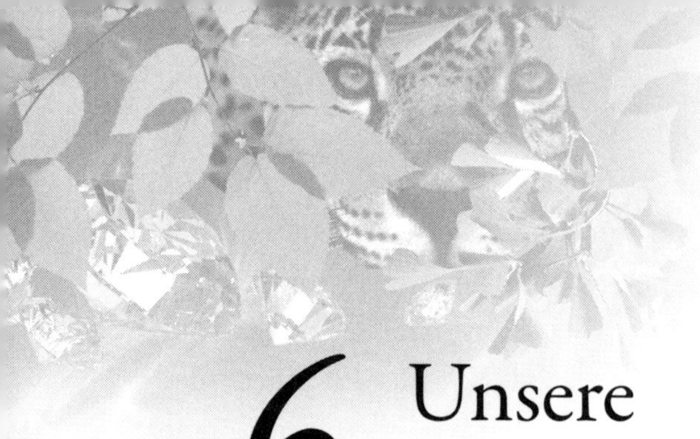

6 Unsere Bewältigungsstrategien

Am Beginn meiner Laufbahn als Arzt hatte ich mir vorgenommen, nicht nur meine Patienten besser zu verstehen, sondern menschliches Verhalten überhaupt tiefer zu erfassen. Menschen reagieren in vergleichbaren Situationen sehr unterschiedlich, und das wollte ich verstehen: Worin liegen eigentlich die Unterschiede zwischen unseren Bewältigungsstrategien, was steckt dahinter? Ich erkannte die Geistesverfassung eines Menschen als die Haltung, die er gegenüber einer Situation beziehungsweise seiner Wahrnehmung dieser Situation einnimmt. Ein und dieselbe äußere Situation wird von jedem auf seine ganz eigene Art wahrgenommen, und entsprechend fällt seine Reaktion aus. Unser Bewusstseinszustand ist einfach Ausdruck unserer Realitätswahrnehmung.

Ein Mensch der in panischer Hast vor einem Löwen davonrennt, reagiert völlig angemessen auf eine lebensbedrohliche Situation. Reagiert er jedoch auf den Anblick einer Katze genauso, dann besteht ein Missverhältnis zwischen Situation und Reaktion. Er ist über die Katze so entsetzt, als wäre sie ein Löwe. Der Überlebensmechanismus passt nicht zur Situation. Er handelt auf einen wahnhaften, nicht durch die Realität gedeckten Eindruck hin.

Von hier aus konnte ich wieder einen Schritt weitergehen: Wenn der Geisteszustand auf einer Einbildung oder Wahnidee beruht, auf einer falschen Realitätswahrnehmung, wie viele verschiedene Formen der Wahrnehmung einer Situation mag es dann wohl geben? Die erste Antwort lautet natürlich, dass es so viele Wahrnehmungs- und Reaktionsmöglichkeiten wie Menschen gibt, da jeder seine ganz ureigene Wahrnehmung besitzt. Aber lassen sich diese unzähligen Betrachtungs- und Erfahrungsweisen nicht doch, wenn auch grob, in bestimmte Typen einteilen? Ich fand heraus, dass eine solche Klassifizierung möglich ist. Und sie erweist sich als außerordentlich hilfreich.

Die Überlebensreaktion eines Menschen hängt einerseits von der äußeren Situation ab, zum anderen jedoch davon, was er sich selbst zutraut. Letzteres ändert sich unter anderem mit dem Lebensalter.

Zum Beispiel:

- Wenn ein Hund knurrend auf ein Kind losgeht, wird es augenblicklich und panikartig die Flucht ergreifen.
- Ein Erwachsener wird vielleicht Steine werfen und den Hund irgendwie verscheuchen.
- Ein Mensch in etwas fortgeschrittenerem Alter bleibt vielleicht sitzen, wo er gerade sitzt und droht nur mit einem Knüppel. So kann er den Hund auf Distanz halten, wird seine Drohgebärden aber ständig wiederholen müssen.
- Ein gebrechlicher alter Mensch bringt vielleicht gar nichts mehr an aktiver Reaktion zustande. Er wird sich völlig hilflos fühlen und aufgeben und nur noch darauf warten, dass der Hund ihn packt.

Wenn wir Tiefe, Ausmaß und Intensität der verschiedenen Überlebensreaktionen betrachten, können wir zehn Grundformen ausmachen – zehn Arten, eine Situation wahrzunehmen und auf sie zu reagieren. Sie sind wie gesagt von Mensch zu Mensch sehr unterschiedlich, aber ein bestimmter Mensch wird eine deutliche Tendenz zeigen, auf Stresssituationen in seinem Leben immer ungefähr gleich zu reagieren, weil er sie immer durch dieselbe Brille sieht.

HIER DIE ZEHN REAKTIONSTYPEN:

1. Der Panik-Typ
2. Der Krisen-Typ
3. Der mögliche Typ
4. Der zweifelnde Typ
5. Der verfolgte Typ
6. Der fixierte Typ
7. Der chaotische Typ
8. Der klaustrophobische Typ
9. Der isolierte Typ
10. Der unmögliche Typ

Unsere Reaktionen hängen immer davon ab, wie wir eine Situation wahrnehmen. Ein völlig gesunder Mensch (ohne fixierte Wahnideen) ist in jeder Lage flexibel und reagiert angemessen. Seine Reaktion wird durch die jeweils gegebene Realität und nicht durch seine fixierte Realitätswahrnehmung bestimmt. Wenn in der Nähe eine Bombe explodiert, wird augenblicklich eine Alarmreaktion ausgelöst, und er flieht. Bricht dagegen ein kleines Feuer im Haus aus, greift er zum Feuerlöscher und löscht die Flammen. Hat er das Pech, bei einem Unfall ein Bein zu verlieren, woran dann nichts mehr zu ändern ist, wird er das einzig Mögliche tun und denn Verlust hinnehmen, um anschließend sein Leben gemäß der neuen Situation einzurichten. Er wird auch keine Notwendigkeit darin sehen, den Verlust irgendwie zu vertuschen. Und selbst in hoffnungsloser Lage, etwa wenn er dem Tod durch eine unheilbare Krankheit entgegensieht, wird er das so hinnehmen und darin frei und er selbst bleiben. Er sieht die Dinge einfach so, wie sie sind, und das lässt ihm die Freiheit, aus jeder Lage das Beste zu machen. So sehen Reaktionen aus uneingeschränkter, gesunder Flexibilität aus.

In aller Regel sind Menschen aber auf eine bestimmte Reaktionsweise „geeicht" und bleiben in allen Stresssituationen des Lebens dabei. Wir sind daran gewöhnt, sie erscheint uns normal. Solange es nicht allzu eng wird, bleibt uns eine gewisse Flexibilität erhalten, aber wenn der Stress zu arg wird, greifen wir auf die gewohnten Reaktionsmuster zurück, und unsere „Grundeinstellung" auf diesem Gebiet bleibt unser Leben lang bemerkenswert konstant. Bei unseren Freunden beispielsweise können wir vermutlich ziemlich genau voraussagen, wie sie in einem Notfall reagieren würden.

Weiter oben habe ich darauf hingewiesen, dass bestimmte Reaktionsweisen für die verschiedenen Lebensalter typisch sind, doch das soll nicht heißen, dass Lebensalter und Reaktionsmuster einander fest zugeordnet sind, und ein Mensch folglich mit steigendem Alter von einem Reaktionstyp zum nächsten gelangt. In der Regel bleibt ein Mensch sein Leben lang auf einen bestimmten Reaktionstyp festgelegt. So kann es durchaus sein, dass wir den „unmöglichen Typ" bei einem jungen Mann und den „möglichen Typ" bei einem alten Menschen sehen.

Die allermeisten Menschen lassen sich einem der oben genannten zehn Typen zuordnen, und diese Typen wollen wir jetzt näher betrachten.

Der Panik-Typ

Ich muss fliehen, mein Leben hängt davon ab.

Für den Panik-Typ ist kennzeichnend, dass er sich sehr leicht einer plötzlichen akuten Bedrohung ausgesetzt sieht. Er reagiert instinktiv, und seine Reaktionen fallen scharf, heftig oder sogar gewalttätig aus. Er ist schnell alarmiert und gerät in Panik, gefolgt von blankem Entsetzen. Er kommt gar nicht groß dazu, sich selbst zu betrachten und wahrzunehmen. Die Situation ist derart überwältigend, dass nur Raum für einen einzigen Impuls bleibt: weglaufen um des nackten Überlebens willen.

■ Das Lebensalter, das der Grundhaltung des Panik-Typs entspricht

Wir fühlen uns an die Reaktionen sehr kleiner Kinder erinnert. In dieser frühen Lebensphase erfolgt auf alles bedrohlich Wirkende eine reflexartige Instinktreaktion. Wenn wir diese Reaktionsweise bei Erwachsenen beobachten, erscheint sie uns kindlich.

Der Panik-Typ ist bei Erwachsenen daran zu erkennen, dass sie sehr leicht in akute Angstzustände geraten, aber schnell wieder zu beruhigen sind und sich sicher fühlen, wenn sie von jemandem in den Arm genommen werden, den sie als Beschützer betrachten. Der Panik-Typ ist meist erregt oder leicht erregbar und hyperaktiv. Er kann aber auch ins andere Extrem gehen und abstumpfen, als würde nichts mehr an ihn herankommen. Auch seine Träume pflegen aufregend zu sein und von akut bedrohenden Situationen zu handeln. Seine Reaktionen können sehr geräuschvoll ausfallen, er lacht überlaut oder tritt auf dröhnende Weise schneidig und fröhlich auf. Der Panik-Typ steht normalerweise unter Hochspannung.

■ Träume, die der Situationswahrnehmung des Panik-Typs entsprechen

Die Träume des Panik-Typs sind oft Abbild seines grundsätzlichen Schreck- und Alarmzustands. Beispiele sind Katastrophen jeder Art, etwa Erdbeben und Flugzeugabstürze, bei denen die Betroffenen sicherlich alarmiert und dann panisch reagieren, um schließlich in blankem Entsetzen um ihr Leben zu rennen.

■ Das Spiel, das dem Aktionsmuster des Panik-Typs entspricht

Ein schönes Beispiel für die Reaktionsweise dieses Typs ist das Kuckuck-Spiel bei sehr kleinen Kindern, etwa in der Form, dass ein Elternteil oder eine andere vertraute Bezugsperson ihr Gesicht kurz hinter den vorgehaltenen Händen versteckt und dann mit einem „Kuckuck!“ wieder zum Vorschein kommt. Wenn das Gesicht plötzlich weg ist, kann man im Gesicht des Kindes für einen Augenblick einen Ausdruck von Beunruhigung erkennen. Kaum ist das Gesicht wieder da, fühlt sich das Kind wieder sicher und lacht. Kleine Kinder lieben es auch, in die Luft geworfen und wieder aufgefangen zu werden. Einen herrlich gruseligen Augenblick lang fühlt man die bergenden Arme nicht, aber dann fangen sie einen auf, und man fühlt sich so geborgen, alles ist gut.

Der Krisen-Typ

> *Die Lage wird ganz plötzlich kritisch, aber wenn ich jetzt sofort und zupackend handle, kann ich mich in Sicherheit bringen.*

Der Krisen-Typ hat das Gefühl einer plötzlichen und überraschenden Krise, die er aber meistern kann, wenn er sie nur richtig angeht. Er reagiert demgemäß auf jede Krise mit augenblicklichem heftigem Aktionismus. Auch er sieht sich akut bedroht, doch anders als der

Panik-Typ fühlt er sich imstande, die prekäre Lage durch sofortiges beherztes Zupacken in den Griff zu bekommen. Er fühlt das Bedürfnis, den früheren Zustand der behaglichen Geborgenheit schnellstens wiederherzustellen, da er während einer Krise leicht das Gefühl bekommt, es könne sonst noch weiter bergab mit ihm gehen. Hat er die Krise hinter sich, fühlt er sich wohl wie zuvor.

Wenn zum Beispiel das Haus brennt, muss man sofort etwas unternehmen, und wenn man alle Kräfte mobilisiert und schnell handelt, kann man die Krise beherrschen, das Feuer löschen. Oder wenn man zum Beispiel Aktien besitzt und der Markt bricht plötzlich ein, empfindet man die akute Bedrohung eines dramatisch schwindenden finanziellen Polsters, das Sicherheit bedeutet. Aber wenn man jetzt sofort und durchgreifend handelt, kann es vielleicht gelingen, das Vermögen doch noch zu retten. Und ist der Verlust dann tatsächlich abgewendet, braucht man sich nicht weiter anzustrengen, denn jetzt ist die behagliche Sicherheit wiederhergestellt.

■ Das Lebensalter, das der Grundhaltung des Krisen-Typs entspricht

Solche Reaktionen sind typisch für die Kindheit. Ebenfalls typisch ist eine Grundhaltung von Ungeduld. Man muss verlorenen Boden zurückgewinnen, und zwar schnell. Deshalb sind diese Menschen ungeduldig und fordernd; sie wollen alles sofort und denken dabei nur an sich.

■ Träume, die der Situationswahrnehmung des Krisen-Typs entsprechen

Ein für ein Grundgefühl von „Krisenmanagement" typischer Traum könnte beispielsweise in der Notaufnahme spielen, wo man ständig in vorher nicht absehbare Krisensituationen gerät, die jedoch zu bewältigen sind, wenn man richtig mit ihnen umgeht.

■ Das Spiel, das dem Aktionsmuster des Krisen-Typs entspricht

Hier wäre an das Versteckspiel zu denken. Das Kind muss wirklich intensiv suchen, um die versteckte Person zu finden. Und es bleibt immer spannend, denn es könnte ja sein, dass man sie nicht findet. Aber hat man sie dann gefunden, ist alles gut, und man fühlt sich wohl und geborgen.

Der mögliche Typ

> *Die Lage kann besorgniserregend werden, aber nie hoffnungslos.*
> *Das Leben ist ein ständiges endloses Ringen.*

Für den möglichen Typ geht es auf und ab. Sein Ringen ist wie ein Tauziehen mit der Außenwelt. Manchmal scheint das Übergewicht bei ihm zu liegen, dann fühlt er sich obenauf; ein andermal scheint die Gegenseite Boden zu gewinnen, dann fühlt er sich untergebuttert. Es handelt sich um eine generell aktive Person. Sein Ringen hat etwas Aktives, vor allem in Stresszeiten.

In schwierigen Situationen kann es ihm an Selbstvertrauen mangeln, und dann traut er sich nicht zu, es zu schaffen. Das kann ihn in ängstlicher Spannung halten, besonders dann, wenn der Krisenfall tatsächlich eintritt. Auch wenn keine solche Situation gegeben ist, bleibt diese Spannung vorhanden, nur in weit geringerem Maße. Es ist dann wie eine bange Vorahnung im Hintergrund, aber er leidet nicht wirklich darunter. Das bedingt eine gewisse Unruhe und Unsicherheit, ein Gefühl von Ungenügen, verbunden mit banger Zukunftserwartung. Das ist seine empfindliche Stelle, aber es besteht immer Hoffnung, wie schlimm die Dinge auch werden mögen.

Alles in allem ist es also das Gefühl einer schwierigen Situation, in der man sich voll einsetzen muss, damit doch noch alles in Ordnung kommt. Man ist in bangem Zweifel, ob man es schaffen wird, aber Hoffnung ist immer möglich, und ein Fehlschlag bedeutet nicht das Ende der Welt. Mann muss sich ins Zeug legen, um die Stellung zu halten oder sich seine Position erneut zu sichern.

■ Das Lebensalter, das der Grundhaltung des möglichen Typs entspricht

Man könnte bei diesen Reaktionen an Teenager denken. Sie haben sich jetzt mehr und mehr mit der Welt auseinanderzusetzen und auf eigenen Beinen zu stehen. Zum Beispiel wenn sie den Führerschein machen. Das ist durchaus zu schaffen. Man muss sich ein wenig anstrengen, und dann ist der Erfolg da.

■ Träume, die der Situationswahrnehmung des möglichen Typs entsprechen

Es gibt viele Träume der unterschiedlichsten Art. Je nachdem, was der Alltag gerade bietet, kann in den Träumen die Befürchtung zum Ausdruck kommen, dass man irgendetwas nicht schafft. Die Träume werden immer etwas vom stetigen Ringen im Leben dieser Menschen haben.

■ Das Spiel, das dem Aktionsmuster des möglichen Typs entspricht

Fußball ist bei Heranwachsenden sehr beliebt. Das Ziel, nämlich das Tor, ist hier deutlich sichtbar und in Reichweite, und wenn man sich ins Zeug legt, kann man es erreichen. Man kann es schaffen.

Der zweifelnde Typ

> *Die Lage ist schwierig. Manchmal versuche ich die Schwierigkeiten zu bewältigen, ein andermal nehme ich sie einfach hin.*

Im Leben des Zweifel-Typs wechseln sich Phasen des Ringens und Ausprobierens (in denen bange Sorge um den Erfolg herrscht) mit Zeiten ab, in denen er nicht mehr an den Erfolg glaubt und aufgibt. Er wird mitunter mächtig Fahrt aufnehmen und erhebliche Anstrengungen machen, um Problembereiche seines Lebens in den Griff zu bekommen, aber dann fehlt es ihm doch wieder am Antrieb, diese Dinge ganz durchzuziehen. Dann folgt die Phase, in der er aufgibt und alles einfach über sich ergehen lässt, wie es kommt, auch die Probleme.

Diese Reaktionsweise enthält Elemente sowohl des möglichen Typs – Kampf und Ungewissheit, was den Erfolg angeht – als auch des fixierten Typs (siehe weiter unten) mit seinem Annehmen des Problems.

■ Das Lebensalter, das der Grundhaltung des zweifelnden Typs entspricht

Wir sehen solche Reaktionen vor allem in der Altersgruppe von Mitte zwanzig bis über dreißig. Hier beginnt sich abzuzeichnen, dass die Aufgaben schwieriger werden, und man das Gefühl bekommt, sie kaum bewältigen zu können. Man strengt sich an und bringt es zu einem gewissen Erfolg. Aber man hält nicht durch und fällt wieder zurück. Das Problem tritt erneut auf, und jetzt muss dieser Mensch den Kampf wieder aufnehmen. „Erfolgloses Bemühen" lautet das Thema hier. Wir können es uns als die Situation eines Mannes vorstellen, der gern Schwimmen lernen würde, aber das Wasser fürchtet. Seine Begeisterung kann ihn eine Zeitlang bei der Stange halten, aber irgendwann nehmen seine Ängste Überhand, und er gibt auf. Später fühlt er sich wieder motiviert und erneuert seine Anstrengungen, aber die Angst überwältigt ihn doch wieder, und er findet sich damit ab, dass er das Schwimmen einfach nicht lernen kann. Oder denken wir an eine übergewichtige Frau in den Dreißigern, die gern abnehmen würde. Sie hat sich mit ihrem Übergewicht abgefunden, aber manchmal denkt sie doch noch, dass sie abnehmen sollte. Dann haben wir den typischen Wechsel von Diäten und Bewegungsprogrammen mit Zeiten, in denen alle Bemühungen ruhen, und sie sich im Grunde mit ihrem Zustand abfindet.

■ Träume, die der Situationswahrnehmung des zweifelnden Typs entsprechen

Charakteristisch sind für diesen Typ Träume, in denen er etwas zu tun versucht. Zum Beispiel tritt er eine Reise an, erreicht aber das Ziel nicht, oder er sucht einen verlorenen Gegenstand und findet ihn nicht.

■ Das Spiel, das dem Aktionsmuster des Zweifel-Typs entspricht

Das beste Beispiel ist hier das Brettspiel „Schlangen und Leitern“, bei dem es darum geht, ganz nach oben zu kommen, aber oft geht es so aus, dass man kurz vor dem Erreichen des Ziels wieder ganz nach unten rutscht und sich erneut hocharbeiten muss.

Der verfolgte Typ

> *Ich hänge in einer schwierigen Lage fest, und von Zeit zu Zeit werde ich angegriffen.*

Der verfolgte Typ lebt in dem Grundgefühl, auf Dauer in einer bestimmten Situation festgefahren zu sein. In dieser Fixierung, von der er nicht loskommt, erlebt er dann auch noch immer wieder Augenblicke von plötzlicher, akuter Bedrohung. Er reagiert darauf mit Panik, aber wenn die Gefahr nicht mehr besteht, ergibt er sich wieder seinem Grundgefühl der chronischen Ausweglosigkeit.

Man kann sagen, dass sich dieser Typ grundsätzlich schwach und wehrlos fühlt und sich gegen den Spott und das Dominanzgebaren anderer nicht durchzusetzen vermag, weshalb er nie die gesellschaftliche

Stellung einnimmt, die ihm eigentlich zukäme. Er rafft sich nie soweit auf, dass er sich aus seiner festgefahrenen Lage befreien könnte. Mitunter fühlt er sich noch wehrloser und hilfloser als sonst, und das scheint für andere geradezu eine Aufforderung zu sein, ihn besonders rücksichtslos zu behandeln. Solche Krisensituationen können ihn so wütend machen, dass er zurückschlägt, aber nachdem er Stellung bezogen hat, knickt er doch wieder ein und bleibt letztlich in der Lage des Schikanierten.

Dieses Reaktionsmuster hat etwas vom Panik-Typ, aber auch vom fixierten Typ. Wenn man das Leben so wahrnimmt wie der verfolgte Typ, hat man das Gefühl, dass alle hinter einem her sind und man ein Pechvogel ist. „Warum passiert ausgerechnet mir das?", brütet er ständig. Er kommt einfach nicht weiter, er fühlt sich gebremst und an seinem Fortkommen gehindert. Aus dieser Sicht der Dinge ergeben sich Gefühle, kein Glück zu haben, oder dass Menschen, Gott oder das Leben ihm ohne guten Grund zusetzen und ihn quälen. Bitterkeit breitet sich in ihm aus, nichts ist je gut genug oder gar anerkennenswert.

Sein Verhalten spiegelt diese innere Haltung. Er brütet über seiner Lage und spielt sie immer wieder durch, er sieht sich als schwach und festgefahren und kann nichts dagegen tun, überall werden ihm Steine in den Weg gelegt. So beklagt er sich zwar bitter über sein Schicksal, aber er akzeptiert es auch. Zu allem Überfluss hat er dann auch noch diese plötzlichen Angstattacken, auf die er mit hilflosen Wutausbrüchen und Verzweiflung reagiert.

■ Das Lebensalter, das der Grundhaltung des verfolgten Typs entspricht

Er sieht sich in einer Position der Abhängigkeit festsitzen, in der er sich machtlos und immer wieder attackiert fühlt. In der indischen Gesellschaft kann dieses Grundgefühl vom Kindesalter an bis in die mittleren Lebensjahre bestehen, da viele Inder selbst nach der Eheschließung weiterhin im Elternhaus leben. Ein eigenes, selbstständiges Leben ist unter diesen Umständen schwer zu verwirklichen, aber sie nehmen diese Umstände hin, weil sie von den Eltern abhängig sind. Dann und wann gibt es Meinungsverschiedenheiten, Auseinandersetzungen, Streit und natürlich Kritik von den Eltern, die ja einer anderen Generation angehören. Die jungen Eheleute können sich jedoch keinen offenen Widerstand erlauben, da sie abhängig sind. Natürlich denken sie daran, auszuziehen und ein eigenes Leben aufzubauen, aber das ist mit finanziellen Schwierigkeiten verbunden. Einstweilen schwelgen sie in Gedanken an ein Leben in Freiheit und stellen sich vor, was sie tun würden, wenn sie ihr eigenes Zuhause hätten.

■ Träume, die der Situationswahrnehmung des verfolgten Typs entsprechen

Die Träume des verfolgten Typs lassen vor allem erkennen, welche Position, welchen Platz er gern einnehmen würde. Es sind Fantasiereisen, Spritztouren durch ein Leben, wie er es sich wünscht.

■ Das Spiel, das dem Aktionsmuster des verfolgten Typs entspricht

Blindekuh bildet dieses Grundgefühl sehr gut ab. Die blinde Kuh wird von den anderen Mitspielern mit Zurufen gefoppt oder mit kleinem Püffen und leichtem Zwicken traktiert und muss einen von ihnen zu packen versuchen, was mit verbundenen Augen nicht gerade ein leichtes Unterfangen ist.

Der fixierte Typ

> *Ich hänge in einer schwierigen, aber nicht lebensbedrohenden Situation fest und muss dieses Problem hinnehmen und so gut es geht kaschieren.*

Der fixierte Typ sieht an sich eine ein für allemal feststehende innere Schwäche, an der nichts zu ändern ist. Die Schwäche ist nicht lebensbedrohend, doch er lebt in dem Gefühl, sie um jeden Preis verstecken zu müssen. Die Welt darf nie etwas davon zu sehen bekommen. Er hält sich immer bedeckt, lässt nie die Maske fallen und erscheint anderen deshalb als geheimnistuerisch.

Seine Tarnung oder Maske kann sich auf unterschiedlichste Art äußern, zum Beispiels als egozentrisches Gebaren oder in der Form von sehr entschieden vertretenen Meinungen, von denen er nicht abgeht, oder auch als Zwangshandlungen oder Zerstreuungssucht – alles ist recht, wenn er nur das Problem in seinem Inneren nicht wahrnehmen oder gar sichtbar machen muss. Er wirkt verschlossen und immer irgendwie schuldbewusst, da es in ihm etwas gibt, was (vor ihm selbst und vor anderen) verborgen bleiben muss. Die Tarnung muss undurchschaubar bleiben, dass ist anstrengend und stressig. So also sieht seine Überlebensstrategie aus: Er vertuscht das Problem und nimmt es zugleich als unabänderlich hin.

■ Das Lebensalter, das der Grundhaltung des fixierten Typs entspricht

Hier haben wir eine für die mittleren Lebensjahre typische Haltung. Man hat sich nun schon eine ganze Weile mit dem Leben auseinandergesetzt und beginnt, seine Grenzen zu spüren und zu akzeptieren – aber man verbirgt sie lieber, als dass man sie offen zeigen würde. Es ist die Zeit, in der man Routinen für alles entwickelt hat, was zu tun ist, und auch in seinem Denken immer unbeweglicher wird. Ein typisches, wenn auch eher oberflächliches Beispiel ist die vorzeitig ergrauende Frau, die zunächst mit Ernährungsumstellung gegenzusteuern versucht und sich bei ihrer Friseurin Rat holt, um den Prozess solange wie möglich zu verzögern. Irgendwann wird sie jedoch einfach hinnehmen, dass ihr Haar nun mal grau wird und man nichts weiter tun kann, als diese Tatsache zu vertuschen: Sie fängt an, sich das Haar zu färben, damit andere die Realität nicht sehen. Diese Menschen bleiben dann bei der einmal gewählten Lösung, wie überhaupt eingefahrene Gewohnheiten und fixierte Persönlichkeitszüge typisch für sie sind. Sogar die Träume haben dieses Unbewegliche und Festgelegte.

■ Träume, die der Situationswahrnehmung des fixierten Typs entsprechen

Auch Träume haben dieses Element des Verschleierns, weil niemand etwas wissen darf: Man deckt sich im Traum mit etwas zu oder wird im Gegenteil entblößt. Oft geht es darum, dass man eine Tatsache verschleiern oder eine Handlung vertuschen muss, weil niemand davon erfahren darf. Natürlich ziehen sich Schuldgefühle und die Angst, ertappt zu werden, durch solche Träume.

■ Das Spiel, das dem Aktionsmuster des fixierten Typs entspricht

Poker dürfte am besten der Veranlagung dieses Typs entsprechen. Beim Pokern kommt es vor allem darauf an, dass man nicht durchblicken lässt, was für Karten man in der Hand hat. Man darf die Wahrheit auf keinen Fall preisgeben.

Der chaotische Typ

> *Überall herrscht Chaos, und es ist kaum noch möglich, seiner Herr zu werden. Dennoch ist es meine Pflicht, irgendwie für Ordnung zu sorgen.*

Für diesen Typ ist das Leben grundsätzlich unordentlich bis chaotisch, und da er alles als so chaotisch wahrnimmt, gibt er sich große Mühe, das Leben irgendwie unter Kontrolle zu bringen. Er weiß wohl, dass er dieser Aufgabe nicht gewachsen ist, aber er nimmt doch den einsamen Kampf auf. Er würde übermenschliche Kräfte benötigen und weiß recht wohl, dass er sie nicht besitzt, und so gibt er sein Äußerstes in diesem zum Scheitern verurteilten Bemühen, aus Chaos Ordnung zu kreieren.

Wer das Leben so sieht und so auf es reagiert, lebt in dem ständigen Gefühl, einer gewaltigen Anforderung genügen zu müssen. Der fühlt er sich zwar nicht gewachsen, aber er versucht, sich das zu verheimlichen. Sein Versagen würde ja noch mehr Chaos nach sich ziehen, und da Chaos sein empfindlichster Punkt ist, muss er sich weiterhin irgendwie durchbeißen. Sein Leben ist wie ein ständiger, harter Kampf, der ihm schier endlos erscheint. Er muss sich in seinem Streben nach Perfektion alles abverlangen und auch noch verschleiern, wie die Dinge wirklich stehen, und so ist er nie wirklich frei von Spannungen, es gibt keine Ruhepausen. Alles ist zumindest potenziell chaotisch, man muss alles ständig im Griff haben. Laufen die Dinge nicht wie geplant, was erfahrungsgemäß eher die Regel ist, wird sein Gefühl von heillosem Durcheinander immer noch stärker, und folglich strengt er sich noch mehr an. Was, wenn er das drohende Chaos nicht beherrschen kann? Das wäre das Ende der Welt.

Auch der Krisen-Typ reagiert mit konzentrierten Anstrengungen auf alles, was ihn verunsichert, aber wenn er dann etwas unternommen hat, fühlt er sich besser und findet Ruhe. Dann ist für ihn wieder alles in Ordnung. Was der chaotische Typ sich vornimmt, ist viel schwerer zu erreichen, falls überhaupt. Deshalb findet er nie wirklich Ruhe. Er muss sich ständig aufs Äußerste bemühen, da vollständige Ordnung nie zu erreichen ist. Im Grunde steht er auf verlorenem Posten und muss ständig die Grenzen des ihm Möglichen überschreiten, um sich sagen zu können, dass zumindest im Äußeren Aussicht auf das Erreichen seiner Ziele besteht.

Der Krisen-Typ ist wie ein Hundertmeterläufer. Wenn er nur alles gibt, hat er Aussichten zu gewinnen, und wenn er dann tatsächlich gut abschneidet, kann er sich zufrieden ausruhen. Für den chaotischen Typ dagegen kommt nichts anderes in Frage, als den Weltrekord zu brechen. Was er sich da vornimmt, ist für die allermeisten Menschen absolut unerreichbar. Er müsste über sich selbst hinauswachsen, um dieses Ziel zu erreichen. Und er weiß, dass seine Aussichten ganz schlecht sind. Und sollte er sein Ziel doch erreichen, wird er sich gleich ein noch höheres, noch extremeres stecken. Für ihn ist schier kein Entkommen möglich: Einerseits sieht er das Leben als eine Serie von schier unerfüllbaren Aufgaben, die er aber trotzdem zu bewältigen hat, und andererseits ist jedes Versagen in seinen Augen eine Katastrophe, ein Abgleiten ins Chaos. Nur mit niemals endender übermenschlicher Anstrengung kann er die Katastrophe aufhalten. Die Erfolgsaussichten sind letztlich nicht gerade gut, aber er muss weitermachen, eine andere Möglichkeit gibt es nicht.

■ Das Lebensalter, das der Grundhaltung des chaotischen Typs entspricht

Diese Lebenshaltung finden wir vielfach bei über Sechzig- bis Siebzigjährigen. In diesem Alter bleibt einem nicht verborgen, dass man vieles von dem, was man gern erreichen wollte, nicht geschafft hat. Es wird jetzt auch zunehmend schwierig, mit dem früheren Elan und der Begeisterung der jüngeren Jahre zu arbeiten. Die Aufgaben scheinen kaum noch zu bewältigen zu sein. Das Leben, so sieht es aus, entgleitet einem immer mehr. Auf solche Eindrücke reagiert ein Mensch dieses Typs trotz seines zunehmenden Alters mit verdoppelter Anstrengung, um vielleicht doch ein paar seiner Ziele noch zu erreichen.

■ Träume, die der Situationswahrnehmung des chaotischen Typs entsprechen

In den Träumen dieses Typs geht es oft um irgendeine übermenschliche Anstrengung. Es kann zum Beispiel sein, dass ein so gut wie unmöglicher Balanceakt von ihm verlangt wird oder er buchstäblich auf Messers Schneide balancieren muss.

■ Das Spiel, das dem Aktionsmuster des chaotischen Typs entspricht

Der Seinszustand des chaotischen Typs ist ungefähr mit dem eines Akrobaten zu vergleichen, der bei seinem Hochseilakt auch noch Jonglierkünste vorzuführen hat. Kontrolle und Präzision dürfen auch nicht die allerkleinste Unterbrechung erfahren. Die Aufgabe ist denkbar vielschichtig, und beide Anteile, der Balanceakt und das Jonglieren, verlangen Perfektion. Der kleinste Fehler kann eine Katastrophe auslösen.

Eine dreißigjährige Frau, die an Geschwüren und starken Fußschmerzen litt, wurde zur Behandlung an mich verwiesen. Es handelte sich bei ihr um eine Autoimmunerkrankung, die die Blutgefäße in Mitleidenschaft zog (Vaskulitis). Ich bat sie, etwas über sich zu erzählen, und sie sagte, ihre Erinnerungen reichten bis in die Kindheit zurück, eine Zeit, in der ihr Vater jeden Tag betrunken nach Hause kam und ihre depressive Mutter kaum auch nur Anstalten machte, das Bett zu verlassen. Ihre frühesten Erinnerungen an diese Zustände stammten aus der Zeit, in der sie drei Jahre alt war. Ich fragte, wie sie diese Situation erlebt habe. Sie sagte, sie habe das Ganze als absolut chaotisch empfunden und dabei das Gefühl gehabt, es sei ihre Aufgabe, so etwas wie Ordnung zu schaffen – was einem dreijährigen Kind natürlich so gut wie unmöglich erschienen sein muss.

Ich fragte nach weiteren lebhaften Erinnerungen. Sie erzählte von Ferien bei den Großeltern, als sie neun war. Ihr Großvater wollte sich ganz offensichtlich an ihr vergreifen. Wieder fragte ich nach, wie sie das erlebt habe, und wie zuvor erzählte sie, sie habe das Gefühl gehabt, einer für ihr Alter viel zu schwierigen Situation gegenüberzustehen, und es trotzdem ihre Aufgabe sei, etwas zu unternehmen. Sie musste ihre gesamte Kraft aufwenden, um den Großvater wegzustoßen.

Interessanterweise wählte sie dann einen Beruf, der ihrem Gefühl, immer in sehr schwierigen, chaotischen Situationen bestehen zu müssen, genau entsprach: Sie arbeitete als Krankenschwester auf einer psychiatrischen Akutstation.

Diese Frau ist eine Ordnungs- und Perfektionsfanatikerin. Sie nimmt alle möglichen Umstände und Gegebenheiten als verheerendes Chaos wahr, in dem ihr die Aufgabe zufällt, Ordnung zu schaffen, auch wenn es so gut wie unmöglich erscheint. Der chaotische Typ ist in ihr sehr treffend abgebildet.

Der klaustrophobische Typ

Die Zeit ist knapp, und ich fühle mich beengt. Ich muss einen Befreiungsschlag machen, bevor es zu spät ist.

Für den klaustrophobischen Typ sind Stresssituationen erdrückend und erstickend. Er sieht sich in seinen Mitteln beschränkt und fühlt sich zu schwach, äußerem Druck standzuhalten, dem er allerdings überall ausgesetzt ist – Zeitdruck, Arbeitsdruck und das Gefühl, nie genügend Platz zu haben. Zeitdruck trifft ihn besonders hart. Er hat immer das Gefühl, dass die Zeit sich um ihn zusammenzieht, und die Termine bedrohlich nah sind. Auf dieses Gefühl der Zeitknappheit reagiert er mit hektischem Aktionismus. In seiner Hast, alles zu erledigen, was er als seine Aufgabe sieht, und zugleich in seiner knapp bemessenen Zeit so viel wie möglich zu erledigen, ist er wie eine Kerze, die an beiden Enden brennt. In seinem Bestreben, diese innere Bedrängnis abzuschütteln, ist er ständig auf Veränderung, auf Neues aus, um das Leben in seiner ganzen Fülle auszukosten. Mit seiner hektischen Reaktion auf den empfundenen Druck liegt er zwischen dem fixierten und dem weiter unten beschriebenen unmöglichen Typ.

■ Das Lebensalter, das der Grundhaltung des klaustrophobischen Typs entspricht

Diesen Reaktionstyp sehen wir bei Heranwachsenden und jungen Erwachsenen. Sie fühlen sich bevormundet und durch die Vorschriften der Autoritätsfiguren ringsum in ihrer Freiheit beschnitten, und sie pochen darauf, ihr ganz eigenes Leben zu führen. Um sich und anderen ihre Unabhängigkeit zu beweisen, setzen sie gern auf Verhaltensweisen, die verpönt sind. Sie möchten alle gesellschaftlichen Bindungen und Verbindlichkeiten sprengen. Ihre Verhaltensweisen müssen nicht direkt mit den gesellschaftlichen Konventionen kollidieren, aber sie bewegen sich gern an der Grenze dessen, was noch akzeptabel ist. Sie rennen gegen vorhandene Beschränkungen an, weil sie sie als schikanös erleben. So rasen sie auf ihren Motorrädern herum und gebärden sich als waghalsige Draufgänger. Sie sind immer auf Neues und Aufregendes aus und können darin verwegen und unbesonnen sein.

Auch ein gutes Stück weiter im Generationenspektrum treffen wir ein ganz ähnliches klaustrophobisches Gefühl an. Jenseits der Vierzig oder Fünfzig wird uns allmählich bewusst, dass das Alter naht und wir nicht mehr gar so viel Zeit haben. Gleichzeitig sehen wir all das, was wir noch gern erreichen würden. Wir merken, dass wir gegen die Uhr arbeiten, und das kann allem, was wir tun, eine drängende Eile geben. Jetzt möchten wir reisen, endlich die Orte besuchen, die wir immer schon mal sehen wollten, wir möchten all das tun, wozu wir nie gekommen sind. Das wird gern als Midlife-Crisis beschrieben, und der schon zum Klischee gewordene Ausdruck dieses Reaktionsmusters ist die Anschaffung eines Sportcabriolets.

■ Träume, die der Situationswahrnehmung des klaustrophobischen Typs entsprechen

In den Träumen dieses Typs findet sich oft das Gefühl von etwas Erstickendem oder Beengendem in allen möglichen Formen. Dann sind es aber auch wieder Träume, in denen sich das dringende Bedürfnis bekundet, alles Beengende zu sprengen. Solche Träume können vom Reisen handeln, von waghalsigen Unternehmungen, von allem, was diesem heftigen Freiheits- und Veränderungsdrang entspricht.

■ Das Spiel, das dem Aktionsmuster des klaustrophobischen Typs entspricht

Zur Beschreibung dieses Reaktionstyps sind alle Spiele geeignet, bei denen es um die Wette geht und man etwas innerhalb einer festgelegten Zeitspanne schaffen oder einen Rekord brechen muss. Hier gilt es schnell zu sein und in kürzester Zeit alles zu schaffen. Der Leistungsdruck ist hoch und erhöht sich zum Ende des Spiels hin gnadenlos. Unter hohem Druck schnell und immer noch schneller sein zu müssen, zum Beispiel bei dem Spiel „Heiße Kartoffel", das entspricht ganz dem Empfinden des klaustrophobischen Typs. (Bei diesem Spiel steht man im Kreis, und irgendein Gegenstand, zum Beispiel ein Tennisball, wird hin und her geworfen, bis ein Stoppsignal erfolgt, etwa indem die Musik abbricht, die bis dahin lief. Wer in diesem Augenblick die „heiße Kartoffel“ hat, ist draußen, und wer als Letzter übrig bleibt, hat gewonnen. Kinder spielen dieses Spiel gern, das immer aufregender und schneller wird.)

Der isolierte Typ

> *Ich habe Abscheu vor mir selbst und meiner Situation. Ich fühle mich vollkommen allein. Die Gesellschaft will mich nicht, und ich will meinerseits auch nichts mit ihr zu tun haben.*

Beim isolierten Typ finden wir das klaustrophobische Gefühl weiter zugespitzt. Die Enge und Bedrängnis nimmt ein solches Ausmaß an, dass sie in tiefe Hoffnungslosigkeit und Abscheu übergeht. Der Betroffene isoliert sich daraufhin von der Welt, er bricht den Kontakt zu anderen ab, weil sein eigener Zustand ihn regelrecht anwidert. Er wünscht sich nichts sehnlicher als Veränderung, glaubt aber nicht an die Möglichkeit einer Veränderung. In seiner Isolation nimmt er seine Verfassung als abstoßend und beschämend wahr.

Inbegriff dieses Lebensgefühls ist die Lepra und die Stellung des Aussätzigen in der Gesellschaft. Lepra ist eine der ältesten Krankheiten der Menschheit, und früher galt, dass niemand, der von ihr befallen wurde, je geheilt werden konnte. Fast alle Länder der Welt haben irgendwann einmal Lepraplagen erlebt, und seit der Antike galt ihr Ausbruch als Strafe oder Fluch Gottes. Wenn der Aussatz bei einem Menschen sichtbar wurde, war sein Ausstoß aus der Gesellschaft besiegelt, und nicht nur wegen der Ansteckungsgefahr, sondern auch wegen des abstoßenden Erscheinungsbildes der Krankheit. Inzwischen gibt es zwar Medikamente, die Lepra heilen können, doch das Stigma, das den Befallenen anhaftet, ist nach wie vor stark. Der Aussätzige hat in der Gesellschaft immer den Status des Bemitleidenswerten und Ausgegrenzten gehabt.

■ Das Lebensalter, das der Grundhaltung des isolierten Typs entspricht

Diese Haltung ist typisch für die Lebensphase zwischen siebzig und achtzig, in dem sich die Gebrechen des Alters bemerkbar machen. Man kann sich nicht mehr so recht nützlich machen und selbst versorgen. Man kann mit jungen Menschen und ihren Wertvorstellungen nicht mehr viel anfangen und sucht auch den Umgang nicht mehr. Der Kreis der Freunde und Bekannten schrumpft auf einige wenige zusammen. Und wenn man ins Altenheim abgeschoben wird, fühlt man sich in der eigenen Familie und der Gesellschaft insgesamt unerwünscht. Da kommt dann die Hoffnungslosigkeit, es erwartet einen nichts mehr als der Tod.

■ Träume, die der Situationswahrnehmung des isolierten Typs entsprechen

Die Träume des isolierten Typs sind Abbild seiner Abscheu und Verzweiflung, eines Widerwillens gegenüber sich und anderen. Die Träume können vom Ausgestoßensein handeln – er wird von anderen gemieden oder ist selbst derjenige, der andere meidet (Aktion und Reaktion sind gleich und entgegengesetzt). Der Ekel kann seinen symbolischen Ausdruck auch ganz direkt in Träumen von Schmutz und Fäkalien finden.

■ Das Spiel, das dem Aktionsmuster des isolierten Typs entspricht

In der inneren Haltung des isolierten Typs verbinden sich Selbstekel und Grausamkeit. Es besteht eine Neigung zu Perversionen wie Sadismus. Für den Sadisten liegt der Lustgewinn darin, dass er anderen Schmerzen zufügt oder sie grausam behandelt. (In seiner eigenen Wahrnehmung sieht es allerdings so aus, dass andere ihn grausam behandeln und ihm Schmerzen zufügen und er entsprechend reagiert.) Zudem ist Sadismus gesellschaftlich verpönt, ein schändliches Treiben, das im Verborgenen stattfindet, und wer dabei erwischt wird, muss mit Ausgrenzung rechnen.

Der unmögliche Typ

> *Es ist nichts mehr zu retten, ich habe nicht die geringste Aussicht auf Erfolg, nur drastisches Handeln, nur das Zertrümmern verspricht noch irgendeine Wirkung*

Ein Mensch des unmöglichen Typs erfährt das Leben als etwas überwältigend Gefährliches und als ausweglos. Nur drastische Maßnahmen, so scheint ihm, können in dieser verzweifelten Lage noch etwas ausrichten, und das führt ihn oft auf den Weg in den Untergang (in den er manchmal auch andere mitreißt).

Er spürt nichts vom Auf und Ab im Leben des möglichen Typs, auch nicht das Verheimlichende des fixierten Typs, sein Weltbild ist von einem alles erdrückenden Pessimismus beherrscht. Er glaubt, dass mit normalen Veränderungsmaßnahmen nichts zu erreichen ist, die Lage ist irreparabel verfahren. Man kann die Dinge nur radikal umkrempeln oder eben zerschlagen. Dieses Verzweifelte und Destruktive hat etwas in geradezu buchstäblichem Sinne Verzehrendes. Es kommt vor, dass er auf geringfügige Anlässe in vollkommen überzogener Weise impulsiv und destruktiv reagiert. Da mag es um Beleidigung, Kritik oder Schikane gehen – er hat bei allem sofort das Gefühl, dass die Grenzen des noch Hinnehmbaren weit überschritten sind. Und da ihm der Versuch einer Annäherung oder eines Ausgleichs grundsätzlich gegenstandslos erscheint, fällt seine Reaktion über alle Maßen heftig und destruktiv aus.

Ein Mensch dieses Reaktionstyps hegt einen tiefen und chronischen Pessimismus. Auf Phasen der Hoffnungslosigkeit und Verzweiflung folgen plötzliche unbeherrschte Gewaltausbrüche gegen sich selbst oder andere.

Sein pessimistisches Weltbild steht unverrückbar fest, und er ist nicht in der Lage, etwas anderes zu sehen. In der Einschätzung seiner selbst und seiner Lage ist er so vollkommen fixiert, dass er keinen Widerspruch verträgt. Er kann diktatorisch sein, duldet keine Diskussionen und hält überhaupt nichts von Veränderung oder Annäherung.

Dieser Reaktionstyp tritt auf, wo jemand sich vor eine Aufgabe gestellt sieht, die menschliches Vermögen so weit übersteigt, dass nicht die geringste Erfolgsaussicht besteht. In einem verzweifelten Kraftakt versucht er dennoch, in dieser hoffnungslosen Verfahrenheit etwas zu bewirken – mit meist verheerendem Ausgang.

■ Das Lebensalter, das der Grundhaltung des unmöglichen Typs entspricht

Die Haltung des isolierten Typs bildet das Greisenalter ab. Hoffnung besteht keine mehr. Körper und Geist sind dem Ansturm so vieler Krankheiten und Gebrechen ausgesetzt, dass es zwecklos erscheint, hier noch irgendetwas retten zu wollen. Den einzigen Ausweg verspricht der Tod.

Manche Vertreter dieses Typs steigen bei ihren Bemühungen, das Unmögliche zu erreichen, in sehr hohe Positionen auf. Wir sehen sie als Regierungschefs, als die Inhaber der Macht, als Leiter von Institutionen und als führend auf ihrem Gebiet. Wer die Welt mit den Augen dieses Typs sieht, wünscht sich eine Position großer, wenn nicht uneingeschränkter Macht, da nach seinem Dafürhalten nur wirklich durchgreifende Maßnahmen von irgendeinem Wert sein können. Auch das genaue Gegenteil kann bei diesen Menschen der Fall sein, nämlich dass sie Revolutionäre oder Terroristen werden, die in ihrem verzweifelten Ringen um Verwirklichung des Unmöglichen auch vor Mord und Selbstmord nicht zurückschrecken.

- **Träume, die der Situationswahrnehmung des unmöglichen Typs entsprechen**

Die Träume künden von Hoffnungslosigkeit und vom Scheitern, alles ist zu Ende.

- **Das Spiel, das dem Aktionsmuster des unmöglichen Typs entspricht**

Für einen Menschen mit diesem Weltbild und Reaktionsmuster kommt nur ein Spiel infrage, bei dem er von vornherein keinerlei Aussicht auf Erfolg hat. Man stelle sich einen durchschnittlichen Schachspieler vor, der es mit dem allerneuesten Schachcomputer aufnimmt. Da besteht keinerlei Hoffnung, der ungünstige Ausgang ist sicher.

TYPEN UND SCHLÜSSELBEGRIFFE

Der Panik-Typ	Der Krisen-Typ	Der mögliche Typ	Der zweifelnde Typ	Der verfolgte Typ
Akut	Krise	Anstrengung	Versuchen	Festgefahren
Plötzlich	Intensiv	Erfolg	Aufgeben	Unverhoffter Angriff
Heftig	Sinken	Optimistisch	Hinnehmen wechselt mit Anstrengung	Verfolgt
Panik	Sich erholen	Kampf	Gereizt	Unglückselig
Gefahr	Kind	Möglich	Unbehagen	Anfallsartig
Reflex	Intensives kurzes Bemühen	Hoffnungsvoll	Abscheu	Verächtlich
Flucht	Subakute Notsituation	Zuversicht	Verachtung	Ungehorsam
Hilflos	Heimweh	Behaglich	Isolation	Kampf
Entsetzen	Heftiges Ringen	Erreichbar	Verstümmelung	Zuversicht
Wahnsinn	Kritische Phase	Hektisch	Tiefe Hoffnungslosigkeit	Möglich
Säugling	Kollaps	Fieberhaft aktiv	Große Beklemmung	Migräne
Schreck	Geborgenheit finden	Erstickend	Schmutzig	Periodizität
Beunruhigung	Ungeduld	In der Falle	Gejagt	Schikaniert
Sturm	Fordernd	Umzingelt	Verzweiflung	Behindert
Instinktiv	Kontrolle	Veränderung	Ausgestoßen	Blockiert
Fixiert	Perfektion	Freiheit	Sadismus	Gequält
Vertuschen	Penibel	Bedrängnis	Widerwille	Gehemmt
Schuld	Übersteigt die Kräfte	Wunsch nach Veränderung	Ekel	Hoffnungsvoll
Verbergen	Übermenschlich		Eingeschränkt	Erreichbar
Verschweigen	Krebs		Verworfen	Behaglich
Warzen	Große Erwartung		Ausgeschlossen	Zerstörung
Neurose	Chaos			Totschlag
Fixierte Schwäche	Ordnung			Selbstmord
Ausweichen	Mehr leisten, als man kann			Total
Annehmen	Kontrollverlust			Unmöglich
Mittleres Lebensalter	Selbstbeherrschung			Verzweiflung
				Psychose
				Verwüstung

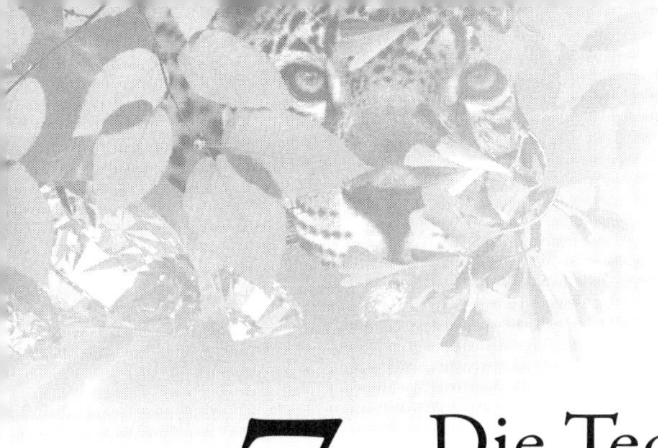

7 Die Technik zum Erreichen der Tiefe

Das nichtmenschliche Lied in uns ist die Ursache für unseren Stress und Gefühlsaufruhr

Um aus etwas herauszukommen, muss man zuerst und vor allem herausfinden, was es ist, man muss es sehen. Das kann schwierig sein, denn häufig (und vor allem bei Erwachsenen) ist es tief verborgen, überlagert von unserem üblichen zivilisierten Verhalten, das unsere tiefere Geschichte im Untergrund hält.

Wenn wir das nichtmenschliche Lied in uns auffinden wollen, das in uns spricht und seine ganz eigene Melodie in uns singt, kann das nur durch einen Prozess des Fragens und Forschens gelingen. Nur so bekommen wir diese verborgene Kraft zu sehen, diese Energie, die unsere gesamte Wahrnehmung, unser Denken, unser Handeln und Reagieren formt.

Es ist ratsam, diese Nachforschungen unter Führung eines anderen anzustellen, der entsprechend qualifiziert ist und über das nötige Können verfügt. Ich werde die Technik hier darstellen, rate jedoch dringend davon ab, sie leichtsinnig und oberflächlich anzuwenden. Der dilettantische Umgang mit dieser Technik kann nachteilige Folgen haben, während ihre professionelle Anwendung innere Pforten der Wahrnehmung zu öffnen vermag und dadurch zu einem wichtigen Schritt im Heilungsprozess wird.

Der kundige Begleiter muss frei von jeder Voreingenommenheit sein, und er darf auf nichts aus sein. Er überlässt dem Suchenden von Anfang an die Führung. Beide müssen sich offenhalten für das, was der Augenblick bringt; sie dürfen auf nichts hinauswollen, denn nur so sind sie frei genug, um auf alles einzugehen, was sich jeweils gerade zeigt.

Nach dieser Technik gehe ich mit meinen Patienten den Weg, der uns schließlich auf ihre tiefste Erfahrungsebene führt – zur Empfindung, zur Quelle, zu ihrem anderen Lied. Von dort aus kann ich dann das passende homöopathische Mittel herausfinden. Viele meiner Patienten äußern jedoch am Ende der homöopathischen Fallaufnahme, das Gespräch selbst sei bereits sehr aufschlussreich und heilsam gewesen. Ich habe den Eindruck, dass die Technik auch außerhalb der homöopathischen Praxis anwendbar ist (deshalb spreche ich im Folgenden von „Begleiter“ und „Sucher“ und nicht von „Arzt“ und „Patient“).

Ich muss hinzufügen, dass nicht jeder bereit ist, sich auf diesen Prozess einzulassen, und ohne die Mitwirkung des Gegenübers ist es so gut wie unmöglich, in die Tiefe vorzudringen. Es ist deshalb wichtig, dem Suchenden zu erklären, was wir vorhaben. Keine Frage, dass auch der Begleiter bereit sein muss.

Die Technik selbst ist simpel. So einfach, wie es ist, jemanden kennen zu lernen.

Wie eröffnen wir das Gespräch, wenn wir jemandem zum ersten Mal begegnen?

- Wir stellen uns vor. Wir nennen unseren **Namen**, wir sagen, wer wir sind.
- Dann nehmen wir das Erscheinungsbild unseres Gegenübers und seine Kleidung wahr, die uns weitere **Fakten** zu seiner

Person erschließen. Im nächsten Schritt werden wir vielleicht Alter und Beruf erfahren.

- Wenn das Gespräch fortgesetzt wird, erfahren wir irgendwann etwas über **Gefühle**, die ihn bewegen. Er wird uns aus seinem früheren Leben erzählen, von Umständen und ihren Auswirkungen auf sein Leben, sein Weltbild.
- Sollte das Gespräch noch tiefer werden, lernen Sie auch seine Ängste kennen und bekommen Ausschnitte aus seinen Albträumen zu sehen. Und wenn er sich in Ihrer Nähe wohlfühlt und Vertrauen fasst, wird er auch zu dem kommen, was man unter normalen Umständen nicht mitteilt – er wird von seiner inneren Bilderwelt (**Einbildungen, Wahnideen**) aus sprechen.
- Und wenn wir noch ein weniger länger auf dieser Spur bleiben, sehen wir schließlich Art und Umfang der **Reaktionen**, die solche imaginären Situationen in ihm auslösen.

Wenn wir jemanden auf dieser tiefen Ebenen kennen lernen, haben wir bereits einen recht deutlichen Eindruck von seiner Grundhaltung dem Leben gegenüber. Nun erfahren wir das Leben zwar sehr unterschiedlich, jeder auf seine ganz eigene Weise, aber in der Tiefe sind doch drei große Haupttypen zu erkennen, drei grundlegende Lebensperspektiven. Wenn wir noch einmal die Brille als Metapher für unsere Lebensbetrachtung heranziehen, so könnten wir in diesem Zusammenhang sagen, dass es Millionen verschiedener Brillengläser gibt, aber nur drei Gestelle.

Diese drei Grundformen des Sehens sind geprägt durch

- **Sensibilität** (das pflanzliche Lied)
  oder
- **Überleben** (das tierische Lied)
  oder
- **Struktur** (das mineralische Lied).

Je nach Veranlagung bringt Stress in uns eine besondere Sensibilität und Reaktionsbereitschaft ans Licht oder ein Gefühl von äußerer Bedrohung, das irgendwie mit dem Thema „Überleben" zu tun hat, oder aber wir bekommen angesichts der Schwierigkeiten des Lebens den Eindruck, dass in unserer Grundstruktur irgendetwas nicht stimmt oder fehlt.

Wenn wir jemanden gut kennen, wissen wir auch, wie er hohe Stressbelastung aufnimmt: Mit einem Gefühl von Krise und entsprechender Panik oder mit dem Gefühl, dass alles offen und möglich ist; vielleicht sieht er sich verfolgt und gequält oder seine Reaktion ist vom Zweifel am Ausgang der Sache geprägt. Es kann auch sein, dass Stress ein fixiertes Schwächegefühl bei ihm sichtbar macht, dass er die Lage beengend und erstickend findet oder glaubt, alles daransetzen zu müssen, um den Stress zu beherrschen oder auszuschalten. Schließlich kann es auch sein, dass er sich angesichts der Probleme wie ein Ausgestoßener fühlt, von der Welt abgeschnitten, und wenn er den Eindruck hat, die Lage sei rettungslos verfahren und unmöglich zu bereinigen, sieht er sich vielleicht unmittelbar vor seinem eigenen Untergang (und ist deshalb bereit, auch das Leben anderer zu zerstören).

Wenn wir zur tiefsten Schicht der Verstörung eines Menschen vordringen wollen, gehen wir eigentlich ganz ähnlich vor wie in einem Gespräch, in dessen Verlauf wir jemanden kennen lernen. Der beste Ansatzpunkt ist nach meiner Erfahrung das Symptom oder der Umstand, unter dem der Mensch gerade am meisten leidet. Die Hauptbeschwerde kann körperlicher oder seelischer Art sein – eine Angst, ein Albtraum, aber auch jeder andere Traum. Wenn die Person sowohl seelische als auch körperliche Symptome hat, ist es aus meiner Sicht günstig, sich erst einmal auf die körperlichen Beschwerden zu konzentrieren, weil sie die Wahrheit des gegenwärtigen Augenblicks ganz unverfälscht widergeben. Bei dem Bemühen, die Gemütsverfassung eines Menschen aufzudecken und zu verstehen, gehen wir nur zu leicht in die Irre, weil unsere eigenen Gefühle ins Spiel kommen, und wir uns in der Geschichte verlaufen.

Selbst ein völlig unbedeutend erscheinender physischer Umstand wird uns schließlich zur Kernempfindung führen. Ich gehe von dem sehr schlichten Gedanken aus, dass alles an Ihnen *Sie* ist: Ihre Kleidung, der Sitzplatz, den Sie wählen, Ihr Beruf, Ihre Freunde – alles ist Ausdruck Ihrer tiefsten Erfahrungsebene. Wir können also ansetzen, wo wir wollen sogar bei einem Hemdknopf und werden von dort aus doch immer zur Kernempfindung gelangen. Aber es wäre wohl doch etwas zu absonderlich, ein Gespräch mit einem Hemdknopf zu eröffnen. Beginnen wir also mit dem, was unseren Gesprächspartner im Augenblick gerade besonders beschwert. Das ist derzeit der Kristallisationspunkt für die Grundempfindung dieses Menschen, und deshalb ist seine Wahrheit hier am leichtesten zugänglich.

Unsere erste Frage könnte lauten: „Was macht Ihnen im Moment am meisten zu schaffen?" Ihr Gegenüber wird Ihnen vielleicht eine Diagnose wie Diabetes oder Migräne nennen und ein paar klare körperliche Fakten hinzufügen. Von da aus gehen wir tiefer und fragen, wie er dieses Symptom erlebt, wie es sich im Einzelnen anfühlt. Und welche Auswirkungen hat das Problem auf sein Leben? Unsere Aufgabe als Begleiter besteht ja darin, den Menschen von hier aus ganz in die Tiefe seiner Seele zu führen, in den Kernbereich, der sich in seinen Beschwerden Ausdruck verschafft.

Wenn wir in diesen Kernbereich kommen, wird ganz klar, um was es für diese Person letztlich geht. Auf dieser Ebene gibt es keine Unklarheiten. Es ist, als hätten wir das Innerste des Vulkans erreicht, von dem die „Ausbrüche", nämlich körperliche und seelische Symptome, lediglich zeugen. Und wie gesagt, wir lassen uns hier besser nicht in die Gemütsverfassung der Person verwickeln, sonst bleiben wir womöglich auf das Rumoren des Vulkans fixiert, anstatt zum Kern vorzudringen, von wo alle Symptome ausgehen.

Während wir also die körperliche Hauptbeschwerde von allen Seiten betrachten, stoßen wir irgendwann auf etwas, das nicht mehr rein körperlich ist, sondern spontan eine Verbindung zur geistigen Ebene herstellt. Jetzt konzentrieren wir uns auf diesen ungemein wichtigen Verbindungsbereich und werden feststellen, dass auf beiden Ebenen, der körperlichen und der geistigen, eigentlich dasselbe zum Ausdruck kommt. Das führt uns in einen sehr tiefen Kernbereich. Betrachten wir es an einem Beispiel.

Spondylitis

Ein zweiundsechzigjähriger Mann kam mit einer Halswirbelentzündung zu mir. Er klagte über Nackensteifigkeit und konnte den Kopf nur mit Mühe bewegen. Hier einige Auszüge aus dem Gespräch:

(R: Dr. Rajan Sankaran, P: Patient, Relevante Ausdrücke kursiv.)

P: Ich habe Nackensteifigkeit. Meine Aufmerksamkeit ist mehr bei dieser Steifigkeit als bei dem, was ich zu tun habe.

(Autor: Er leitet eine Organisation. Wenn er etwas zu besprechen hat, wird er dabei durch seine Beschwerden unterbrochen. Er fühlt sich behindert und nicht recht zu etwas nütze.)

P: Nützlich sein und etwas Sinnvolles tun, das ist der rote Faden meines Lebens. Wenn das nicht möglich ist, fühle ich mich wertlos. Das Leben hat keinen Sinn mehr. Ich habe wirklich viel erreicht im Leben, aber wie die Dinge jetzt stehen, ist das Leben nicht mehr lebenswert. Eigentlich ist alles gut – wenn nur dieses Behinderungsgefühl nicht wäre.

Ich suche den Sinn des Lebens. Das verfolgt mich. Ich habe meditieren gelernt. Das, was im Innern ist, bedeutet mir viel. Es gibt dem Leben Adel und Würde. Wenn ich es nicht achte, kommt es mir so vor, als herrschte innerlich

Krieg. Ich habe mich einer Bewegung angeschlossen, für die ich mich jetzt seit zweiundzwanzig Jahren engagiere. Mir ist es wichtig, nichts für das zu nehmen, was ich tue. Und ich glaube, dass Gewaltlosigkeit das Allerwichtigste im Leben ist.

Nichts tun, Altenteil, da komme ich mir vor, als würde ich nur noch vegetieren. Ich mag meinen Körper sehr, aber dem Geist fühle ich mich doch näher. Ich will keine allopathischen Medikamente, sie tun meinem Körper Gewalt an. Ich möchte wachsen, und jede Maßnahme, die das natürliche Empfinden beeinträchtigt, ist Gewalt. Für mich fängt mit allopathischen Medikamenten der Krieg an, und das möchte ich nicht.

Ich bin Kurator einer Klinik und habe sieben Millionen Rupien für das Erdbeben gesammelt. Ich möchte mich nützlich machen, ich möchte in allem nützlich sein. Wenn ich so behindert bin, kann ich nicht mehr auf die Leute zugehen. Aber wenn ich es kann, fühle ich mich dem Leben verbunden. Tief in mir fühle ich eine unpersönliche Verbundenheit mit dem Leben. Es ist wie ein Fluss, der seinen eigenen Lauf hat, abseits dieses breiten Stroms, der überall ist. Etwas drängt machtvoll von innen. Ich weiß nie, wann es ausbricht, aber dann schwebe ich eine Handbreit über dem Boden. Es fühlt sich an, als wäre etwas Eingeschlossenes aufgebrochen, und alles wird so leicht, und zugleich fühle ich mich so mit allem verbunden, dass es gar keine anderen mehr zu geben scheint. Ich empfinde Einssein, sie sehen für mich nicht mehr wie andere Leute aus. So fühle ich, wenn ich andere unterweise, und es ist mir eine überwältigende, unvorstellbar große Freude. Ich empfinde Freude, wenn ich dieses Gefühl von „Täterschaft“ haben kann.

> ***(Autor: Er spricht sehr vom Verstand her. Er ist ein belesener Mann mit philosophischen Neigungen. Vielen seiner Aussagen ist anzumerken, dass sie aus solchen Büchern stammen – abseits des breiten Stroms, der überall ist oder Verbundenheit mit dem Leben, Freude, Einssein, „Täterschaft". Ich wollte gern tiefer kommen und deshalb erneut bei der Hauptbeschwerde ansetzen.)***

R: Erzählen Sie noch etwas von Ihren Nackenproblemen.

P: Das ist so etwas Angespanntes im Nacken, ich bin bei der Arbeit nicht voll einsatzfähig. *Ich kann mich nicht frei bewegen.*

> ***(Autor: Der Patient beschreibt die Empfindung von Steifigkeit. Jetzt müssen wir diese Empfindung und ihre Auswirkung auf ihn verstehen. Wo ist die Verbindung?)***

R: Beschreiben Sie diese Steifigkeit.

P: Es wird immer gerader, ich kann den Hals nicht in beide Richtungen bewegen.

R: Was für Auswirkungen hat das auf Sie?

P: Ich kann nicht voll bei der Arbeit sein. Ich bekomme nicht so viel getan. Es lenkt die Aufmerksamkeit auf meinen Nacken, wo eigentlich nur die Arbeit weitergehen sollte. Ich habe aufgehört zu arbeiten.

R: Und das Gefühl dabei?

P: Dass etwas mir Erleichterung verschaffen sollte.

R: Wie verschaffen Sie sich Erleichterung?

P: Ich ruhe mich einfach ein bisschen aus.

> ***(Autor: Ich erkundige mich nach seiner Meditation, da er daran offenbar sehr interessiert ist.)***

R: Was bedeutet Ihnen die Meditation?

P: Sie bedeutet mir Ruhe, Stille. Es kommt darin der Zusammenhang aller Dinge zum Ausdruck, der Umstand also, dass alles, was ich tue, nur aufgrund vieler anderer Dinge geschehen kann. Ich existiere nicht isoliert. Früher dachte ich, dass die Dinge geschehen, weil ich sie tue, aber im Laufe der Zeit wurde mir klar, dass alle Dinge aufgrund vieler anderer Dinge geschehen. So vieles kommt zusammen, damit irgendetwas geschehen kann. Das erzeugt ein Gefühl von Harmonie in mir, Frieden.

> ***(Autor: Ich sehe in diesem Fall recht gut, was seine Hauptempfindung ist, nämlich: „Ich kann mich nicht bewegen. Ich bin wegen dieser Sache bei meiner Arbeit unbeweglich. Mein Hals bewegt sich nicht, und meine Arbeit kommt nicht vom Fleck." Das Entscheidende ist nun aber, dass alles an diesem Fall – alles im Leben dieses Patienten, das ihm wichtig ist – einen Bezug zu dieser Vitalempfindung hat. Wenn wir uns also mit dem Thema „Meditation" beschäftigen, müssen wir tiefer erkunden, was Meditation ihm bedeutet, bis wir auch hier auf die Vitalempfindung „Ich kann mich nicht bewegen" stoßen. Meditation ist eine Art Kompensation. Verfolgen wir das also im Gespräch weiter.)***

R: Sagen Sie etwas zu „Frieden".

P: Ich empfinde Einklang mit den Menschen, immer weniger Trennendes. Mir ist danach zu schweigen. Beim Sprechen herrscht zu viel innere Bewegung. Aber ich lasse das einfach vergehen. Früher habe ich auf alles reagiert. Als würde ich davon *festgehalten*.

R: Wie hat sich das auf Sie ausgewirkt?

P: *Keine Bewegung mehr, wie steif und starr.* Ich will damit sagen, die Dinge zogen mich in alle Richtungen. Es hatte etwas Zwanghaftes. Es war wie im Verkehrsgewühl, wie mitten im Stau.

(Autor: Diesmal ist „steif“ nicht die Beschreibung eines körperlichen Zustands, sondern gibt ein inneres Erleben wieder, und damit ist klar, dass es sich um seine Grundempfindung handelt.)

P: Wie fühlt sich das an?

P: *Es ist ein Gefühl von Mangel an Bewegung.*

Verständnis des Falls

Kann mich nicht bewegen, wie festgehalten, steif – auch hier wieder das Gleiche. Er musste zwei Stunden pro Tag meditieren, um das zu vermeiden.

Wir können sehen, dass dieser Mann seine Lage nicht als Konkurrenzkampf (Tier) und nicht als Mangel oder Verlust der Struktur (Mineral) wahrnimmt. Seine Reaktion ist eher als Empfindlichkeit zu bezeichnen – jede Situation kann in ihm die Empfindung von „steif“ und „festgehalten“ auslösen. Das zeigt uns, dass sein anderes Lied aus dem Pflanzenreich stammen muss, und in diesem Fall handelt es sich um die Familie der Anacardiaceae (zu der ganz verschiedenartige Pflanzen wie Cashewnuss, Mango und Giftsumach gehören), für die genau diese Empfindlichkeit und Empfindung typisch sind.

Der Begleiter muss hier in einer ganz gelassenen Haltung bleiben, in der er seinem Gegenüber den Ball immer wieder einfach zurückwirft. Der Suchende erklärt irgendetwas, und jetzt ist es wichtig, dass der Begleiter ihm nicht zu verstehen gibt, dass er verstanden hat; vielmehr sollte er ihn weiterhin fragend anblicken, um ihm Anlass zu geben, noch tiefer zu gehen und die Dinge noch klarer darzustellen.

Die Dinge sind bis ins Detail auszuführen und der Suchende muss sich auf immer tiefere Schichten seiner eigenen Erfahrung einlassen und sie beschreiben – nur so kann der Begleiter nach und nach erfassen, wie dieser Mensch sein Leben lebt und wahrnimmt.

Deshalb legen wir während des ganzen Verlaufs der Unterredung wenig Wert auf die Geschichte des Suchenden (das heißt auf seine äußeren Lebensumstände oder die Szenen, in denen sich sein Leben abspielt), dafür umso mehr auf die Frage, *wie er sein Leben in dieser äußeren Geschichte in der Tiefe erlebt*. Nicht, dass die Geschichte unwesentlich wäre, ganz im Gegenteil; aber die äußere Geschichte gibt für den Begleiter nicht genügend her, womit er den innersten Kern des Suchenden tief genug verstehen könnte. Auf diesem Weg nach innen zieht der Begleiter keine voreiligen Schlüsse und macht keine Annahmen, sondern folgt einfach den Vorgaben des Suchenden.

Das ist das Entscheidende an diesem ganzen Prozess.

Um der Reise nach innen ihren eigenen Lauf zu lassen, muss der Begleiter hellwach, aber auch distanziert bleiben. Es ist ein behutsamer, langsamer, in Stufen tiefer dringender Forschungsprozess. Und die Empfindung, die sich dabei nach und nach immer deutlicher herausschält, ist das, worin das ganze Leben des Suchenden gleichsam auskristallisiert. Sie ist die Quelle, in der alle Lebensäußerungen in unverfälschter, reiner Form fließen. Es führt kein Weg an ihr vorbei. Sie ist der Kernbereich, in dem die gesamte Existenz eines Menschen mit allen ihren Facetten entspringt. Und sie ist der Schlüssel, mit dem wir uns jede Einzelheit im Leben dieses Menschen erschließen können. Alles dreht sich um diese Kernempfindung.

Während der Suchende seine Hauptbeschwerde schildert, zeigt sich uns auch, wie er sein tiefes inneres Empfinden erlebt, und wie er darauf reagiert – welche Intensität und Gangart sein Erleben und seine Reaktionen haben. Wir können das noch fördern mit der Frage:

„Wie reagieren Sie auf diese Empfindung?“ Wir fragen also, wie er mit seinem inneren Erleben umgeht, wie er es bewältigt.

Wenn wir die tiefste Ebene der Empfindlichkeit oder Empfindung bei einem Menschen erreicht haben, ist relativ leicht zu beobachten, wie er sich mit seiner Empfindlichkeit auseinandersetzt, um sie zu bewältigen.

Nehmen wir als Beispiel einen Menschen, für den „Verletzung“ das Thema seiner besonderen Empfindlichkeit zu sein scheint, der also leicht die Empfindung bekommt, er werde körperlich oder seelisch oder auf beide Arten verletzt. Die Frage ist nun: Wie reagiert er auf diese zentrale Empfindlichkeit, die ihn überall mögliche Verletzungen wittern lässt?

- Bekommt er dann die Panik?
- Nimmt er es als akute Krise wahr und reagiert mit konzentrierten Anstrengungen zur Überwindung der Krise?
- Fühlt er sich in einer Situation festgefahren, in der er zwischendurch immer wieder Verletzungen ausgesetzt ist?
- Fühlt er Hoffnung und versucht, sich der verletzenden Situation zu entziehen?
- Nimmt er, um seine Empfindlichkeit zu verschleiern, eine resignierte Haltung ein, in der er sich mit den Dingen abfindet?
- Gibt er sein Äußerstes in einem verzweifelten Versuch, der verletzenden Situation zu entkommen?
- Geht er, um die Situation unter Kontrolle zu bekommen, weit über seine Kräfte und Vermögen hinaus?
- Oder nimmt er seine Empfindlichkeit gegen Verletzung so überdeutlich und vernichtend wahr, dass ihm alles hoffnungslos erscheint, und er am liebsten jemanden oder sich selbst umbringen würde?

Hier gilt es jetzt noch zwischen aktiver und passiver Reaktion zu unterscheiden. Wenn ein Mensch Verletzung als etwas Vernichtendes wahrnimmt und erlebt, wird seine Reaktion ebenso tief und verzweifelt ausfallen, er wird seinerseits verletzen oder töten wollen (Erstes Postulat: Empfindung und Aktion sind gleich und entgegengesetzt.)

Er kann jedoch auch passiv reagieren und wirkt dann wie betäubt oder abgestumpft, hoffnungslos. Wenn er diese Empfindung gut kompensiert (das heißt durch Ausbildung starker gegenteiliger Empfindungen ausgleicht), wird er vielleicht der harte Kerl, der selbst angesichts schlimmer Verletzungen der destruktivsten Art nicht kneift. Die besondere Empfindlichkeit auf diesem Gebiet bleibt ihm jedoch, wie gut sie auch kompensiert sein mag.

Wir bleiben also dran und stellen die gleiche Frage immer wieder aus verschiedenen Blickwinkeln, bis der Suchende schließlich auf eine tiefere Empfindung stößt, die seine Erfahrung noch genauer erfasst und beschreibt. So gelangen wir auf immer tiefere Ebenen. Der Suchende braucht dabei Ausdauer und Geduld – und die Zuversicht, dass etwas noch Tieferes sich zeigen und äußern wird.

Hier stellt sich nun zwangsläufig die Frage: Wie können wir wissen, ob eine geschilderte Empfindung wirklich genauer und tiefer ist als die bereits geäußerte?

Wir haben dafür zwei zuverlässige Indikatoren.

Aktionen sprechen lauter als Worte

Empfindungen werden tief und klar gefühlt, lassen sich aber nur schwer angemessen in Worte kleiden. Mir fiel auf, dass Menschen ihre Empfindungen oft deutlicher in Gesten als in Worten zum Ausdruck bringen. Die Hände können manchmal etwas mitteilen und beschreiben, was sich der sprachlichen Formulierung entzieht.

Ich möchte das am Beispiel eines Schulmädchens mit Kopfschmerzen verdeutlichen.

Beim Schildern des Schmerzes machte sie eine schiebende oder drückende Handbewegung, als sie sagte, ihr Kopf fühle sich an, als würde etwas herausgedrückt. Sie äußerte auch, sie fühle sich gar nicht gut, wenn ihre Freundinnen nicht alles mit ihr teilten. Auf meine Frage, wie sich das anfühle, sagte sie zunächst nur immer wieder: „Mies und traurig" und wiederholte, wie deprimierend das sei. Aber ihre Hände waren dabei ständig in der Luft und bildeten das Gleiche ab wie bei der Beschreibung ihrer Kopfschmerzen. Und genau das empfand sie auch im Hinblick auf ihre Freundinnen: dass sie sie durch ihr Verhalten irgendwie aus ihrem Kreis „herausdrückten", und sie dann allein und praktisch ausgeschlossen war.

Handgesten können manchmal auch Unklarheiten aufklären, zu denen es bei unserem Bemühen um ein Verständnis der tiefsten Empfindung kommen kann. Nehmen wir als Beispiel eine Frau, die das Gefühl in ihrer Lunge während eines Asthmaanfalls sehr gut zu beschreiben vermag. Sie verwendet vielleicht Wörter wie „blockiert" und „übervoll", aber ihre Hände sprechen dabei von etwas anderem, das wahrscheinlich tiefer ist und besser trifft. Ihre Hände machen nämlich, während sie von „blockiert" und „übervoll" spricht, schnelle Drehbewegungen, als würde sie etwas auf- und wieder abwickeln. Wir drängen sie immer wieder sanft, die Empfindung von „blockiert und übervoll" noch etwas eingehender zu beschreiben, und so kommt sie schließlich zur tieferen Empfindung von „gebunden und eingeschnürt" – genau das, was ihre Hände schon die ganze Zeit erzählt hatten! Jetzt können wir sicher sein, dass wir bei ihrer tiefsten Empfindung angekommen sind.

Handgesten sind der beste Indikator für das, was ein Mensch wirklich empfindet. Sie laufen unterbewusst und unwillkürlich ab und werden von dem, der sie macht, oft nicht einmal bemerkt. Das ist das Schöne an ihnen: Sie bilden ganz arglos eine innere Wirklichkeit ab. Wir nehmen uns deshalb genügend Zeit, diese sich wiederholenden Gesten zu verstehen. Wenn sich schließlich herausstellt, was sie bedeuten, hat sich unser Verständnis der Person vertieft.

Eine fünfunddreißigjährige Frau sagte zur Beschreibung ihrer Empfindung während eines Asthmaanfalls: „Als ob" im oberen Brustraum etwas fest zusammengedreht würde, „als ob" sie gewürgt oder stranguliert würde. Es erinnerte unwillkürlich an das Bild einer Python, die ihre Beute erdrückt.

Im weiteren Verlauf erzählte sie von mahnenden Worten ihres Mannes und wie sehr sie davon gekränkt gewesen sei. Auf die Bitte, dieses Gekränktsein näher zu beschreiben, gebrauchte sie den Ausdruck „traurig", aber dabei führte sie ihre zusammengepressten Hände zur Brust hin – genau die Geste, die sie schon gemacht hatte, als sie von dem zusammendrehenden, strangulierenden Gefühl beim Asthmaanfall erzählte. Was sie in Worten nicht darstellen konnte, sagten ihre Hände umso beredter, und es war ihr nicht einmal bewusst.

Es ist demnach sehr wichtig, dass der Begleiter und Beobachter um die Bedeutung der Gesten weiß und sie sofort bemerkt.

DIE GESTE IST HÄUFIG DER SCHLÜSSEL

So wird die Geste zur Geheimtür ins Land des Suchenden, ein verborgener Durchgang, der ihn mit ein wenig Hilfe an seine innere Wirklichkeit heranführt. Sie ist das Fenster zur Empfindung. Wir bleiben einfach bei dieser Geste, und eine andere Welt öffnet sich, das andere Lied, das in dieser Welt erklingt, wird hörbar. Der Suchende spricht, und dabei kommt er an einen Punkt, wo Worte nicht mehr an seine Erfahrung heranreichen, und er nur noch eine Geste machen kann. Jetzt fordern wir ihn auf, sich auf diese Handgeste zu konzentrieren: „Machen Sie das noch einmal, lassen Sie sich darauf ein... und dann sagen Sie einfach das, was Ihnen gerade dazu einfällt."

Hier gibt es aber etwas, das unbedingt zu beachten ist: Wir dürfen die Geste auf keinen Fall deuten. Deutung ist etwas Mentales, während sich die Empfindung dem Zugriff des Verstandes entzieht. Deshalb müssen wir mit der Geste so umgehen, dass sie für den Suchenden zum Katalysator für den spontanen Ausdruck der Empfindung werden kann. Wenn also die Geste auftaucht, dann fragen wir weder den Suchenden noch uns selbst, was sie bedeutet. Wir müssen nur erreichen, dass der Suchende sich auf die Geste einlässt, um dann spontan zu äußern, was ihm dazu einfällt.

Unsere Frage zu dieser Geste sollte demnach so formuliert sein, dass das Denken nicht ins Spiel kommt, und eine spontane Reaktion möglich wird. Was spontan kommt, muss nicht vernünftig sein, es entspringt einem Bereich jenseits des Verstandes und seiner Logik. Es geht von der Grundempfindung aus.

Sollte der Suchende zu Erklärungen und Theorien über seine Geste ansetzen, unterbrechen Sie ihn. Wir sind auf das aus, was spontan kommt, wenn die Energie erfahren wird, und das darf ruhig unlogisch, ja absurd klingen. Die Aufforderung lautet also: „Erzählen Sie mir das, was Ihnen gerade einfällt."

Wir machen gern den Fehler, von unserem Gegenüber eine Erklärung der Geste haben zu wollen.

Fragen Sie nicht: „Was bedeutet das?"

Also nicht: „Was machen Sie da?", sondern einfach „Was fällt Ihnen dazu ein?" Dieser Mensch erlebt gerade dieses Energiemuster, und wenn er etwas zu sagen vermag, wird es etwas Unlogisches sein, das er mit einem Lachen oder Lächeln ausspricht, zum Beispiel: „Wenn ich das mache, kommt es mir so vor, als würde sich das alles auflösen, ist das nicht verrückt?"

Wann fragen wir nach der Geste und fordern dazu auf, sich auf sie zu konzentrieren?

Wie wir im Kapitel „Die Ebenen" gesehen haben, gibt es sieben Ebenen der Erfahrung: Name, Tatsache, Gefühl, Einbildung/Wahnidee, Empfindung, Energie und die Siebte. Im Verlauf der Unterredung spricht der Suchende mal von dieser, mal von jener Ebene aus.

Wenn er auf der Gefühlsebene spricht und dazu eine Handgeste macht, ist es möglicherweise nicht ratsam, hier schon auf die Geste einzugehen. Wenn man zu früh fragt, bringt es ihn nur in Verwirrung. Unterbrechen Sie also auf Ebene drei und vier noch nicht, um auf die Geste einzugehen. Aber wenn Sie einmal eine Geste angesprochen haben, dann bleiben Sie dabei und gehen nicht wieder zu etwas anderem über.

Sie müssen das Gespräch auf der Ebene der Gefühle und der Wahnideen so weit vertiefen, dass sie an den Punkt kommen, an dem Worte nicht mehr ausreichen, und der Suchende für die Beschreibung seines Erlebens Handgesten zur Hilfe nehmen muss. Wenn Sie an dieser Stelle einhaken, wird das Gespräch auf eine andere Ebene wechseln. Sie betreten die andere Welt im Inneren des Suchenden.

Die andere Welt ist nicht menschlich

Es lebt ein Fremder aus einem anderen Naturreich in uns, der immer schon da war und jetzt so tut, als wäre er der Hausherr. In uns lebt eine Pflanze, ein Tier oder ein Mineral. Wir müssen das Lied dieses Fremden hören und bis zu seiner Erfahrungsebene vordringen.

Unser erster Schlüssel zur Tiefe und zum tiefen Verstehen ist also die Handgeste. Der zweite Schlüssel ist das **Wort** oder die Wörter, die immer wieder auftauchen, wenn der Mensch über ein Hauptproblem spricht. Auffallend sind Wörter, die überhaupt nicht zur geschilderten Situation zu passen scheinen oder die immer mit einer starken Handgeste zusammenfallen.

Zur besseren Übersicht habe ich sieben Hauptkategorien aufgestellt, nach denen leichter zu entscheiden ist, welche (der vielen) Wörter, die jemand benutzt, von besonderer Bedeutung sind. Sie können sich diese Kriterien, zumindest in ihrer englischen Fassung, alphabetisch einprägen – M, N, O, P, Q, R, S.

KRITERIEN FÜR DAS AUFFINDEN WICHTIGER WÖRTER

Bewegung (engl. Movement)

Ein Wort ist wichtig, wenn es mit einer Handgeste einhergeht, die Energie, Geschwindigkeit, Richtung und Bewegung besitzt.

Nicht spezifisch menschlich (engl. Non-human-specific)

Das veranschaulichen wir am besten an einem Beispiel.

> Ein junger Mann von fünfundzwanzig Jahren kommt mit Brustschmerzen zu mir.
>
> Ich frage ihn: „Was haben Sie für Beschwerden?“
>
> Er sagt: „So ein scharfer Schmerz in der Brust.“
>
> *(Autor: „Scharf“ ist nicht spezifisch menschlich. Scharf gehört natürlich auch zur menschlichen Realität, aber es tritt in allen drei*

Naturreichen – Tiere, Pflanzen und Minerale – ebenfalls auf. Scharf ist alles, was eine Spitze oder Schneide hat und wehtut.)

Ich sage: „Erzählen Sie mir etwas über scharf."

Er antwortet: „Dieses Scharfe kommt plötzlich und fällt über mich her; es ist eine Schmerzattacke."

(Autor: „Scharf" und „Attacke" sind nicht spezifisch menschlich.)

Ich sage: „Erzählen Sie mir noch mehr über plötzlich, Attacke und scharf."

Er antwortet: „Ich arbeite in dieser Firma, und mein Chef ist ein grober Mensch. Seine Worte sind so scharf."

(Autor: Zu diesen Worten macht er eine kraftvolle Geste. Die Worte sind menschlich, aber die Energie ist von einer Art, die nicht nur bei Menschen vorkommt. Wenn Sie die Energie hören, können Sie die menschlichen Worte vergessen.)

Ich fordere ihn also auf, etwas über die Handgeste zu sagen: „Erzählen Sie mir etwas mehr über... (der Begleiter wiederholt einfach die Worte des Suchenden und versucht, auch die Betonung zu treffen), wie Sie es mit der Hand darstellen (Wiederholung der Handgeste). Was fällt Ihnen dazu ein?"

Er sagt: „Mein Chef behandelt mich so, wie man früher Sklaven behandelt hat."

(Autor: Wir gehen so vor, um auf ein anderes Gebiet zu kommen, in eine Welt, die nicht mehr ausschließlich menschlich ist, sondern viel mehr umfasst, und zwar auf einer tieferen, allgemeingültigen Ebene. Der Übergang vom spezifisch Menschli-

chen zum nicht mehr spezifisch Menschlichen ist nicht leicht. Auf eine tiefere Ebene gelangen, das geht nie ganz reibungslos. Seine Wahrnehmung der Situation – „mein Chef behandelt mich wie einen Sklaven" – bewegt sich auf der Ebene der Einbildungen oder Wahnideen. Wenn wir noch tiefer kommen wollen, zur Empfindungsebene, müssen wir uns auf die Handgesten konzentrieren. In diesem Fall kam keine energiereiche Handgeste, und so musste ich bei dem Wort „Sklave" bleiben, um zu sehen, ob irgendeine starke Bildvorstellung damit verbunden war.

Das ist der Punkt, an dem wir nachfragen müssen, wie der Suchende die gerade erwähnte Situation erlebt. Dann kann sich eine Empfindung einstellen, denn Empfindung ist eine Erfahrung. Empfindung ist nicht einfach ein Gefühl oder eine Einbildung. Sie geht tiefer als beide und wird sowohl geistig als auch körperlich gespürt und erlebt. Es ist eine vollständige körperlich-seelische Vitalerfahrung, die nicht spezifisch menschlich ist. Unser tiefstes Erleben ist nicht mehr allein menschlich, sondern kommt auch anderswo vor. Für gewöhnlich ist es schwierig, die tiefste Empfindung angemessen in Worte zu kleiden. Mit längeren Ausdrücken, Handgesten und Lauten kann man ihr nahe kommen, aber es ist sehr schwierig, sie mit Worten allein zu erfassen.)

Ich frage: „Wie erleben Sie sich denn als Sklaven?"

Seine Antwort lautet: „Sie tun einem scheußliche Sachen an. Sie nehmen etwas Spitzes und stechen einen."

Ich frage weiter: „Und wie würden sie das erleben?"

Er sagt: „Einfach als plötzlichen scharfen Schmerz."

Also auch hier wieder die gleiche Melodie auf allen Ebenen. Die körperlichen Beschwerden sind, wie er sagt, durch „scharfe Schmerzen" bestimmt. Auf der emotionalen Ebene haben wir seine Aussage, dass „spitze Bemerkungen" ihm zusetzen. Und schließlich kommt er von der Ebene der Wahnideen aus (dass er wie ein Sklave behandelt wird) wieder zur gleichen Empfindung. Haben wir das Durchgängige einmal gehört, zeigt sich, dass es auf allen Ebenen ertönt.

Wenn es gilt, eine tiefere Ebene des Verständnisses der eigenen Person zu erreichen und dort mehr Selbstausdruck zuzulassen, ist immer mit Widerstand zu rechnen. Erstens reichen Worte nicht so recht an dieses tiefe Empfinden heran, aber außerdem ist es auch so, als hätten wir im Laufe unseres Lebens verlernt, unseren tiefsten Empfindungen zu trauen und sie einfach zu äußern.

Bleiben wir jedoch bei unserem Ansatz, wird der Suchende uns direkt zur Quelle führen. Damit meine ich das andere Lied in ihm, das auf dieser tiefen Empfindungsebene vollkommen klar ertönt. Manchmal wird uns der Mensch gegenüber direkt den Namen der Quelle (im Tierreich, Pflanzenreich oder Mineralreich) nennen oder sie so treffend beschreiben, dass man Note für Note und Melodiebogen für Melodiebogen das andere Lied hört, das sein Leben zu singen scheint.

Beharrlich (engl. Obdurate)

Ein Wort ist wichtig, wenn es immer wieder vorkommt und immer fester Bestandteil des Gesprächs ist, worum es sich auch jeweils gerade drehen mag.

Bildhaft (engl. Picturised)

Ein Wort ist wichtig, wenn es zu einem ausdrucksstarken Bild oder einer Wahnidee gehört wie etwa „Sklave“ in dem eben besprochenen Beispiel, als der Mann sagte: „Mein Chef behandelt mich, wie man früher Sklaven behandelt hat.“

Der Begleiter muss sich aber vergewissern, dass dieses Bild wirklich zum Kernbestand gehört. Vielleicht benutzt der andere das Wort eher beiläufig, wir müssen uns hier Klarheit verschaffen. Forschen Sie also nach, ob dieser Vergleich für ihn von geradezu szenischer Realität ist, sodass er während seiner Schilderung tatsächlich in die Lage eines Sklaven versetzt wird. Wenn das Wort von tiefer Bedeutung für ihn ist, wird er Ihnen das Sklavendasein lebendig präsentieren, als wäre es ein Film. Sie können ihn in den Zustand hineinführen, in dem er diese Situation buchstäblich vor Ihren Augen lebt und träumt. Es hat etwas von Rückführung in ein früheres Leben oder von Hypnose. Eine tiefere Wahrheit kommt durch und äußert sich. Der Mensch führt Sie von der gegenwärtigen Realität aus in eine andere Zeit und an einen anderen Ort.

An dieser Stelle fragen wir: „Wie erleben Sie diese Situation?“, und die tiefere Empfindung wird deutlich werden.

Sonderbar (engl. Queer)

Wenn ein Wort in auffälliger Weise aus dem Rahmen fällt, werden wir hellhörig. Wir nehmen sehr genau Notiz von Wörtern, die nicht ohne weiteres einen Sinn ergeben, die man normalerweise im gerade angesprochenen Zusammenhang nicht verwenden würde. Zum Beispiel ein Mädchen mit Halsschmerzen, das sagt: „Mein Halsweh schlägt mich.“ „Schlägt“ klingt hier irgendwie unpassend, recht sonderbar. Was mag „schlägt“ mit Halsweh zu tun haben?

Wiederholt (engl. Repetitive)

Wenn ein Wort von Ebene zu Ebene immer wieder auftaucht, bekommt es Gewicht. Wir haben intensiv nachgefragt und sind auf eine weitere Ebene gelangt, aber das Wort scheint uns auch dahin zu folgen wie ein Schatten, wie eine Geschmacksnote, die sich überall durchsetzt.

Synonym

Wenn jemand für ein Wort von zentraler Bedeutung etliche Synonyme verwendet und es anhand von Beispielen anschaulich machen kann, dürfen wir annehmen, dass es sich für diese Person um ein Wort von hoher Ladung und Energiedichte handelt.

So erzählte eine frisch verheiratete junge Frau, wie unwohl sie sich im Haus ihrer Schwiegereltern fühle. Sie sagte: „Ich habe nicht das Gefühl, dass dieses Haus mein Zuhause ist. Nie darf ich tun, was ich möchte. Ich lebe da wie eine Gefangene.“ Natürlich erfragte ich als nächstes, was gefangen bedeutet, und wie sie sich als Gefangene erlebte. Sie beschrieb ihre Gefangenschaft so, wie vielleicht ein Gefängnisinsasse seine Lage empfindet: „Man ist total eingeschränkt, das Ganze ist einfach Haft, nur dass sie einem keine Beinschellen anlegen.“

Solche Worte müssen ernst genommen und mit dem nötigen Respekt betrachtet werden. In ihnen klingt die tiefste Erfahrung dieses Menschen an. Sie entspringen der Quelle, deren Melodie das andere Lied, das nichtmenschliche Lied in diesem Menschen ist. Wenn wir solche Worte achten und weiter auf sie eingehen, führen sie uns zur nächsten Ebene, wo sie uns noch mehr über diese Quelle verraten, deren Energie in uns singt.

DER WEG IN DIE TIEFE

Um also auf tiefere Ebenen zu kommen, müssen wir uns an Wörter halten, die merkwürdig sind, wiederholt vorkommen oder deplatziert wirken. Oder wir nehmen eine bestimmte Handgeste, die immer wieder in der gleichen Lebhaftigkeit und Klarheit vorkommt. Solche wichtigen Wörter oder Gesten sind wie kleine Vorsprünge, die uns an einer unbekannten Oberfläche Halt bieten und ein Vorankommen ermöglichen. Wir müssen diese Wörter oder Gesten einer Person jedoch sorgfältig prüfen, um zu sehen, ob sie auch halten – ungefähr so, wie ein Kletterer seinen nächsten Tritt prüft. Der Kletterer muss ja sicher sein, dass er dem Tritt wirklich sein ganzes Gewicht anvertrauen kann, bevor er ihn dann tatsächlich nutzt, um wieder eine Stufe höher zu kommen. Und er erkennt einen sicheren Tritt nicht am Aussehen oder an seiner Größe, sondern durch Ausprobieren, also durch Erfahrung. Der *Körper* muss die Gewissheit haben, dass diese unbedeutend wirkende Unregelmäßigkeit im Fels wirklich den ganzen Menschen für die nächste Aktion tragen kann. So können wir auch von den gründlich erforschten Worten und Gesten unseres Gegenübers erwarten, dass sie uns auf die nächste Ebene bringen werden. Sie sind sogar das Einzige, was unser Verstehen eine Stufe weiter vertiefen kann.

Sobald wir eine deutliche Vorstellung von der tiefsten Empfindung eines Menschen haben, suchen wir Bestätigungen, mit denen wir absichern können, dass es sich wirklich um die durchgängige Schlüsselempfindung handelt. Am ehesten finden wir Bestätigung in Lebensbereichen, in denen wir „nicht kompensiert" sind. Wie in einem früheren Kapitel dargestellt, sind wir wahre Meister, wenn es darum geht, unsere Grundempfindung im Leben irgendwie auszugleichen, um mit ihr zurechtzukommen. Bereiche, in denen unsere Kompensation nicht ganz so gut wirkt, sind Beruf, Beziehungen, Freizeitbeschäftigungen, Hobbys, sonstige Interessen, Träume, Ängste und vor allem die Kindheit. In diesen Bereichen werden wir nicht nur überall die gleiche Empfindung oder ihr Gegenteil antreffen, sondern auch überall die gleichen Reaktionen, mit denen wir versuchen, unsere Grundempfindung zu bewältigen und zu integrieren. Wir stoßen immer wieder auf den gleichen Kern, der nicht direkt angesprochen wird und sich doch ständig irgendwie mitteilt, weil er in allen Lebensbereichen und Aktivitäten des Menschen präsent ist.

So können sich alle Teile der Geschichte eines Suchenden schließlich zu einem Ganzen fügen. Wir erkennen einen roten Faden, die durchgängige Erfahrung dieses Menschen, an dem alle Einzelsituationen und Einzelerlebnisse aufgereiht zu sein scheinen. Aber manchmal fällt uns gerade an dieser Stelle irgendeine Einzelheit ins Auge, die nicht so recht zum Übrigen passen will. Sie ist irgendwie anders, sie erscheint uns ungewöhnlich für diesen Menschen, und wir wissen nicht, was wir damit anfangen sollen.

Nehmen wir jemanden, der von Druck bei der Arbeit oder zu Hause spricht. Er sagt, er müsse immer diesen ganzen Zwang und Druck ertragen. Und es ist wichtig, dass er das tut, denn sonst würde alles in sich zusammenbrechen.

Keine Frage, dass er hier von seinem anderen Lied spricht, das aus dem Mineralreich stammt, vielleicht ein metallisches Lied. Ein Metallgerüst ist dazu da, große Kräfte abzufangen und hohem Druck standzuhalten. Wenn es nicht entsprechend ausgelegt und konstruiert ist, könnte das Ganze einknicken und in sich zusammenstürzen.

Im weiteren Verlauf des Gesprächs kommen Sie auf seine Träume zu sprechen, und er erzählt von einem Traum, in dem er in ein Haifischbecken fällt und wieder herauszuklettern versucht. Wir werden uns fragen, was ein Sturz ins Haifischbecken mit der Grundempfindung von „Druck standhalten" zu tun haben mag. Wir geraten hier buchstäblich in unsichere und unbekannte Gewässer. Da scheint es bodenlos zu werden, und vielleicht sehen wir diesen Tritt als so unsicheren Halt für unseren Fuß, dass wir den nächsten Schritt unserer Klettertour am liebsten gar nicht erst tun würden.

Das ist der Moment, in dem wir uns erinnern müssen, dass der analysierende Verstand hier nichts ausrichten kann. Wir gehen auf diesen nicht ins Bild passenden Aspekt genauso ein wie auf alles Bisherige und erkunden ihn bis zur tiefsten Empfindungsebene. So können wir mühelos auf alles eingehen, was sich jeweils gerade zeigt. Und wir sind jetzt an der Stelle, an der sich zeigen wird, ob das, was wir als Kernempfindung sehen, wirklich durchgeht. Wenn nicht, dann Vorsicht. Das hier ist jetzt der Testfall.

Im beschriebenen Fall folgte natürlich die Frage, wie er den geträumten Sturz ins Haifischbecken erlebt habe. Er sagte, er habe sich unter starkem Druck gefühlt und alles aufbieten müssen, was er hatte, um heil aus der Situation herauszukommen. Sein Traum, der zunächst irgendwie hervorzustechen schien, erwies sich als perfekter Ausdruck seiner Kernempfindung, dass er ständig hohem Druck standzuhalten habe.

Betrachten wir ein weiteres Beispiel, um das noch klarer zu machen:

Ein älterer Mann kam mit einer seit Langem bestehenden Hautallergie. Es fühlte sich für ihn an, als würde er überall mit Nadeln gestochen. Und diese Nadelstiche (die er mit „pieksenden“ Handbewegungen demonstrierte) setzten ihm sehr zu.

Ich frage ihn nach seinen Träumen, und er sagt: „Ich träume von Scheiße.“

Solche Träume haben auf den ersten Blick nichts mit „pieksen“ und „Nadelstichen“ zu tun, womit das Gespräch ja begonnen hatte. An dieser Stelle müssen wir dann auf die Träume von Fäkalien eingehen.

Ich sage also: „Erzählen Sie ein bisschen mehr von diesem Traum.“

Er fängt an zu lachen und erwidert: „Was lässt sich über Scheiße noch sagen? Scheiße kennt doch jeder.“

Ich bleibe dabei: „Was können Sie darüber noch sagen.“

Er überlegt und sagt dann: „Es wäre besser, ich würde nicht von Scheiße träumen. Träume von Scheiße sollen ja Unreinheit bedeuten.“

Er gehört einer Sekte an, in der dieser Glaube herrscht. Mir ist das bekannt, aber ich möchte trotzdem keinen Schluss daraus ziehen, da ich ja an der Empfindung interessiert bin, die dem zugrunde liegt. Also sage ich wieder: „Erzählen Sie etwas über Unreinheit.“

„Unreinheit“, sagt er, „darf ich auf keinen Fall je haben. Dann kommt man in die Hölle.“

Jetzt greife ich das Stichwort „Hölle“ auf: „Erzählen Sie mir von Hölle.“

Er sagt: „Ich will nicht in die Hölle, da muss man so viel leiden.“

„Sagen Sie etwas über leiden."

Er schweigt.

Ich fordere ihn noch einmal auf: „Erzählen Sie von leiden."

Und jetzt sagt er plötzlich: „Da haben Sie Nadeln, mit denen sie stochern und stechen."

Er hält inne und merkt offenbar, dass es sich um die gleiche Empfindung handelt, die er im Zusammenhang mit den Hauterscheinungen beschrieben hatte.

TRAUMDEUTUNG

Zur Deutung von Träumen gibt es (wie bei allen anderen deutbaren Phänomenen auch) eine Fülle von Theorien und noch viel mehr Bücher. Vielleicht liegt die beste Traumdeutung darin, dass man von Deutung gar nicht erst träumt. Ein Traum ist Ausdruck des anderen Liedes in uns. Wir fordern den Träumenden lediglich auf, den Traum in möglichst vielen Einzelheiten zu schildern.

Wir wünschen uns, dass Folgendes in seiner Schilderung zum Ausdruck kommt:

1. Die Gefühle im Traum.
2. Die Sinneseindrücke im Traum.
3. Die Energie im Traum, wie sie sich in Geschwindigkeit, Bewegungsintensität, Gangart und so weiter bekundet.
4. Welche Art von Bewältigungsmechanismus im Traum erkennbar wird.
5. Alle nichtmenschlichen Traumelemente, die einen Hinweis auf die Quelle geben könnten.
6. Die Wirkung des Traums auf den Träumenden.

Wenn wir den Aspekt der Sinneserfahrung im Traum sondieren, wird darin die Kernerfahrung (Empfindung) des Träumers sichtbar werden, wie sie in allen Bereichen seiner Persönlichkeit auftritt – körperlich wie geistig und in allen Phasen seines Lebens bis zur Gegenwart. Zusammen mit dem Begleiter wird der Träumende dieser Erfahrung näherzukommen versuchen, ohne sie zu interpretieren oder über sie nachzudenken – einfach durch immer tieferes Beobachten und Betrachten, bis ihre zentrale Stellung und Bedeutung ganz klar wird.

Oft ist es ja so, dass wir uns den Träumen genauso nähern wie irgendeinem anderen Phänomen. Wir denken über unseren Traum nach, wir analysieren ihn, deuten ihn, ordnen ihn ein. Im Grunde ist das eher eine intellektuelle Übung. Das mag für den Verstand befriedigend sein, aber bringt es uns dem Erkennen unseres wahren Wesens näher?

Es gibt einen anderen Ansatz, eine andere Betrachtungsweise, die ohne den analysierenden Verstand auskommt. Wir gehen tiefer in die *Erfahrung* des Traums hinein, und da wird uns deutlich, wie wir die in ihm abgebildete Situation *erleben*. Dabei stoßen wir schließlich auf die tiefere Empfindung, für die der Traum nur ein Beispiel ist und die sich im Übrigen in allen Schichten und Bereichen unseres Seins bekundet.

Als Beispiel wähle ich den Fall einer jungen Frau, die mit einer schon lange bestehenden, hartnäckig immer wieder aufflammenden Nasennebenhöhlenentzündung (Sinusitis) zu mir kommt.

Ich frage sie, wie sich dieses Problem auf sie auswirkt, und sie sagt: „Ich muss alles, was ich tue, zurückfahren und werde sehr langsam. Ich lasse meinen Spaziergang etliche Tage lang aus, weil ich mich unwohl fühle und müde bin. Es raubt mir alle Energie. Ich bin den ganzen Tag sehr schläfrig. Mir ist nicht danach, irgendetwas zu tun. So ein Tag ist bleischwer, ich kann kaum etwas tun und unternehme eigentlich nichts. Und dann kommt das wie ein Anfall, und im Kopf fühlt sich alles wie gereizt an. Manchmal kann ich deswegen nicht einmal zur Arbeit gehen. Ich bin einfach so müde. Ich habe dann auch keinen Sinn für Unterhaltung, sondern schlafe nur."

Wenn Sie ins Freie geht, werden die Beschwerden besonders unangenehm, „deshalb muss ich mich drinnen abschotten und dieser Müdigkeit überlassen." Sie muss dann im Haus sein und braucht eine Steppdecke um sich herum.

Nach Träumen befragt, erzählt sie:

„Ich habe immer wieder mal diese Unfallträume, oft von Flugzeugabstürzen, aber auch vom Meer vor einem Tsunami. Schon lange habe ich solche Träume vom Ertrinken im Meer, von Flugzeugabstürzen und Toten, von Krawallen, Überflutungen, Leichen. Dann habe ich aber auch Träume von Kot, alles verschmutzt.

Außerdem träume ich, wie ich meine Lieben in der Familie zu retten oder vor Gefahren zu bewahren versuche. Da ist immer wieder ein Flugzeugabsturz, der meine Familie treffen könnte, und dann laufe ich, um zu sehen, ob sie auch alle heil und gesund sind. Das kommt ziemlich oft vor."

Halten wir fest, dass es bei ihr zwei Arten von Träumen sind, die immer wieder auftreten: von Katastrophen und von Fäkalien. Man könnte nun versucht sein, eine logische Erklärung für diese beiden Traumtypen oder irgendeinen gemeinsamen Nenner finden zu wollen. Aber solche Schlussfolgerungen würden Theorie bleiben und uns nicht viel nützen. Etwas anderes wird uns weiterhelfen, nämlich der Energie nachzuspüren und die Traumerfahrung bis in die Tiefe auszuloten.

In diesem Fall haben wir bei den Katastrophenträumen angesetzt, um die Gefühle weiter zu verfolgen. Sie sagt:

„Ich bin in diesen Unfallträumen sehr verunsichert, es ist ein Gefühl, dass ich alle meine Lieben verlieren könnte. Ich möchte, dass mein Vater, meine Mutter, mein Mann und meine Schwester in Sicherheit sind. Ich sage mir, dass sicher nichts passiert ist. Es ist mehr so ein banges Gefühl. An dieser Stelle im Traum schnürt es mir richtig die Luft ab. Ich kann mir einfach kein Leben ohne sie vorstellen."

Hier sehen wir, worin ihre Erfahrung eigentlich besteht und was ihre Hauptempfindung ist: „Ich kann ohne sie nicht existieren." Flugzeugabstürze haben nichts mit „Niedergang" oder so etwas zu tun. Sie sagt nicht, dass es abwärts geht, das ist nicht die Energie in diesem Fall. Die Energie liegt vielmehr in der Vorstellung des Verlusts. Und das führt uns ins Reich der Minerale. Sie erlebt nicht so sehr Schreck oder Schock, sondern steht vielmehr vor der Möglichkeit, etwas zu verlieren, was sie dringend braucht.

Wir gehen noch ein Stück tiefer und fragen, wie sie den Verlust einer solchen Bezugsperson erleben würde. Sie sagt, sie hänge so sehr an ihren nahen Verwandten, dass sie von ihnen abhängig sei – sie müsse sie ständig um sich haben. Sie sind für sie wie eine Schmusedecke, sie kann sich ein Leben ohne sie nicht einmal vorstellen.

Nachdem wir den ersten Traumtyp soweit erkundet haben, wenden wir uns nun dem zweiten über Fäkalien zu, und ich bitte sie, etwas darüber zu erzählen. Sie sagt:

„Ich fühle mich unrein, ich meine immer, ich müsste mir die Beine waschen, und es macht mich ganz krank, weil, ich kann es nicht einmal sehen, wenn ein Kind kackt. Ich habe das Gefühl, dass mir alles an den Füßen kleben bleibt. Es klebt und ist irgendwie nicht gut, und man kriegt es kaum wieder ab. Unhygienisch ist es auch, wie wenn man Matsch am Bein hat; man meint, man rutscht darauf aus, und man muss es irgendwie wegbekommen, mit einem Blatt oder so. Keime – eigentlich ist es ja der Abfall des Körpers, und ich möchte es auch nicht berühren, weil man sich da Infektionen holen kann. Oder wenn ich irgendwo draußen bin, wo viele Leute sind und alle schwitzen und irgendwer berührt mich – es macht mich ganz krank. Alles in allem mag ich es nicht, von anderen berührt zu werden, nur von ganz bestimmten Menschen, und wenn die mich berühren, das tut gut und hat so was Tröstliches."

So geht es ihr überall in der Öffentlichkeit. Sie mag nur von ihrem Vater und ihrer Mutter berührt werden, da fühlt sie sich sehr wohl.

Auf meine Bitte, dieses Wohlgefühl zu beschreiben, erläutert sie: „Ich fühle mich geborgen. Ich bin bei ihnen, nichts kann mir etwas anhaben, wenn sie da sind. Sie beschützen mich wie ein Haus, so ungefähr ist das. Nichts kann mir passieren, wenn sie da sind. Sie sind meine Zuflucht, ich kann eigentlich sagen: mein Zuhause."

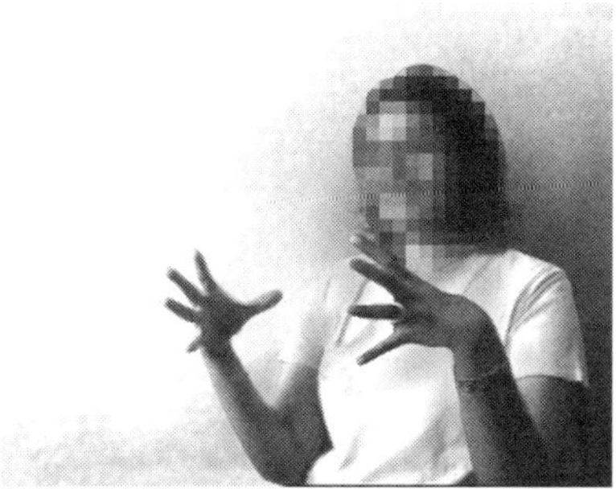

Ich fühle mich beschützt wie in einer Glaskugel.

Ich fordere sie auf, noch etwas mehr über *Zuflucht* zu sagen. Sie fährt fort: „Ein Schutzschild ringsum (Handgeste), so etwas geschlossenes (Handgeste). Ich fühle mich beschützt wie in einer Glaskugel. Dieses Ganze – Mama, Papa, mein Mann –, es ist wie ein Kreis um mich."

Später schildert sie ganz genau das Erleben eines Ungeborenen im Mutterschoß, und das erweist sich als die Grundempfindung sowohl im Hinblick auf ihre Sinusitis (sie fühlt sich nur im Haus und in eine Decke gepackt wohl) als auch in ihren Katastrophenträumen (in denen sie ihre „Zuflucht" verlieren könnte, die Menschen, ohne die sie sich ein Leben nicht vorstellen kann) und dem Traum von Kot (der in deutlichem Zusammenhang mit ihrem Widerwillen gegen das Berührtwerden durch Dritte steht; sie wünscht sich, in einer Glaskugel zu sein, beschützt und abgeschirmt).

Wenn wir also einen Traum bis zur Empfindungsebene verfolgen, wo das tiefe innere Erleben der Person sichtbar wird, stoßen wir auf eine Erfahrung, die das gesamte Leben und Sein dieses Menschen durchzieht. Das ist keine Traumanalyse oder Traumdeutung, sondern wir gehen einfach tiefer in die Traumerfahrung hinein.

Und das ist das Abenteuer bei dieser Technik, darin liegt ihre Schönheit, die zutiefst beglückend sein kann. Wenn man zwei völlig ungleich erscheinende Dinge hat, und sie doch auf dasselbe hinauslaufen, kann man sich völlig sicher sein. Darin liegt die Freude bei jedem Fall. Es ist immer wieder erstaunlich, das zu verfolgen.

DER KERNZUSTAND

In diesem Stadium des Zuhörens werden nun ganz andere Techniken erforderlich. Am Beginn des gemeinsamen Forschens lassen wir unserem Gegenüber vollkommene Bewegungsfreiheit und geben weder Grenzen noch eine Richtung vor. Das gibt diesem Menschen die Freiheit, uns nach und nach seine tiefste Empfindung zu offenbaren. Ist jedoch die Empfindung klar hervorgetreten, wird es notwendig, bei dieser Empfindung zu bleiben, damit der Suchende uns weiter an seinen Kernzustand heranführen kann, in dem alles zusammenkommt. Hier müssen wir den Menschen jetzt führen und seine anfängliche Bewegungsfreiheit soweit einschränken, dass er sich nicht mehr in oberflächliche Bereiche seines Lebens zurückziehen kann, wo man sich mit Worten so viel leichter tut. Es besteht in diesem Stadium eine natürliche Tendenz, genau das zu tun.

Wenn das geschieht, kann unser klares Bild von der inneren Verfassung des Suchenden wieder verschwimmen, weil wir uns in die unübersehbare Vielfalt äußerer Details verlieren. Wir müssen diesen Rückschritt verhindern, dürfen jedoch andererseits keine Richtung vorgeben. Sie sagen Ihrem Gegenüber nicht, wohin es gehen soll; Sie schneiden ihm lediglich den Rückweg ins Allgemeine ab. Deshalb kann er jetzt nur noch weiter in die Tiefe gehen, weiter in Richtung einer genauen Schilderung seines Zustands.

Die Taktik für diese Schlussphase hat etwas vom Schachspiel: Wenn sich das Brett gegen Spielende weitgehend geleert hat, kann ein geschickter Spieler einen endlosen Verteidigungskampf verhindern und ein schnelles Ende herbeiführen, indem er dem gegnerischen König den Rückzugsweg in sichere Positionen abschneidet. Ähnlich können wir unser Gegenüber in diesem Stadium durch sanftes Lenken veranlassen, ein tieferes Verständnis zu gewinnen, sodass sich der „König", die tiefste Kernempfindung, schließlich ergibt und deutlich sichtbar wird.

Wenn die Kernempfindung erkennbar geworden ist, gehen wir zu den größten Stresszonen im Leben dieses Menschen zurück, denn hier treten sowohl diese Empfindung selbst als auch der Bewältigungsmechanismus, mit der der Mensch sie für sich handhabbar macht, besonders klar zutage. Zuerst sehen wir ein eher verschwommenes Bild, das nicht in allen Einzelheiten zu erkennen ist. Wir brauchen mehr Licht, und Stress ist die Zutat, die das Bild schärfer macht und sowohl die Empfindung als auch den individuellen Bewältigungsmechanismus ausleuchtet. Wir forschen also in diesen stressbeladenen Lebensbereichen in die Tiefe und kommen immer wieder an den Punkt, wo Empfindung und Bewältigungsmechanismus auf das hinauslaufen, was wir bereits in groben Umrissen beobachtet haben. Danach können wir unseren Eindruck als bestätigt ansehen.

Der Begleiter hält sich also strikt an die wichtigen Wörter und Gesten des Suchenden, und dann machen sie sich behutsam und Schritt für Schritt zusammen auf den Weg zu tieferen Schichten und klarerem Verständnis. Man braucht diesen Prozess wirklich nicht zu verstehen, es kommt nur darauf an, sich im Augenblick dem Erleben zu überlassen. Wir vertrauen uns dem an, wir überlassen den Schlüsselwörtern und Gesten unseres Gegenübers die Führung, und es kann gar nicht ausbleiben, dass sich der einzigartige „Kernzustand" dieses Menschen, Inbegriff aller einzeln beobachteten Phänomene, nach und nach herauskristallisiert.

Es handelt sich um eine für diesen Menschen grundlegende Weise des In-der-Welt-Seins, die sich durch alle Einzelheiten seines Lebens verfolgen lässt. Und alles an seiner Geschichte, seine gesamte Realität, erweist sich auf dieser Ebene als „stimmig" und als deutlicher Hinweis auf die Quelle, aus der sein anderes Lied stammt. Alles wird klar, wenn wir diesen Weg bis ans Ende gehen. Es kann ein sehr anrührendes Erlebnis sein, diesen Weg mit einem anderen Menschen zu gehen und gemeinsam nach und nach zu entdecken, wie alle Aspekte seines Lebens miteinander verbunden sind und sich als Teile eines erkennbaren Musters erweisen. Je nachdem, wie weit dieser Prozess in die Tiefe fortgesetzt wird, kann man als Begleiter geradewegs zuschauen, wie diesem anderen Menschen das nahtlose Gefüge seiner gesamten Existenz nach und nach aufgeht. Oder anders gesagt: Wenn die gemeinsame Reise einen erfolgreichen Verlauf nimmt, weiß dieser Mensch viel besser, was in ihm vorgeht – ebenso überrascht wie erleichtert nimmt er zur Kenntnis, wie alles so überzeugend klar zusammenhängt. Demzufolge kann dieser sanfte, beharrliche Forschungsprozess, in dessen Verlauf alle Seiten der Person gewürdigt werden, eine tiefe Bewusstwerdung bewirken, die dem Menschen ein Gefühl seiner eigenen Ganzheit vermittelt und ihn spüren lässt, dass er die Dinge durchaus selbst in der Hand hat.

Betrachten wir zur Veranschaulichung wieder einen Fall.

Ein fünfundvierzigjähriger Mann kommt mit starkem Husten zu mir.

(R: Dr. Rajan Sankaran, P: Patient)

R: Was haben Sie für Beschwerden?

P: Husten vier- bis sechsmal am Tag.

R: Beschreiben Sie den Husten etwas näher.

P: Ich fühle mich dabei wie weggetreten. Ich bekomme nicht genügend Luft. Dann ist da noch so ein Ziehen im Bauch und im Hals. Im Freien ist es schlimmer, wenn irgendein Luftzug kommt. Deshalb gehe ich lieber gar nicht mehr aus dem Haus. Der Husten kommt ganz plötzlich, vor allem beim Sprechen.

(Autor: Dem Bisherigen können wir zweierlei über seinen Husten entnehmen:

- *Eine Empfindung: „wie weggetreten".*
- *Die Gangart der Beschwerden und seine Bewältigungsstrategie: Der Husten kommt von Zeit zu Zeit, und er geht am liebsten gar nicht mehr aus dem Haus.)*

R: Sagen Sie etwas über „wie weggetreten". Beschreiben Sie es.

P: Mir wird schwarz vor Augen, wie festgenagelt.

R: „Wie festgenagelt" heißt was? Wie fühlt sich das an, festgenagelt?

(Autor: Ich wiederhole immer nur die Worte, die der andere verwendet, und ich frage nach, bis mein Gegenüber mich durch eine neue Aussage zur nächsten Frage führt. Das kann dann ein noch genaueres Gefühl oder etwas Bildhaftes oder eine Assoziation sein.)

P: Als könnte ich mich nicht bewegen.

R: Was ist das für ein Gefühl, wie festgenagelt zu sein?

(Autor: Er geht auf die körperliche Ebene zurück. Jetzt müssen wir als Begleiter dafür sorgen, dass er bei der Empfindung bleibt. Ich wiederhole also meine Frage, bis er einen Schritt weiter in die Tiefe geht.)

P: Wie, wenn man mitten auf der Straße steht, und ein Wagen auf einen zugerast kommt. So fühlt sich das für mich an.

> ***(Autor: Jetzt haben wir ein Bild, etwas Visuelles. Vielleicht handelt es sich um eine reale Szene aus seinem Leben. Jedenfalls ist es wie ein Fenster zu seinem Geisteszustand, eine Stufe tiefer als das Körperliche. Wenn wir jetzt weiter erkunden, wie er diese Situation erlebt, könnte es sein, dass sich eine Verbindung zu seinem Husten auftut.)***

R: Wie fühlt man sich, wenn man mitten auf der Straße steht, und ein Auto auf einen zugerast kommt?

P: Als Kind ist mir das passiert. Es hat sich genauso angefühlt.

> ***(Autor: Wir haben mit dem Husten angefangen, und dann kam „weggetreten", dann „schwarz vor den Augen", dann „wie festgenagelt" und schließlich das Kindheitserlebnis. Wir bleiben einfach bei der Hauptbeschwerde und gehen den unmittelbar daraus abgeleiteten Empfindungen und bildhaften Vorstellungen nach.***
>
> ***Wir müssen jetzt auf die Empfindung in dieser Situation auf der Straße kommen.)***

R: Was fühlen Sie da?

P: Ich habe Angst, plötzlich getötet zu werden, deshalb kann ich mich nicht bewegen.

> Wir sind einfach der Hauptbeschwerde nachgegangen und stoßen auf ein Kerngefühl von Angst vor plötzlichem Tod, die ihn betäubt und bewegungsunfähig macht.
>
> Jetzt wird erkennbar, was das mit dem Husten zu tun hat. Der Husten tritt von Zeit zu Zeit ganz plötzlich auf,

und er kann dann nicht aus dem Haus gehen. Ihm wird schwarz vor Augen, und er steht wie festgenagelt da, als hätte er jeden Augenblick den Tod zu erwarten. Er ist zutiefst erschrocken und kann sich nicht bewegen. Der Schreck betäubt ihn. Der Husten ebenfalls. Er mag das Haus nicht verlassen, weil er draußen bei jedem Luftzug diesen Husten bekommt. Er meidet die Situation, die ihn so bestürzt und betäubt.

Mich erinnert all das an Sheng-yens Worte über die spirituelle Praxis, die sich durchaus auch auf den hier beschriebenen Weg des Forschens anwenden ließen:

Sei behutsam bei deiner Übung. Betrachte die Methode als ein silbriges Bächlein, nicht als tosenden Wasserfall. Folge dem Bach, vertraue dich seinem Lauf an. Er wird seinen ganz eigenen Weg gehen, hier in Bögen schweifend, dort rieselnd. Er wird die Rinnen, die Spalten, die Durchlässe schon finden, folge ihm nur. Lass ihn nie aus den Augen. Er nimmt dich mit.

DIESER ERKUNDUNGSPROZESS SPIELT SICH AUF DER SIEBTEN ERFAHRUNGSEBENE AB

Dies ist die Ebene, auf der man einen Schritt vom anderen Lied zurücktreten und es aus der Perspektive eines Zeugen betrachten kann. Die Zeugenebene bleibt unveränderlich gleich und ist seit unserer Geburt und bis zum gegenwärtigen Augenblick vorhanden. Von hier aus können wir unsere Erfahrung beschreiben, weshalb die siebte Ebene für den Heilungsprozess die wichtigste ist. Gäbe es sie nicht, könnte niemand seine innere Lage beschreiben, und es gäbe keine Möglichkeit, das Heilmittel bewusst werden zu lassen. Der Begleiter muss sich während des gemeinsamen Forschens ebenfalls auf der siebten Ebene befinden, denn nur von dort aus kann er unvoreingenommener Beobachter sein.

Auch wenn wir dabei als Begleiter unsere „inneren Landkarten“ haben, nach denen wir uns orientieren, dürfen wir nie vergessen, dass der Mensch uns gegenüber weit mehr ist als jede generalisierende Landkarte oder persönliche Theorie über die Welt und diesen bestimmten Menschen. Die Person, die wir vor uns haben, ist absolut einzigartig. Und diese Einzigartigkeit werden wir kaum ganz erfassen können, wenn wir die Person lediglich einer Kategorie zuordnen oder in eine Schublade einsortieren. Schubladen können von sehr subtiler Art sein, es sind trotzdem immer nur Schubladen.

Wenn wir nicht mehr als das im Sinn haben, beschneiden wir nicht nur die Einzigartigkeit des Menschen, mit dem wir es gerade zu tun haben, sondern auch unsere eigenen Lernmöglichkeiten. Wir passen den Menschen in unser Vorverständnis ein, das von Natur aus begrenzt ist, und die Folge ist ein zweifaches Versagen: Erstens entgeht uns die Wahrheit dieses Menschen, und zweitens verspielen wir das große Geschenk dieser Chance, etwas Neues an uns heranzulassen, unser Verständnis zu vertiefen und weiter zu lernen.

Sicher, wir brauchen irgendein Raster, um all das, was wir schon erfahren und verstanden haben, irgendwie einordnen und in seinen Bezügen erkennen zu können. Keine Frage, dass wir mit einem allgemein anerkannten Orientierungsrahmen, einer Landkarte, leichter durchs Leben reisen, und natürlich benötigen wir solche Landkarten auch in den Heilberufen, um den Menschen dienen zu können. Aber unsere Landkarten werden sich als eher hinderlich denn hilfreich erweisen, wenn wir mehr als vorläufige Skizzen in ihnen sehen. Es sind grobe Schemata, die sich ständig weiter differenzieren müssen, wenn sie all das erfassen sollen, was uns in der Welt begegnet. Landkarten sind in gewisser Weise Abbildungen der Welt, aber sie sind nicht die Welt selbst. Der Mensch da vor uns, die Welt ringsum – das ist die ganze Wirklichkeit, die auf den Landkarten in unseren Köpfen nur vage und vielleicht entstellt abgebildet ist.

Bedienen wir uns dieser Landkarten also mit einer gewissen Leichtigkeit, um mit so gut wie leeren Händen all die Orte aufsuchen zu können, zu denen der Suchende uns führt: die „Sehenswürdigkeiten" seiner ganz eigenen Realität. Es ist seine innere Landschaft, die nur er kennt, die nur er erlebt und die nur er uns zeigen kann. Der Erkundungsprozess, den ich hier dargestellt habe, ist eine der Möglichkeiten, einen anderen Menschen auf der Reise in seine eigene innere Welt zu begleiten. Da wir in diesem Land völlig fremd sind, bitten wir den Suchenden gleichsam, uns zur höchsten Erhebung seiner inneren Landschaft mitzunehmen, damit auch wir sie sehen und verstehen können.

Diese höchste Erhebung ist die Hauptbeschwerde oder das Hauptsymptom dieses Menschen, denn dort zeigt sich seine Energie besonders nachdrücklich. Von dieser Warte aus sehen wir zusammen immer deutlicher, wie sich alle Einzelheiten seiner inneren Landschaft zu einem Ganzen fügen. Wenn wir als Begleiter irgendetwas nur undeutlich erkennen und folglich nicht verstehen, fragen wir einfach den Suchenden. Er kennt dieses Land, er lebt es. Er ist der Einzige, der es uns erklären kann.

Das ist kein mathematischer Ablauf. Logik hilft hier nicht weiter. Für das wahre Erkennen ist der Verstand sogar das größte Hindernis. Wissen ist das Erfahren der Wahrheit und nicht Ergebnis einer Berechnung oder Analyse. Man kann dem Verstand hier keinen Vorwurf machen. Er kann nichts anderes, als alles, was wir sehen, in die Kategorien dessen einzuordnen, was wir bereits früher gesehen haben. Wir müssen uns an ihm vorbeidrücken, wenn wir unser Erleben klar und genau so wahrnehmen wollen, wie es gerade ist.

Der Begleiter ist wie ein Archäologe, der etwas tief Verschüttetes in seiner Gesamtheit freilegt und dann seine Schönheit bestaunt. In den frühen Ausgrabungsstadien hat man kaum mehr als Mutmaßungen zur Hand – bis die gemeinsame Suche schließlich dahin führt, dass das andere Lied des Suchenden klar und deutlich hervortritt.

Sobald der Suchende uns den großen Zusammenhang, die besonderen Einzelheiten und die Schönheit seines inneren Landes wirklich vor Augen geführt hat, werden unsere Landkarten zu wertvollen Orientierungshilfen. Niemand existiert völlig abgeschlossen in einer Blase, wir alle sind in das Ganze der Natur eingebunden. Es ist wichtig zu erkennen, wo wir uns in der Natur befinden. Wenn wir die Melodie des anderen Liedes im Suchenden deutlich gehört haben, erst dann kommen unsere Landkarten ins Spiel. Da wir uns jetzt auskennen, nachdem uns die Gegend gezeigt wurde, wissen wir gleich, ob sie mühelos und genau mit einer unserer vorhandenen Landkarten zur Deckung zu bringen ist, oder wir uns auf noch nicht kartographiertem Gelände befinden und unsere Karten erweitern müssen. Es ist hier nicht anders, als es bei allem menschlichen Forschen und Entdecken schon immer gewesen ist.

Wenn wir einmal herausgefunden haben, wohin uns der Weg geführt hat, können wir das unverwechselbare und besondere innere Lied des einzelnen Menschen zum Ganzen in Beziehung setzen. Wir hören das andere Lied eines Menschen und können seinen Ort im Gesamtzusammenhang der Natur ausmachen, in dem wir alle leben, sei es das Reich der Minerale, der Pflanzen oder der Tiere.

Das Ganze ist nicht nur spannend, sondern gibt auch Bestätigung, da nicht nur das Verständnis des anderen und unserer selbst wächst, sondern wir auch das Ganze des Universums besser verstehen. Das Staunenswerte und die Schönheit von allem, was ist, werden uns bewusst, und wir sehen, wie alles mit allem verbunden ist. Wir sehen die eigene Person und die des anderen in ihrem wahren, alles einschließenden Zusammenhang.

WENN ES UNSINNIG WIRD

Während wir den Suchenden in tiefere Schichten seiner selbst begleiten, bleiben seine Aussagen zunächst ganz sinnvoll und nachvollziehbar. Auf der Ebene der Wahnideen können dann recht lebhafte bildliche Vorstellungen auftauchen. Vielleicht sagt er etwa: „Ich fühle mich wie ein Sklave“ oder „Ich komme mir vor wie allein in der Wildnis.“ Wahrscheinlich ist er nie tatsächlich in dieser als Einbildung geschilderten Situation gewesen und ist es auch derzeit nicht, aber er bewegt sich doch noch auf der Ebene der menschlichen Erfahrung. Wenn wir das weiter verfolgen, indem wir ihn fragen, wie er diese Situation erlebt, gelangen wir auf eine tiefere Ebene, auf der die Dinge individueller werden. Nachvollziehbarer Sinn tritt zunehmend in den Hintergrund, und sonderbare Empfindungen tauchen auf, die ein einzigartiges Muster sichtbar werden lassen.

Die Frage nach dem Erleben in der geschilderten Situation kann beim Suchenden auf eine gewisse Abwehr stoßen oder Widerstand provozieren. Er befindet sich hier nicht auf vertrautem Boden und fühlt sich ein wenig unbehaglich, wenn er über diese Dinge sprechen soll. Dann gilt es, ihn sehr behutsam zu leiten, sodass er in einen beinahe hypnoseartigen Zustand kommt, in dem er die verworren erscheinenden Dinge in seinem Inneren einfach ansprechen kann. Dieses Gebiet, das er da gerade entdeckt, ist seiner bewussten Wahrnehmung neu und noch unverständlich, und doch erkennt er es als etwas Eigenes. Da seine Worte allein nicht mehr bis in diese Tiefe der Erfahrung reichen, fängt er jetzt an, sein Hände zu benutzen.

Wir fragen also den Suchenden, der sich „wie allein in der Wildnis“ fühlt, wie er diese Situation erlebt, und er beschreibt sein Erleben als Leere, Einsamkeit, ein riesiges, abwärts saugendes Vakuum. Das hat nichts mehr mit den gegebenen Umständen zu tun, es ist irrational und unlogisch, es ist vollkommen unsinnig. Das ist ein magischer Augenblick in diesem Erkundungsprozess, und hier ist es sehr wichtig, dass wir einfach weiterfragen, als wäre nichts dabei. Der Suchende selbst wird an diesem Punkt vielleicht anmerken, dass es doch alles ziemlich verrückt klinge. Oder er bricht angesichts der Absurdität seiner Worte in Gelächter aus. Jedenfalls ist das der Punkt, an dem wir sicher wissen, dass wir auf der richtigen Spur sind. Der Suchende spricht von der Quelle seines anderen Liedes her.

Hier, wo der Unsinn beginnt, wissen wir, dass wir den Kern erreicht haben, von dem all das ausgeht, was ihn beschwert. Stellen Sie sich bitte vor: Jemand hält die Handflächen parallel und bewegt sie zuerst aufeinander zu, dann auseinander, und dazu erzählt er, er fühle sich, als würde er sich ins Unendliche weiten und dann plötzlich auf eine kleine Kugel zusammenziehen. Davon ist für uns nichts zu sehen, für den realen Menschen mit Körper und Geist, der da vor uns sitzt, gilt das nicht – und doch ist es seine Wahrheit.

Die Wahrheit ist das, was ist, und nicht das, was sein sollte oder was uns sinnvoll erscheint oder was logisch oder begreifbar ist. Letzten Endes hat Wahrheit als das, was *ist,* keinen nachvollziehbaren Sinn. Sie *ist* einfach. Länder und Kulturen sollten friedlich miteinander leben, das wäre logisch. Uns gesund ernähren, das wäre sinnvoll. Kurzum, Geburt und Tod, Krankheiten, Verhaltensweisen und so weiter folgen keiner Logik und halten sich nicht an irgendwelche Kriterien für „sinnvoll“. Und alles in der Natur ist so, das Wetter, die Pflanzen, die Tiere, die Minerale. Sie sind einfach, was sie sind. Wir versuchen sie einzuordnen, wir suchen nach triftigen Gründen – und sie fügen sich dem einfach nicht.

Nicht Logik sollte hier am Werk sein, sondern reine Beobachtung, tiefe, alles erfassende Beobachtung. Der denkende Verstand kann das größte Hemmnis für wahre Erkenntnis sein. Seine Funktion ist es, alles, was wir sehen, einzuordnen, und er kann es natürlich nur in bereits bestehende Fächer einordnen. Wollen wir dagegen etwas direkt erfahren, was wir nicht bereits kennen, nützt uns der Verstand überhaupt nichts. Wahrheit ist das, was der Mensch uns gegenüber als seine Wahrheit *erlebt.*

Die Wahrheit ist nicht das, was Sie sind oder was Sie wissen oder denken oder fühlen. Sie ist nicht Ihre Geschichte und nicht Ihre Situation. Sie ist auch nicht Ihr Traum oder Albtraum oder das, was Sie sich einbilden. Wahrheit ist Ihre Erfahrung *hinter* all dem. Sie macht Sie eigentlich zu dem, was Sie sind, sie bestimmt, was Sie wissen und wie Sie denken und fühlen. Sie ist das Papier, auf dem Ihre Geschichte niedergeschrieben ist. Sie ist das, was Ihre Vergangenheit ausmacht und Ihre Zukunft ausmachen wird.

Sie hat keine logische Abfolge, sie ist. Der denkende Verstand ist unfähig, sie zu erklären. Da sie sich keinem Sinn fügt, ist sie unsinnig. Unsinn ist eigentlich das, was die Wahrheit im Kern ausmacht. Unsinn ist die reinste Sprache der inneren Verwicklungen, über die der Suchende nicht gern spricht, und die er vielleicht nicht einmal fühlen möchte.

Deshalb müssen wir uns bei diesem gemeinsamen Forschen am analysierenden und kategorisierenden Verstand vorbeischleichen. Wir erreichen dann einen Zustand, in dem der denkende Verstand so gut wie ausgeschaltet ist. Jenseits dieser Grenze werden Mitteilungen einer anderen Art möglich, in denen Gesten und Wörter, die nicht mehr spezifisch menschlich sind, unsere wichtigsten Instrumente werden. Erst in diesem Raum hinter dem Verstand wird das tiefere Ich erkennbar und beschreibbar.

Der Begleiter greift also den ersten Faden, das erste Aufblitzen des anderen Liedes in seinem Gegenüber auf und sorgt dafür, dass er im weiteren Verlauf ganz im gegenwärtigen Augenblick bleibt und nicht auf logisch zusammenhängende oder vernünftig klingende Aussagen ausweicht. Wir stellen einfach auf die reine Erfahrung scharf – und dann bricht plötzlich der Unsinn aus diesem Menschen heraus. Er sagt vielleicht selbst: „Meine Güte, was rede ich denn da?" Hier müssen wir ihm gut zureden, wir versichern ihm, dass er seine Sache sehr gut macht, dann kommt er leichter über dieses Stutzen und Zögern hinweg. Es ist wie im Flugzeug, aus dem man mit dem Fallschirm abspringen möchte: Ein kleiner Schubs kann notwendig sein.

Auch als Begleiter bekommt man mitunter das Gefühl, dass einem die Sache über den Kopf wächst. Jemand hat eine Situation dargestellt, und wir fordern ihn auf zu sagen, wie er sie erlebt, und jetzt sagt er: schwarz, dunkel, klebrig. Das sagt uns gar nichts, wir können nur sicher sein, dass es die Erfahrung des Suchenden auf der Ebene der Quelle seines anderen Liedes beschreibt. Aber was genau hier angesprochen ist, wissen wir nicht. Wir wissen nicht einmal, in welches Naturreich es gehören mag. Schwarz und klebrig gibt es überall.

Wir vertrauen einfach darauf, dass der Suchende in reinen Worten von der Quelle seines anderen Liedes spricht. Wir bleiben geduldig, wir forschen weiter, um schließlich zu erkennen, welches Naturreich und welche untergeordnete Abteilung hier anklingen. Auf einmal stehen die seltsamen Aussagen in ihrem natürlichen Zusammenhang, und die jetzt erkennbare Ganzheit ist absolut sinnvoll und verständlich, da sie Abbild irgendeines Lebewesens oder einer Substanz ist.

Wir setzen bei etwas ganz normal Aussehendem an, um nach etlichen Zwischenschritten in die Zone des Unsinns zu gelangen, wo die Aussagen nichts mehr mit der anfänglichen Beschreibung von Beschwerden und Symptomen zu tun zu haben scheinen. Dem Suchenden in diese Welt zu folgen, dass kann eine hohe Herausforderung sein, aber ganz sicher ist es für beide Beteiligten eine lohnende Erfahrung. Mein geschätzter Kollege und Freund Dr. Roger Morrison drückte es so aus, nachdem er die Anwendung der Technik genau verfolgt hatte: „Immer wieder, Fall für Fall, bist du dem Faden dessen, was der Suchende zum Ausdruck brachte, bis auf diese nichtmenschliche Ebene nachgegangen. Jedes Mal dachte ich zuerst: ‚Was für ein Unsinn.' Und jedes Mal stand am Ende das Gefühl: ‚Was für ein grandioser Unsinn das war!'"

Er fügte hinzu: „Ich hatte den Gedanken des Nichtmenschlichen zwar schon akzeptiert und versuchte dem in der Praxis nachzugehen, aber erst jetzt verstand ich endlich, dass keine andere Information so spezifisch ist."

IN DIE ERFAHRUNG HINEINGEHEN

Wie wir bereits gesagt haben, kann der Suchende, wenn er durch die Geste oder den Gebrauch von nicht spezifisch menschlichen Ausdrücken in die Energie eingetreten ist, spontan in eine Art Trance oder hypnotischen Zustand eintreten, in dem er nicht mehr als die Person spricht, als die er sich kennt. Es kommen Wörter und Bilder, in denen er sich schier nicht mehr erkennt. Es ist, als hätte er die Grenze seines individuellen Ich überschritten und eine Brücke zu etwas anderem in der Natur geschlagen, dessen Lied in ihm klingt. Erfahrungen, Wörter, Bilder und anderes bilden auf dieser Ebene oft sehr genau die Eigenschaften der Quelle ab. Der Suchende schildert die Quelle so genau – man bekommt geradezu das Gefühl, dass er sie „channelt"!

Wenn jemand nicht von sich aus den Weg dorthin findet, können wir ihm durch behutsames Führen den Übergang erleichtern. Das Wichtigste dabei ist, dass wir Raum schaffen. Der Raum ist Schweigen, Stille. Und der Raum ist Zeit, genügend Zeit, Geduld, keine Eile. Der Raum ist Offenheit.

Es kann ratsam sein, den Suchenden die Augen schließen zu lassen. Wenn irgendetwas nicht spezifisch Menschliches auftaucht – ein Wort, eine Geste oder Energie –, fordern wir ihn auf, hier und jetzt in die Erfahrung einzutauchen. Wir schweigen eine ganze Weile und geben ihm Gelegenheit dazu. Sollte er jetzt Gefühle und Gedanken vorbringen, weisen wir ihn auf deren Ursprung in seinem gewohnten Denken und Fühlen hin und fordern ihn auf, ganz bei seiner Erfahrung des Beschriebenen zu bleiben. Wenn er von bildhaften Eindrücken berichtet, weisen wir ihn an, nicht bei den Bildern zu bleiben, sondern sich tiefer auf das Erleben einzulassen und alles zu äußern, was sich dann spontan einstellt, unabhängig davon, ob es zu ihm selbst oder zu dem, was er bisher gesagt hat, einen erkennbaren Bezug aufweist.

Wir verfolgen mit unserem Nachfragen das Ziel, den Suchenden über sein eigenes Erleben, das heißt über seine körperlichen und geistigen Empfindungen hinaus in den Bereich dessen zu lenken, was sogar über ihn selbst hinausgeht: In menschliche Situationen einer anderen Art und im günstigsten Fall in eine Welt von Umständen, Bildern, Farben, Bewegungen und Qualitäten, in der überhaupt nichts Menschliches mehr ist. Dort werden wir die reine Sprache der Quelle seines anderen Liedes zu hören bekommen. Wir achten also einerseits sehr genau auf die Empfindungen dieses Menschen, doch außerdem geben wir ihm Anstöße, diesen entscheidenden Schritt zu tun, der von ihm selbst weg und ins Universale führt. Deshalb sagen wir immer wieder: „Lassen Sie sich ganz auf Ihr Erleben ein, und wenn Sie so weit in die Tiefe gegangen sind, wie Sie können, dann sprechen Sie bitte einfach aus, was Ihnen spontan einfällt." Diese Frage macht ihm Mut, den Sprung in die Quelle zu tun; wir können auch sagen, dass sie die Quelle einlädt, den Sprung in seine bewusste Wahrnehmung zu tun.

IN DEN WORTEN ANDERER

Der folgende Auszug aus einem Artikel meiner Kollegen Dr. Judyth Reichenberg-Ullman und Dr. Robert Ullman fasst den gesamten Prozess sehr eindrucksvoll zusammen:

„Die Methode besteht wie bei jedem Arzt darin, den Patienten zu fragen, was ihn herführt. Hat der Patient seinen Zustand oder sein Problem benannt und ein paar Informationen dazu gegeben, wird der Homöopath im weiteren Verlauf sehr genau auf die Worte achten, die der Patient verwendet. Es gibt Menschen, die relativ wenig mitzuteilen haben, aber bei den meisten zeigt sich jetzt, dass sie für die Schilderung ihrer Hauptbeschwerde – oder besser gesagt, ihres Erlebens dieser Hauptbeschwerde – bestimmte Wörter und Ausdrücke bevorzugt verwenden. Hierbei gilt, dass wir dem Patienten die ‚Leine' so lang wie möglich lassen, denn je ungestörter wir ihn in seinen Worten über das sprechen lassen, was ihn am meisten bewegt – die Hauptbeschwerde in diesem Fall –, desto schneller kommen wir auf den Punkt, nämlich das Wesen dieses Menschen.

Sobald nun solche Ausdrücke und Wendungen kommen (was wie gesagt in der Regel der Fall ist), besteht die Aufgabe des Homöopathen einfach darin, dem Patienten die Äußerungen, die den höchsten Energiegehalt zu haben scheinen, in fragendem Tonfall zurückzugeben. Es folgen dann weitere Wörter, Ausdrücke und Wendungen, die den Erfahrungsgehalt der Hauptbeschwerde für den Patienten noch deutlicher hervortreten lassen. Es geht auf keinen Fall darum, den Patienten zu führen. Es ist ein Zuhören und Nachfragen, dann wieder Zuhören und weiteres Nachfragen."

Wie sich der Fall aufschlüsselt

Die Arbeit des Homöopathen besteht darin, dass er schlicht zuhört und dem Patienten die energetische Führung überlässt. Wenn ein Wort oder Ausdruck echte energetische Ladung besitzt, wird der Patient ihn immer wieder verwenden. Oder der Ausdruck entwickelt sich zu einem anderen weiter, der die Erfahrung noch besser beschreibt. Wir kreisen die Sache immer weiter ein, verwenden dabei jedoch immer die eigenen Worte des Patienten.

Im Verlauf dieses Prozesses geschieht nun so einiges. Zunächst einmal können wir dem, was der Patient sagt, Hinweise auf das Naturreich und das Miasma [den Typ von Bewältigungsmechanismus] entnehmen. Themen werden laut. Wenn jemand ein Mittel aus dem Tierreich benötigt, werden Opfer-Aggressor-Motive auftreten, unabhängig davon, ob es um eine Kopfverletzung oder eine bipolare Störung geht. Liegt der Patient auf der Linie der pflanzlichen

Mittel, wird in seinen Worten immer wieder ein Bereich besonderer Empfindlichkeit anklingen. Und im Falle eines Minerals wird aus den bevorzugten Wörtern und Ausdrücken etwas von Verlust oder Gewinn der Struktur oder Funktion herauszuhören sein. Das kann bei einer akuten Krankheit manchmal in wenigen Augenblicken geschehen, während es bei manchen Erstkonsultationen Stunden in Anspruch nimmt.

Hör zu, folge der Energie, frag nach, hör wieder zu – das ist der Trick. Keine Annahmen über was auch immer. Es ist kaum ein noch aufmerksameres Zuhören denkbar, und doch wird es für manche Patienten frustrierend. Deshalb lassen wir unseren Patienten so früh wie möglich wissen, dass wir an manchen Stellen immer wieder und mitunter endlos nachfragen werden, um ihn besser kennen zu lernen. Das beruhigt. Unser Nachfragen, so versichern wir ihm nach Rajans Vorbild, bedeutet keineswegs, dass er sich nicht klar genug ausdrückt, oder wir ihn nicht verstehen können. Es bedeutet lediglich, dass es ein Prozess ist, in dem wir tiefer und tiefer gehen müssen, um das bestmögliche Heilmittel für ihn zu finden. Wenn ein Patient dabei bleibt, ‚es gut machen' zu wollen, geben wir ihm zu verstehen, dass es richtige oder falsche Antworten hier nicht gibt, sondern alles, was er sagt, von Hause aus richtig ist.

Über den Unsinn zur Quelle

Sollte der Fall ohne größeren Widerstand seitens des Patienten weiter seinen Lauf nehmen, wird als Nächstes ein recht sonderbares Phänomen auftreten. Weiterhin geben wir unserem Patienten einfach die energiereichen Wörter und Ausdrücke in fragendem Tonfall zurück, aber jetzt fängt er an, Dinge zu äußern, deren Sinn sich uns nicht mehr erschließt. Es kommen Wörter, die kaum noch eine rationale Bedeutung zu haben scheinen. Es ist immer weniger ersichtlich, was diese Schilderungen noch mit der Hauptbeschwerde zu tun haben.

Das ist der magische Moment bei der Fallaufnahme, und jetzt ist es wichtig, das Fragen und Zuhören fortzusetzen, als sei gar nichts geschehen. Der Patient selbst wird an dieser Stelle vielleicht anmerken, dass seine Äußerungen ihm ziemlich überspannt vorkommen. Vielleicht lacht er auch einfach über die Absurdität seiner Worte. Jedenfalls wissen wir an dieser Stelle, dass wir auf der richtigen Spur sind. Der Patient spricht von der Quelle her.

Wie durch Zauber

Wenn sich der Patient von seinem begrenzten rationalen Verstand abgekoppelt hat, fängt er an, von der Quelle zu sprechen, von einer Substanz aus der Natur – der homöopathischen Arznei –, die er benötigt. Der bange Augenblick, sagt Rajan, ist immer der, in dem wir uns mit dem Patienten hinsetzen und uns fragen, ob der Zauber wohl wieder eintreten wird. Und durch geduldiges Zuhören und Nachfragen geschieht es dann wieder, und erneut lässt der Patient selbst das Mittel hervortreten, das er benötigt, wobei es sogar vorkommt, dass er den Namen der Substanz ausspricht, ohne zu wissen, dass es sich darum handelt. Für den Homöopathen liegt das Staunenswerte dieses Ablaufs darin, dass er keine Ahnung hat, was der Patient als Nächstes sagen wird. Abwarten, sich einlassen, darauf vertrauen, dass es seinen Lauf nehmen wird.

Seit unserer Rückkehr aus Bombay haben wir diese Methode praktiziert und können ohne Übertreibung sagen, dass es die spannendste Zeit ist, die wir in unserer Praxis je erlebt haben. Eigentlich liegt der Gedanke nahe, dass unsere Patienten uns irgendwie selbst sagen können, was sie brauchen, wenn wir uns von ihnen nur in die richtige Richtung leiten lassen."

DIE EBENEN DER ERFAHRUNG	
Ebene	**Frage**
Name: Diagnose, Nomenklatur	Erzählen Sie, was ist los?
Tatsache: „Was?“ a) Unbestimmte Tatsache b) Bestimmte Tatsache c) Eigentümliche Zeichen und Symptome	Wie fühlen Sie sich dabei? Wie wirkt sich das auf Sie aus?
Gefühl: a) Bestimmtes Gefühl b) Unbestimmtes Gefühl c) Eigentümliches Gefühl	Wie fühlt sich das an? Was fällt Ihnen dazu ein? Eine Situation, die eine starke Wirkung auf Sie ausgeübt hat? Wie hat sich das angefühlt?
Einbildung/Wahnidee a) Situation, Auslöser b) Wie es erlebt/gefühlt wird c) Traum	Welche Empfindung spüren Sie in dieser Situation? Was zeigen Sie mit dieser Handgeste?
Empfindung a) Naturreich (Pflanze, Tier, Mineral) b) Untergruppe/Familie c) Quelle	Lassen Sie sich auf das Erleben ein, und sehen Sie zu, was sich spontan zeigt.
Energie a) Bewegung b) Form c) Farbe d) Klang	
Die Siebte Leer, Bewusstsein	

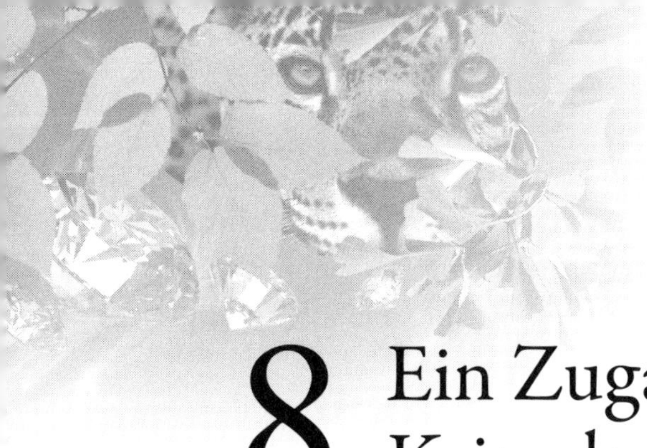

8 Ein Zugang übers Kritzeln: Doodles

Was Kritzeln ist, wissen wir alle. In der Vorlesung, beim Telefonieren, während eines langen Gesprächs – wenn etwas sich hinzieht, fangen wir gern an zu kritzeln, wir malen Kreise, Kringel, eckige Formen, abstrakt oder figürlich, jeder hat so seine Spezialitäten. Die so entstehenden Werke haben im Allgemeinen nichts mit der gerade bestehenden Situation zu tun, sie verfolgen keine Absicht, sie sind weder rational noch logisch, sie entstehen nebenher, während wir eigentlich auf etwas anderes konzentriert sind. Im Englischen werden solche Kritzeleien griffig und klangvoll als *Doodles* bezeichnet.

Ein Doodle entstehen spontan ohne Plan und Absicht, und der denkende Verstand ist nicht an ihm beteiligt – es muss einer sehr tiefen Ebene entspringen, der Empfindungsebene.

Ich habe an mir selbst bemerkt, dass ich immer dann, wenn ich im Verlauf eines Gesprächs müde werde, unwillkürlich anfange, wiederkehrende Formen und Muster zu zeichnen. Wenn man das über längere Zeit beobachtet hat, kann einem nicht verborgen bleiben, dass es zwei oder drei bevorzugte Muster gibt, die sich spontan wiederholen. Und natürlich fragt man sich dann irgendwann, woher sie wohl kommen und was sie bedeuten. Ich gewann die Überzeugung, dass sie individuell, also von Mensch zu Mensch verschieden sind, und keinen „logischen" Zusammenhang besitzen, da sie erkennbar nichts mit der äußeren Realität zu tun haben. Aber wenn „ich" immer wieder die gleichen Doodles kritzelte, mussten sie von „mir" sein und tief aus meinem eigenen Inneren kommen.

Dieser Gedanke gab mir ein, mich einmal näher mit dieser Ausdrucksform unserer inneren Wirklichkeit zu beschäftigen. Zunächst einmal habe ich alles gelesen, was ich zu diesem Thema auftreiben konnte.

Die britische Wohltätigkeitsorganisation National Doodle Day, die sich besonders für Epileptiker und an Neurofibromatose Erkrankte engagiert, definiert „Doodle" als „graphischen Ausdruck einer unbewussten Assoziation" (www.nationaldoodleday.org.uk).

Psychologen überall auf der Welt haben intensiv zur Frage der Deutung von Doodles geforscht, die im Rahmen einer Psychotherapie eine ähnliche Rolle spielen kann wie die Traumdeutung. Bei der Deutung eines Doodles berücksichtigt man nicht nur die Zeichnung selbst, sondern beispielsweise auch den Druck, mit dem gekritzelt wurde. So deutet eine leichte Linienführung auf Sensibilität oder eine zögerliche Natur hin – die Person fürchtet, Fehler zu machen. Mittlerer Druck deutet auf eine ausgeglichene, selbstbewusste Persönlichkeit hin. Starker Druck schließlich lässt auf hohe Entschlusskraft, Stärke und Energie schließen. Eine aggressive Veranlagung kann zu übermäßigem Druck beim Kritzeln führen, sodass unter Umständen das Papier eingedrückt wird oder reißt.

DOODLE-DEUTUNG

Es gibt offenbar eine ganze Reihe von Merkmalen an Doodles, die bestimmte Schlüsse zulassen. Ein paar Beispiele:

1. Kreise deuten auf Selbstschutz, aber auch auf ein nachgiebiges Wesen hin.
2. Ovale deuten auf eine Persönlichkeit hin, die hohe Ansprüche stellt und von sich selbst und anderen Höchstleistungen erwartet.
3. Unregelmäßige gefüllte Flecken besagen, dass die Person zu tiefen Gedanken neigt und schnell unruhig wird.
4. Einzelne Quadrate und Rechtecke oder ganze Serien davon können auf eine konkret und praktisch denkende Person hindeuten, die bei der Arbeit zuzupacken versteht.
5. Quadrate oder Rechtecke mit gitter- oder sternförmigem Muster stehen für die Fähigkeit, der Vielschichtigkeit des Lebens standhalten und gut mir ihr umgehen zu können.
6. Hinter dreidimensional, das heißt räumlich dargestellten Formen steckt ein forschender, intellektueller und logisch denkender Mensch.
7. Stufen und Leitern stehen für den Wunsch, in der Welt aufzusteigen. Vor allem die Leiter deutet auf gewaltigen Ehrgeiz hin.
8. Häkchen sind typisch für Menschen, die sich ganz auf das konzentrieren, was gerade ansteht, und möglicherweise anderen gegenüber misstrauisch sind. Es kann auch sein, dass ein solcher Mensch andere und sich selbst gern korrigiert.

9. Dreiecke deuten auf einen starken, gut entwickelten Verstand hin. Weist die Spitze nach unten, steht das Dreieck für Introvertiertheit und eine Neigung, andere auszuhorchen.
10. Zickzacklinien sprechen oft von einer nachtragenden, feindseligen Grundhaltung und sind typisch für Menschen, die gern kritisieren.
11. Schnörkellinien mit Oberschlaufen zeugen von einer fantasievollen, gutmütigen Disposition. Weisen die Schlaufen nach unten, dürfte es sich eher um eine auf Schutz bedachte Person handeln, die zu Befürchtungen neigt.
12 Spinnenweben deuten darauf hin, dass die Person immer darauf aus ist, ihren Horizont zu erweitern und sich als Mensch zu vervollkommnen, wobei sie für gewöhnlich umständlicher vorgeht, als nötig wäre.

DOODLES – EIN NEUES BILD

Nachdem ich alles Verfügbare gelesen hatte, blieben doch noch viele Fragen offen. Wie kann man aus Doodles auf das schließen, was unterbewusst in einem Menschen vorgeht? Da die Antworten spärlich blieben, beschloss ich, der Sache selbst auf den Grund zu gehen: Formen erleben und mit Formen experimentieren.

Soweit ich bis dahin verstand, ist ein Doodle spontan, unbewusst, ungeplant, es wird nicht nach einer Methode und nicht vom Verstand erzeugt. Es hat auch keine Absicht, kein Thema, keine Botschaft. Da es außerdem irrational und nicht an die äußere Realität gebunden ist, drückt sich darin etwas nicht spezifisch Menschliches aus. Ein Doodle ist gewiss individuell, aber es entspringt einer tieferen Wirklichkeit. Ich hatte viele Deutungen gelesen, aber eigentlich war klar, dass nur der Mensch selbst, der das Doodle gekritzelt hat, etwas darüber sagen kann.

Ich sehe zwei grundsätzliche Zugänge zum Verständnis eines Menschen. Der erste bedient sich des Verstandes, und hier betrachten wir das persönliche Muster eines anderen durch das Prisma unserer intellektuellen Überzeugungen und damit letztlich von unserem eigenen subjektiven Muster her. Unsere Deutungen sind demzufolge nichts weiter als Mutmaßungen, was unter anderem beinhaltet, dass sich meine Analyse und Deutung der Realität eines anderen völlig von der eines Dritten unterscheiden kann.

Der zweite Ansatz ist ein unmittelbares Erkennen durch die Erfahrung unter Umgehung des Verstandes beider Beteiligter. Wenn ein Suchender wirklich darauf aus ist, seine innere Wirklichkeit zu erkennen, ist letztlich er selbst der einzige, der sich helfen kann, unterstützt durch einen kundigen Begleiter. Hier gibt es wenig Spielraum für Deutungen und brillante Spekulationen, und der Suchende genießt die Freiheit, sein ganz eigenes Erleben seiner Realität zum Ausdruck zu bringen, und das ist ja für ihn die einzige Wahrheit. Über den Verstand erkennen – das ist etwas ganz anderes als Erkenntnis durch Erfahrung. Das Erleben *ist* die Wahrheit, während alles mit dem Verstand Erfasste bestenfalls clevere Mutmaßung ist, vielleicht auch einfach Projektion von etwas bereits anderswo Gesehenem auf die derzeitige Situation.

Daraus folgt: Derjenige, der das Muster erzeugt hat, lässt sich auf das *Erleben* seines eigenen Doodles ein und gibt dieses Erleben dann in Worten, Gesten, Bildern, Empfindungen und so weiter wieder. Hier liegt die Wahrheit für den Suchenden, und hier müssen wir sie aufspüren, indem wir uns zusammen mit ihm auf dieses Erleben einlassen.

Da ich mit solchen Betrachtungen nun über eine Grundlage für weitere Forschungen verfügte, konnte ich es kaum erwarten, mit solchen Formen zu experimentieren.

Ich fand ein paar Leute, die sich für diese Experimente zur Verfügung stellten, und jeder bekam die Aufgabe, irgendetwas zu zeichnen, was einen inneren Widerhall für ihn besaß – vorzugsweise Dinge, wie man sie in typischen Kritzelsituationen zu Papier bringt, also keine gelernten Malereien wie Blume oder Landschaft oder Gesicht, nichts mit überall und eindeutig wiedererkennbarem Inhalt. Ich ließ meine Helfer wissen, dass es wichtig war, ohne Gedanken und Plan zu zeichnen – es sollte abstrakt sein. Wer auch sonst in seinem Alltag kritzle, sagte ich, solle jetzt die Formen zeichnen, die er beim Kritzeln bevorzuge. Und wer nicht diese Gewohnheit habe, solle jetzt irgendeine Form zeichnen, die ihm spontan und ohne jegliches Nachdenken einfalle. Man durfte auch mehr als eine Form zeichnen, wenn man sich durch eine natürliche Regung dazu gedrängt fühlte. In diesem Fall sollte man ausschließlich die Form auswählen, die einen am meisten fesselte oder die einem am meisten sagte.

Dann kam es darauf an, sich auf das Doodle zu sammeln, es einfach zu betrachten, sich auf das Erleben seiner Wirkung einzulassen und sie zu beschreiben. Wichtig war in dieser Phase die Erläuterung, dass die Teilnehmer schildern sollten, wie sie das Zeichnen und Betrachten des Doodles erlebten – nicht wie sie es beschreiben oder deuten oder erklären würden. Sie sollten das Doodle betrachten und dabei beobachten und berichten, wie sie es erlebten. Das durfte alles von einer körperlichen Empfindung bis hin zu einer geistig-seelischen Erfahrung sein. Kurz, sie sollten über das sprechen, was in ihnen vorging, nicht über das Doodle. Dazu mussten sie zulassen, was spontan von innen kam, und einfach aussprechen, was sie bei der Betrachtung ihrer „inneren Kunst" erlebten.

Das erste Doodle

Der erste Teilnehmer beschreibt seine Erfahrung als ein Gefühl von Unsicherheit und Verwirrung in der Herzgegend, vor allem in einem umschriebenen Bereich des vierten oder fünften Rippen-Zwischenraums nahe dem Brustbein. Zugleich hat er ein schlappes und lahmes Gefühl in beiden Armen, das sich bis zu den Händen erstreckt. Ein inneres Zittern wird in den Unterarmen gespürt. Ein Schweregefühl in der rechten Bauchseite. Der übrige Körper wirkt entspannt. Die vertikale Wellenlinie in der Mitte scheint das ganze Chaos zu bündeln und auf seinen Ursprung zurückzuführen.

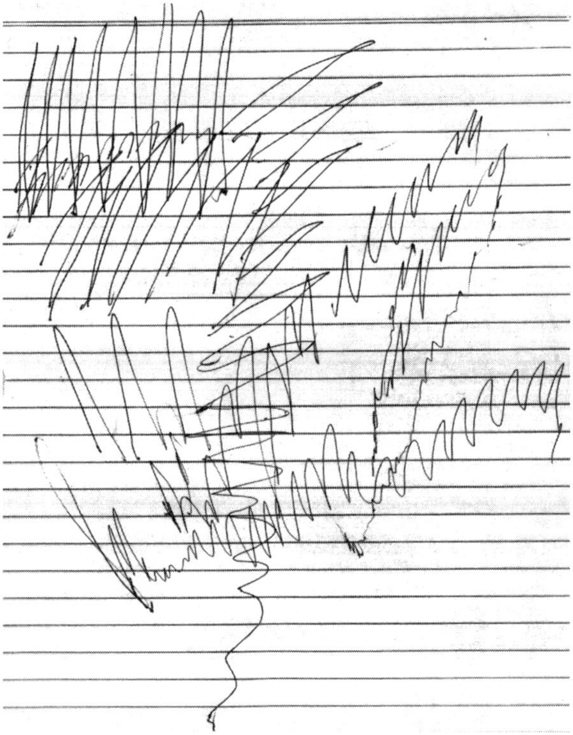

Das erste Doodle

Das zweite Doodle

Die zweite Teilnehmerin erzählt, was sie erlebt hat:

■ Bild 1

„Beim Zeichnen bin ich vom größten Dreieck abwärts vorgegangen, aber beim Betrachten erlebe ich es als von den Punkten aufwärts. Es ist wie ein Anfangen, und du gehst immer ein bisschen höher und noch höher und hast dabei ein Gefühl von Weitung, ein gutes Gefühl. Es ist wie ein Drachen, den man steigen lässt, er steigt höher und höher in den Himmel. Es ist eine Empfindung von Leichtigkeit und Freiheit. Ich habe zum ersten Mal so ein Bild gemalt und muss sagen, dass es einen starken Eindruck auf mich macht."

■ Bild 2

„Es gibt hier einen Ansatzpunkt, an dem etwas beginnt und sich in verschiedene Richtungen ausbreitet oder vom Ansatzpunkt fortstrebt und doch mit diesem Ursprung verbunden bleibt."

■ Bild 3

„Dieses Bild zeichne ich oft, eine Handvoll Vögel im Flug. Oft ist das Bestandteil eines größeren Bildes mit Meer und Bergen und Strand, einer kleinen Hütte am Strand und ein paar Palmen.

Die Blätter sind meistens drei oder vier zusammen, und das bedeutet, dass sie alle einem gemeinsamen Punkt entspringen und mit dem Ursprung verbunden bleiben."

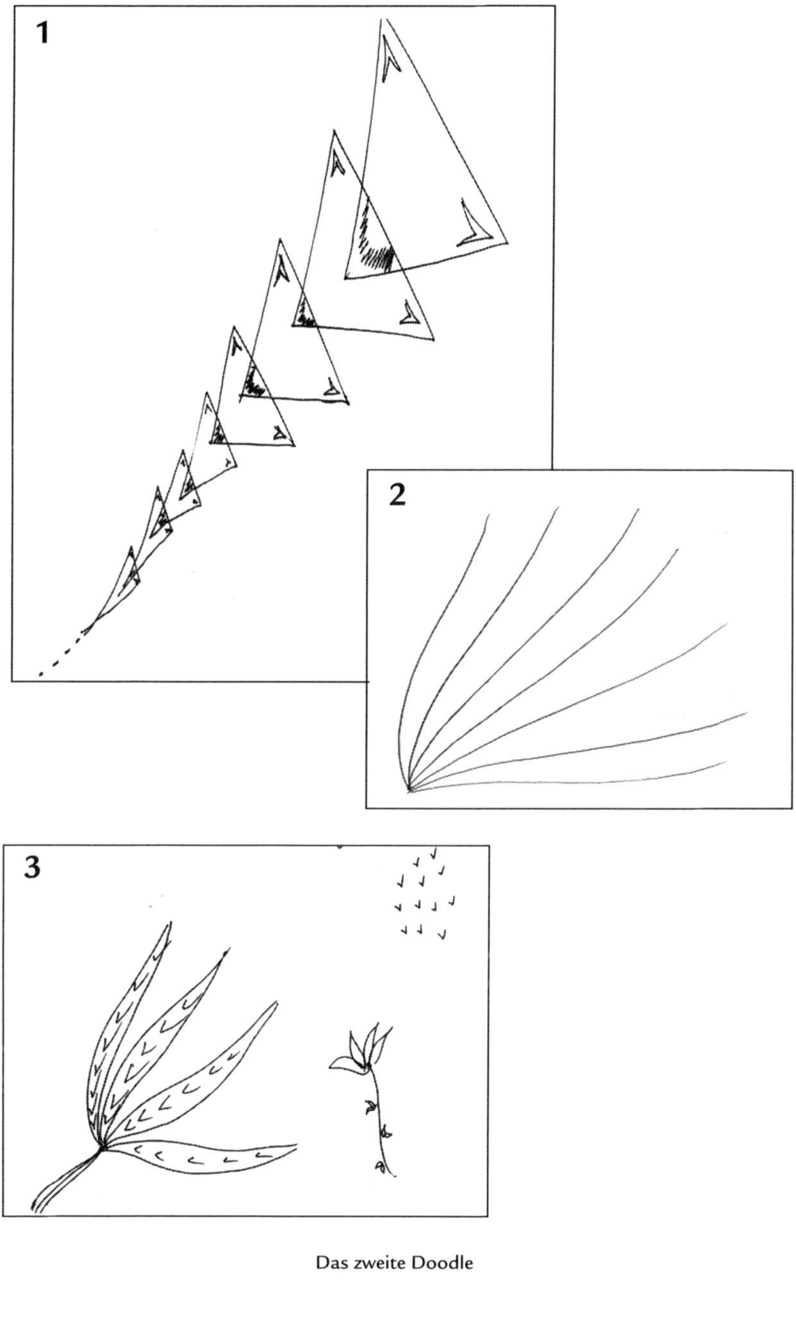

Das zweite Doodle

Das dritte Doodle

Die dritte Teilnehmerin schildert, was sie erlebt hat:

„Das erste war, dass ich anfing, schwer zu atmen. Diese Form hat mir ein gewisses Unbehagen bereitet. Jede Linie bewegte sich weiter und versuchte ihren Weg nach draußen zu finden. Von all den Punkten her versucht es herauszukommen. Etwas brodelt innerlich. Es ist sehr tief und tut mir zu sehr weh. Ich versuche alles Erdenkliche, um da herauszukommen, aber keiner der Auslässe ermöglicht es mir, ganz aus dem Schmerz herauszukommen. Der Raum im Innern reicht nicht aus, um mich aus dem Schmerz herauszuholen, den ich innerlich spüre, und ich bewege mich weiter in diesem Zickzackmuster. Ein Leben – unfähig, mich von diesem Schmerz zu befreien."

Jeder Teilnehmer zeichnete seine ganz eigene Form und stieß bei der Betrachtung auf intensive und tiefe Empfindungen, Gefühle und Bilder, die ihm sehr vertraut waren. Interessanterweise hat das innere Erleben oft keinen erkennbaren Bezug zur Zeichnung.

Wir haben auch eine Abwandlung ausprobiert und das Doodle eines der Teilnehmer von den anderen betrachten lassen, um zu sehen, wie sie es erlebten. Manchmal war keine Wirkung zu spüren, und in anderen Fällen wurde die innere Sensibilität des Betrachters in der Weise angeregt, dass eine ganz eigene Empfindung zum Vorschein kam. Eindeutig war es aber so, dass die Wirkung des eigenen Doodles bei allen am größten war.

Eine weitere Beobachtung: Die Teilnehmer, die in ihrem Alltag normalerweise nicht kritzeln, erlebten die Betrachtung ihres Doodles stärker als andere, die das Kritzeln gewohnt sind.

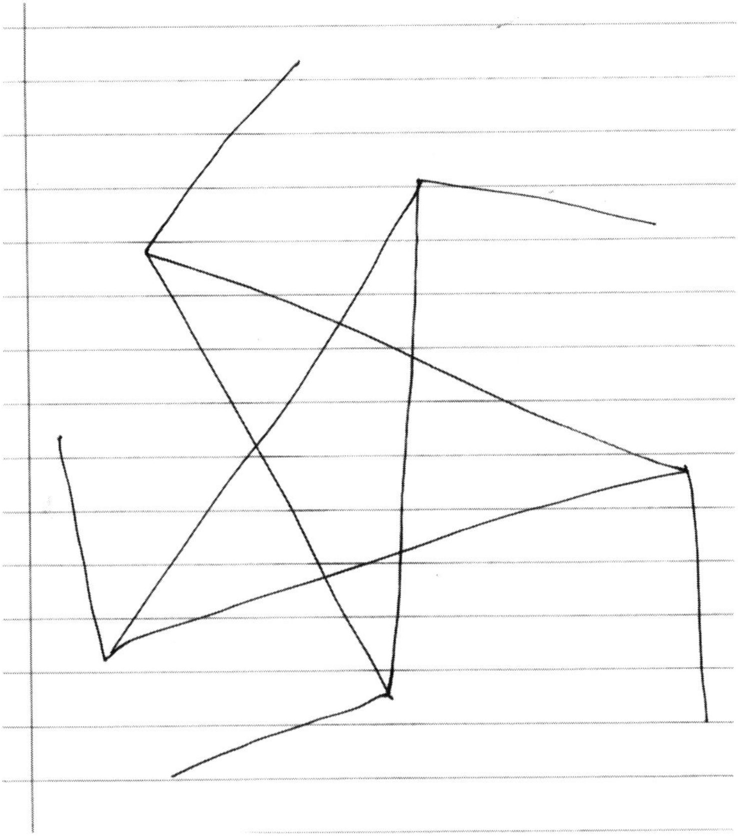

Das dritte Doodle

Das vierte Doodle

Die vierte Teilnehmerin beschrieb ihre Erfahrung so:

„Beim Zeichnen des ersten Bildes war ich leer, aber nicht damit zufrieden. Ich wollte etwas anderes, das hier stimmte nicht ganz. Dann habe ich das zweite gezeichnet, war aber auch nicht zufrieden. Dann kam das dritte, das vierte und dann endlich, beim letzten Bild, kam das Gefühl: ‚Ja, so wollte ich es haben.'

Beim Betrachten des letzten Bildes habe ich einen gewissen Schmerz in der Brust gespürt, beiderseits in Höhe der Oberlappen. Zur Bestätigung habe ich mich zuerst abgelenkt und dann wieder das Bild betrachtet. Es trat wieder das gleiche Gefühl ein. Ich habe das zwei- oder dreimal gemacht, um eine Bestätigung für das zu haben, was innen vorging. Ich fühle mich in der Mitte dieses Kreises von Kreisen, um mich herum lauter Kreise und Kurvenlinien, die alle durchgehen, nirgendwo gibt es eine Unterbrechung. Ich bin von diesen Kreisen umfangen, und sie halten mich.

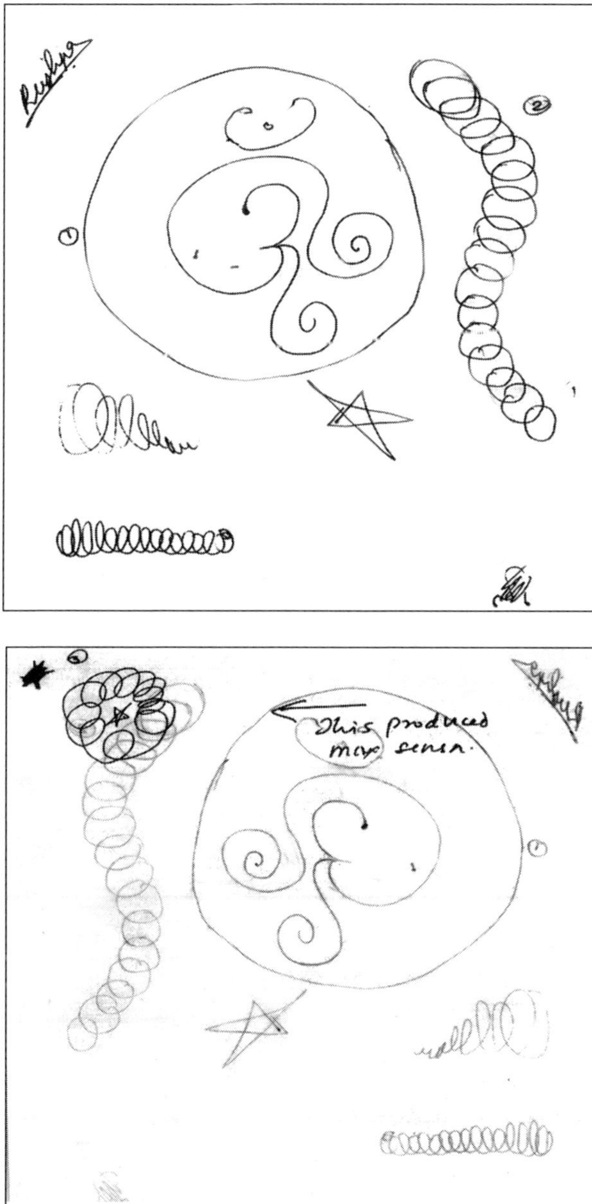

Das vierte Doodle

Das fünfte Doodle

Dieses Doodle stammt von einem Patienten, dessen anderes Lied nach einem homöopathischen Mittel verlangte, das aus Vulkanasche zubereitet wird.

Er sagt: „Es vermittelt den Eindruck von Bewegung, von Vorankommen. Die Form hat für mich etwas von ‚auf Draht' und von ‚schnittig'.

Der Körper fühlt sich richtig leicht, während ich das Bild betrachte. Ein bisschen wie in den Wolken.

Ich muss auch an die Träume vom freien Fall denken, die ich früher hatte. Und dann ist es auch, als würde ich in irgendeinem offenen Fahrzeug mit ziemlicher Geschwindigkeit fahren. Die frische Luft beißt einem direkt ins Gesicht und in die Augen, aber es fühlt sich richtig gut an.

Und schließlich erinnert mich das Bild an das bestens vertraute Gefühl „Ich hätte es besser machen können", und in dem Sinne fühlt es sich unfertig an. Ich fühle mich an die Concorde erinnert und dieses sehr eigentümliche Gefühl, in den Wolken zu sein und dieses Bild vor einem Hintergrund von Wolken zu sehen. Insgesamt ist es ein ganz schönes Gefühl, leicht, und so, als würde ich alles Beschwerende ablegen."

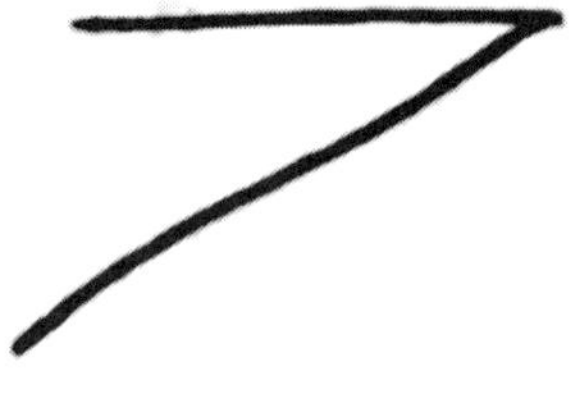

Das fünfte Doodle

Wir fanden in diesem Fall die Bestätigung dafür, dass die Stimme des anderen Liedes auch im Doodle unmissverständlich anklingen kann, und das wiederholte sich bei anderen Patienten.

Besonders erstaunlich war daran, wie schnell und direkt sie auf das Gebiet ihrer inneren Thematik kamen. Unabhängig von der äußeren Situation, mit der wir uns gerade auseinanderzusetzen haben, rückt das Doodeln unsere Grunderfahrung ins Licht, die Inbegriff unserer Empfindungen, Fantasien und Gefühle ist und über alle Veränderungen hinweg überall in unserem Leben und seinen Umständen aufscheint.

Die Ergebnisse waren so ermutigend, dass wir jetzt zur Bestätigung unserer Beobachtungen und Schlussfolgerungen auch andere Patienten, deren körperliche oder geistige Verfassung sich durch die Einnahme homöopathischer Mittel verbessert hatte, um Doodles baten, die sie im Rahmen eines Folgegesprächs kritzeln sollten.

Es „doodelt" sich am besten, wenn der Verstand ausgeschaltet ist, denn genau dann steigen Empfindungen zur Oberfläche auf wie auf den tieferen Ebenen des in diesem Buch ausführlich dargestellten Gesprächsprozesses. Ich unterließ auch bei diesen Doodle-Gesprächen alle Versuche, irgendetwas zu verstehen, zu deuten oder zu analysieren. Ich musste die Doodles nicht einmal betrachten. Wie immer hörte ich einfach zu und beobachtete, während der Patient sein Erleben dieser oder jener Situation schilderte. Wie immer griff ich Empfindungswörter oder Gesten auf und fragte nach. Sehr oft werden hier die Befunde der ursprünglichen Fallaufnahme bestätigt.

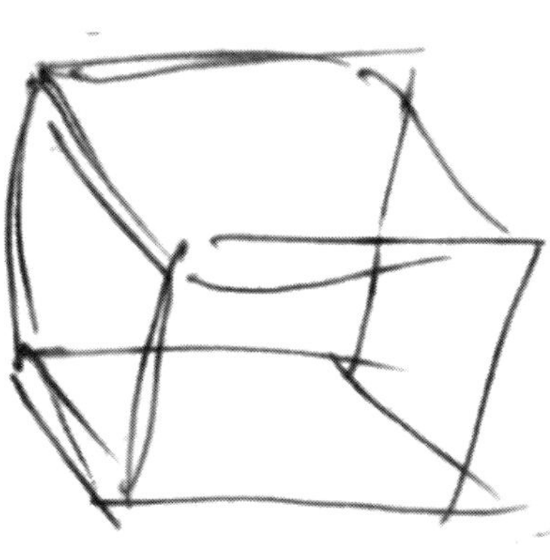

Irgendwann kam die Frage auf: „Was ist, wenn zwei Menschen das gleiche Doodle zeichnen?" Wir setzten unsere Forschungen in weiteren Experimenten mit freiwilligen Versuchspersonen fort und ließen auch immer mehr Patienten, die durch homöopathische Mittel deutliche Besserung erfahren hatten, Doodles zeichnen. Und dann hatten wir tatsächlich den Fall, dass von zwei Patienten ein räumlich dargestellter Würfel gezeichnet wurde. Die interessante Frage lautete nun: Wie erlebten sie das?

Erfahrung der ersten Würfelzeichnerin	**Erfahrung der zweiten Würfelzeichnerin**
„Es ist, als verlangte ich von mir, dass ich mich an diese Konkretheit, diese definitive Struktur, dieses festgelegte Muster und diese systematische Methode halte. Am anderen Ende des Spektrums fühlt es sich wie ein locker vorgegebener Weg an, der nichts Endgültiges hat."	„Ich fühle mich eingeschachtelt, eingeschlossen, festgefahren, in der Falle. Fast so, als wäre ich in dieses Dunkle eingesperrt, alle Seiten und der Deckel geschlossen. Ich erlebe das als total erdrückend, wie wenn etwas furchtbar auf einem lastet."
Das andere Lied dieser Patientin stammt aus dem Mineralreich, worauf Begriffe wie „Konkretheit" und „definitive Struktur" hindeuten.	Hier gehört das andere Lied zum Tierreich, weil die Patientin sich als „in der Falle sitzend" und „erdrückt" erlebt und darin als Opfer sieht.

Daraus schlossen wir, dass vom bloßen Anblick eines Doodles schwerlich schon auf die Empfindung, das Erleben und die Fortschritte des Kritzlers geschlossen werden kann. Das einzig Verlässliche ist sein Erleben, wie es in seinen Worten zu seinem Doodle – seiner Wahrheit – zum Ausdruck kommt.

Unsere Experimente zu diesen „wahren Kunstwerken der inneren Wirklichkeit" laufen noch. Doddles sind eine zuverlässige Hilfe; sie führen uns direkt zur Kernempfindung und bestätigen das, was wir bei der Aufnahme eines Falls gefunden haben.

Ein Doodle ist demnach eine besonders spontane und natürliche und dabei eine eher alltägliche Ausdrucksform für die Empfindung. Sie ist ein kaum zu überschätzendes Instrument beim Aufdecken der Empfindung und damit ein weiterer Zugang zu einer tieferen Bewusstheit.

Eine Doodle-Übung zur Annäherung an die Empfindung

Sie können das selbst ausprobieren. Zeichnen sie irgendetwas nach den folgenden Vorgaben:

1. Es soll kein Gegenstand, keine Person, kein Landschaftsbild oder Ähnliches sein.
2. Es soll abstrakt sein.
3. Es soll eine Form sein.
4. Wenn Sie ohnehin schon in bestimmten Alltagssituationen kritzeln und dabei bevorzugte Formen haben, dann zeichnen Sie jetzt das.
5. Wenn das Doodeln nicht zu Ihren Gewohnheiten gehört, dann kritzeln Sie ganz spontan drauflos.
6. Sie können auch mehr als eine Form zeichnen, wenn es sich spontan ergibt.

Und jetzt – los!

Wenn Sie mehr als eine Form gezeichnet haben, wählen Sie jetzt die, von der Sie am stärksten beeindruckt sind.

1. Sammeln Sie sich auf die Form, schauen Sie sie einfach an.
2. Deuten Sie das Doodle nicht, denken Sie nicht über es nach, erklären Sie nichts.
3. Beim simplen Betrachten wird sich vermutlich irgendein inneres Erleben einstellen.
4. Betrachten Sie einfach, was da in Ihnen vorgeht, aber bleiben Sie währenddessen bei Ihrem Doodle.

5. Was Sie da erleben, kann eine Körperempfindung oder irgendeine innere Regung sein.
6. Schreiben Sie auf, was Sie in *sich* wahrnehmen, nicht über das Doodle.
7. Ist es ihnen irgendwie vertraut?

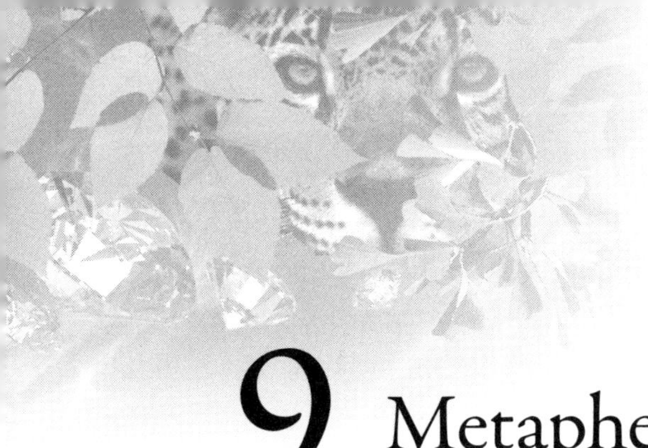

9 Metaphern

Wenn die Katze den Kopf aus dem Korb streckt

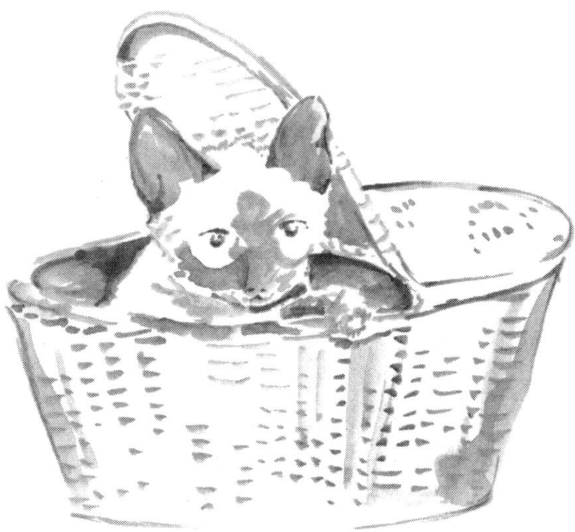

Wir alle machen unser anderes Lied im täglichen Leben und in Gesprächen immer wieder auf diese oder jene Art hörbar. In Metaphern klingt es an, in Redensarten, Vergleichen, Gesten, bildhaften Ausdrücken und in den Worten, mit denen wir unsere Empfindungen beschreiben. Immer wieder brechen plötzlich Wörter und Ausdrücke durch, die unserem anderen Lied entspringen. Sie wirken ganz unschuldig und natürlich und werden kaum bemerkt. Würden wir sie jedoch aus ihrem jeweiligen Zusammenhang lösen, könnte uns kaum verborgen bleiben, dass sie ein Muster bilden – ein einzigartiges Muster, das uns die Energie und Empfindung der Melodie im Innern vor Augen führt.

Es ist doch interessant, wie unterschiedlich die Leute ein und dieselbe Sache in Worte kleiden. Wenn wir zum Beispiel von jemandem enttäuscht wurden, sagt der eine, er fühle das wie einen Messerstich in den Rücken, während einem anderen zumute ist, als wäre ihm der Boden unter den Füßen weggezogen worden. Ein Dritter fühlt sich im Stich gelassen, ein Vierter verraten, ein Fünfter wie vernichtet, ein Sechster ist untröstlich, ein Siebter schockiert – und weitere fühlen sich verlassen, vernachlässigt, geschnitten, isoliert, angegriffen, gekränkt und was der Möglichkeiten mehr sind.

Wenn wir darauf achten, wie jemand seine Betroffenheit von solchen und ähnlichen Umständen in Worte und Metaphern kleidet, wird uns klar, dass er seine Ausdrücke nicht zufällig wählt. Sie entspringen vielmehr einer tiefen und durchgängigen Erfahrungsqualität.

> *Den Charakter eines Menschen kann man an den Adjektiven ablesen,*
> *die er im Gespräch bevorzugt verwendet.*
>
> MARK TWAIN

An uns selbst und anderen zu beobachten, mit welchen Worten wir beschreiben und mitteilen, was uns so begegnet, das ist in sich selbst eine lohnende Übung. Hier gibt es viele Hinweise auf unsere tiefste Erfahrungsebene, die Empfindung. Die Wortwahl mag beliebig oder bedeutungslos erscheinen, aber nach einer gewissen Zeit des

Beobachtens zeichnet sich immer ein Muster ab. Und noch viel später sehen wir dann, wie alle diese Ausdrücke ihren festen Platz im Umfeld der Quelle haben, aus der unser anderes Lied stammt.

Bitten sie einmal drei verschiedene Leute um etwas so Harmloses wie die Wegbeschreibung zu einem bestimmten Ort. Sie werden staunen, wie typisch die Worte und Gesten für jeden Einzelnen sind. Wenn wir solche Ausdrücke losgelöst von ihrem Zusammenhang betrachten, lassen sie ein Muster erkennbar werden, das sich durch das gesamte Leben des Betreffenden verfolgen lässt.

Das gilt nicht nur für Wörter, sondern eigentlich für alles, was an einem Menschen eigenartig und besonders ist, natürlich auch für unerklärliche Aversionen gegen bestimmte Dinge, Farben, Muster, Musikstile, Leute, Aktivitäten und so weiter oder umgekehrt das Fasziniertsein von ihnen.

Haben Sie sich je gefragt, weshalb jemand eine bestimmte Zahl oder Form besonders mag und weshalb der eine von Ameisen fasziniert ist und der andere das Flattern von Vogelflügeln unerträglich findet? Weshalb trägt der eine gern Schwarz, weshalb ist ein anderer von Hochrisiko-Sportarten magisch angezogen?

All das geschieht in der Regel unwillkürlich und unbewusst und ist gerade deshalb besonders bezeichnend. Die Ausdrucksmittel selbst und nicht die Inhalte, die sie vermitteln wollen, sind ein sehr guter Ansatzpunkt für weiter in die Tiefe führende Fragen. Konzentration auf die Ausdrücke führt uns direkt, das heißt unter Umgehung des äußeren Zusammenhangs und der angesprochenen Situation, in die Erfahrung selbst hinein. Dann erweisen sie sich als integraler Bestandteil der Kernerfahrung dieses Menschen, und man kann jedes Mal nur staunen, wie viel in diesen scheinbar so beiläufigen Äußerungen mitschwingt. Man könnte meinen, es handle sich um eine Geheimsprache, deren eigentliche Mitteilung sich in bestimmten in ganz „normal" aussehenden Sätzen eingestreuten Wörtern verbirgt.

Dazu fällt mir eine Frau ein, die wegen akuter Schwäche und Schwindel unangemeldet zu mir kam. Als Allererstes sagte Sie: „Ich hoffe, es ist nicht schlimm, wenn ich hier einfach so eindringe."

Sie berichtete unter anderem von ihrem letzten Traum, und der handelte von Leuten, die in ihr Haus „eindrangen" und alles mutwillig zerstörten, obwohl sie alles versuchte, um diese Leute davon abzuhalten.

Wenn wir etwas in der Natur suchen, das eindringt und zerstört, dann sind das vor allem die Pilze. Ich gab ihr *Agaricus*, ein homöopathisches Heilmittel aus der Gruppe der Pilz-Arzneien – und die Heilwirkung war geradezu dramatisch. Am nächsten Tag kam sie ganz aufgeregt zu mir und sagte: „Mir ist jetzt plötzlich eingefallen, dass ich als Kind viele Stunden damit zugebracht habe, Pilze zu malen und zu sagen: Das ist mein Haus."

Ihre besondere Art, das Wort „eindringen" zu verwenden, gab mir den Hinweis auf ihr tieferes Erleben, das auch in ihrem Traumbericht deutlich zu erkennen war. Und dieser eigentümliche, sehr innige Bezug zu Pilzen, den sie als Mädchen hatte, fügt sich sehr schön ins Bild. So ist es mit allen eigentümlichen und nicht erklärbaren Ausdrucksformen, die ein Mensch wählt: Sie stammen alle aus der Kernempfindung, sie sind der Grundton des anderen Liedes.

Ich kann der Versuchung nicht widerstehen, als weiteres Beispiel ein paar Aussagen eines Mannes anzuführen, dessen Mut und Menschlichkeit ich die größte Hochachtung entgegenbringe: Nelson Mandela.

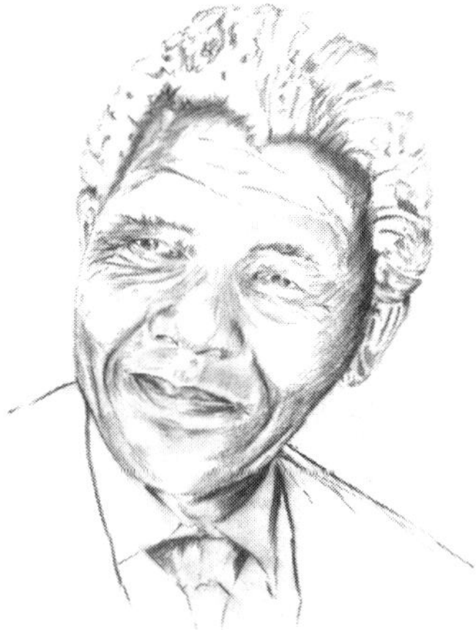

Nelson Mandela

Hier zunächst einige Abschnitte aus seiner mitreißenden Autobiografie *Long Walk to Freedom* (deutsch unter dem Titel *Der lange Weg zur Freiheit*):

Um Mitternacht lag ich wach und starrte an die Decke – Bilder vom Prozess stoben mir nach wie vor im Kopf herum –, als ich draußen auf dem Gang Schritte näher kommen hörte. Man hatte mich in eine **Einzelzelle gesperrt**, weg von den anderen. Es klopfte an meiner Tür, und ich erkannte Colonel Aucamps Gesicht hinter den Stäben. „Mandela", hörte ich ihn mit heiserer Stimme flüstern, „sind Sie wach?"

Ich bejahte. „Sie haben Glück, Mann", sagte er. „Wir verlegen Sie, und da werden Sie dann Ihre Freiheit haben. Sie können sich bewegen, Sie können das Meer und den Himmel sehen, nicht nur graue Mauern."

Und noch zwei weitere Ausschnitte:

Der Aufbruch ging mitten in der Nacht leise, unauffällig und unter schwerer Polizeibewachung vonstatten, und schon nach einer knappen halben Stunde erreichten wir ein kleines Militärflugfeld vor der Stadt. Sie stießen uns in eine Dakota, einen großen Militärtransporter, der auch schon bessere Tage gesehen hatte. Es gab keine Heizung, und wir froren im Bauch der Maschine. Manche von uns waren noch nie geflogen, und ihre größte Sorge galt offenbar nicht unserem Ziel, sondern dem Flug selbst. In viertausendfünfhundert Metern Höhe in einem bockenden Flugzeug zu sitzen, das wirkte entschieden bedrohlicher, als hinter hohen Mauern in einer Zelle eingesperrt zu sein.

Wärter gingen zwischen uns auf und ab, um das Schweigegebot auch mit Zwang durchzusetzen. In diesen ersten Wochen kamen Wärter aus anderen Trakten und sogar anderen Gefängnissen, um uns anzustarren wie eine Sammlung seltener Tiere in Käfigen. Die Arbeit war ermüdend und schwierig, nicht anstrengend genug, um uns warm zu halten, und doch mit so viel Einsatz verbunden, dass wir uns am ganzen Körper wie zerschlagen fühlten.

Lesen wir das jetzt noch einmal und achten dabei auf Wörter und Wendungen, die das andere Lied singen. Wenn wir den äußeren Zusammenhang einmal beiseite lassen und auf die Metaphorik achten, zeichnet sich ein Muster ab.

Im Folgenden sehen Sie die nicht spezifisch menschlichen Wörter hervorgehoben:

Um Mitternacht lag ich wach und starrte an die Decke – Bilder vom Prozess *stoben* mir nach wie vor im Kopf herum –, als ich draußen auf dem Gang Schritte näher kommen hörte. Man hatte mich in eine Einzel**zelle gesperrt**, weg von den anderen. Es klopfte an meiner Tür, und ich erkannte Colonel Aucamps Gesicht hinter den Stäben. „Mandela", hörte ich ihn mit heiserer Stimme flüstern, „sind Sie wach?"

Ich bejahte. „Sie haben Glück, Mann", sagte er. „Wir verlegen Sie, und da werden Sie dann Ihre *Freiheit* haben. Sie können sich *bewegen*, Sie können *das Meer und den Himmel* sehen, nicht nur *graue Mauern*."

Hier der zweite Auszug:

Der Aufbruch ging mitten in der Nacht leise, unauffällig und unter schwerer Polizeibewachung vonstatten, und schon nach einer knappen halben Stunde erreichten wir ein kleines Militärflugfeld vor der Stadt. Sie stießen uns in eine Dakota, einen großen Militärtransporter, der auch schon bessere Tage gesehen hatte. Es gab keine Heizung, und wir froren im Bauch der Maschine. Manche von uns waren noch nie geflogen, und ihre größte Sorge galt offenbar nicht unserem Ziel, sondern dem Flug selbst. In viertausendfünfhundert Metern Höhe in einem bockenden Flugzeug zu sitzen, das wirkte entschieden bedrohlicher, als *hinter hohen Mauern in einer Zelle eingesperrt zu sein.*

Wärter gingen zwischen uns auf und ab, um das Schweigegebot auch mit *Zwang* durchzusetzen. In diesen ersten Wochen kamen Wärter aus anderen Trakten und sogar anderen Gefängnissen, um uns anzustarren wie eine Sammlung seltener *Tiere in Käfigen.* Die Arbeit war ermüdend und schwierig, nicht anstrengend genug, um uns warm zu halten, und doch mit so viel Einsatz verbunden, dass wir uns am ganzen Körper wie zerschlagen fühlten.

Wenn wir die hervorgehobenen Wörter für sich betrachten, bekommen wir ein Gefühl für Mandelas anderes Lied. In diesem Lied spielt Freiheit eine sehr große Rolle (wie ja auch der Titel seines Buchs vermuten lässt). Es ist ein Lied von Unterdrückern und einem Unterdrückten, dem mit Gewalt die Freiheit genommen wurde, sodass er sich wie ein in einen Käfig eingesperrtes Tier fühlt. Auch das Meer und der Himmel scheinen in diesem anderen Lied eine Rolle zu spielen.

Wo sehen wir so etwas in der Natur? Als erstes erkennen wir wohl das Tierreich mit seiner Thematik des Einen gegen den Anderen. Dann jedoch führen uns „Freiheit", „Käfig", „Meer", „Himmel" und weitere Einzelheiten zur Klasse der Vögel. (Weitere Wörter des Vogel-Liedes finden Sie im Abschnitt „Vögel" im Kapitel „Eine Landkarte der Innenwelt".)

Als Experiment habe ich weitere markante Mandela-Zitate zusammengetragen, die meisten aus dem Internet. Ich finde es erstaunlich, wie konstant Mandelas Metaphorik in den vielen Ansprachen geblieben ist, die er im Laufe der Zeit gehalten hat. In fast allen Zitaten ist die Energie des Tierreichs und insbesondere der Vögel zu spüren – eines Vogels der hoch am Himmel schwebt wie beispielsweise ein Adler.

- Wenn man einen hohen Hügel *erstiegen* hat, stellt man fest, dass es viele weitere zu besteigen gilt.[3]

[3] Long Walk to Freedom, S. 544.

- Wenn wir von unserer eigenen Furcht befreit werden, *befreit* unsere bloße Gegenwart auch andere.[4]
- Kommunisten haben im *Freiheitskampf* der Kolonialgebiete immer eine aktive Rolle gespielt, weil die kurzfristigen Ziele des Kommunismus immer mit den langfristigen Zielen der *Freiheits*bewegungen übereinstimmen.[5]
- Bildung ist die *mächtigste Waffe*, die man zur Veränderung der Welt einsetzen kann.[6]
- *Frei* sein, das bedeutet mehr, als *bloß die Ketten abzustreifen*, es ist die Wahl einer Lebensweise, die auch die Freiheit anderer achtet, ja vergrößert.[7]
- Nie, nie, niemals wieder soll dieses schöne Land die *Unterdrückung des einen durch den anderen* erleben.[8]
- Nur *freie* Menschen können verhandeln. *Strafgefangene* können keine Verträge schließen. Ihre *Freiheit* und meine sind nicht zu trennen.[9]

---

[4] Diese Worte werden gern Mandela zugeschrieben, aber er hat sie nie gebraucht, es handelt sich um eine Legende. Tatsächlich stammt das Zitat aus *Return to Love: Reflections on the Principles of ‚A Course in Miracles'* von Marianne Williamson. Aber die Sprache ist der Mandelas so ähnlich, dass die falsche Zuordnung verständlich erscheint.

[5] Aus Mandelas Verteidigungsrede im Rivonia-Prozess, Pretoria Supreme Court, 20. April 1964.

[6] Ansprache an der University of Witwatersrand, Johannesburg, 13. Juni 2004.

[7] *Mandela: An Illustrated Autobiography. Boston:* Little Brown and Company, 1994, S. 202.

[8] Ansprache zu seiner Amtseinführung als Präsident der Demokratischen Republik Südafrika. Pretoria, 10. Mai 1994.

[9] Erwiderung auf die von Präsident Botha angebotene Begnadigung. Soweto, 10. Februar 1985.

- Die wahre Größe des Lebens liegt nicht im Vermeiden von Stürzen, sondern darin, dass man sich nach jedem Sturz wieder *erhebt*.[10]
- Nirgendwo ist der Weg zur *Freiheit* ein Spaziergang, und viele von uns müssen immer wieder durch das Tal des Todesschattens, bevor wir auf den Berggipfel unserer Wünsche gelangen.[11]

Hier noch einige ebenfalls interessante Zitate:

- Vereinigt euch! macht mobil! *kämpft* weiter! auf dem Amboss der vereinten Massenaktion, werden wir die Apartheit mit dem Hammer des bewaffneten Kampfes *zerschlagen*.[12]
- Sie glauben, wir hätten diesen Wandel durch den Sieg über die weiße Minderheit bewirkt und hätten es jetzt mit einer Bevölkerungsgruppe zu tun, die geschlagen am Boden liegt und um Gnade bettelt und die nun unserem *Diktat* untersteht. Beides ist falsch. Wir wünschen uns Menschen, die engagiert zu unserem Mandat stehen, dabei jedoch in der Lage sind, sich über ihre ethnische Zugehörigkeit zu *erheben* und für ganz Südafrika zu denken.[13]
- Ich bin um die Schlussadresse bei dieser Konferenz gebeten worden, die sich in einem sehr wörtlichen Sinne mit der Frage von Leben und Tod beschäftigt hat, und diese Pflicht *lastet* auf mir als eine *schwere* Verantwortung... Wir müssen uns über

---

[10] Grußworte bei einem Empfang im Weißen Haus. Washington, D.C., 22. September 1998.

[11] Ansprache des Präsidenten bei der Transvaal-Konferenz des ANC. In Abwesenheit verlesen. 21. September 1953.

[12] Aufruf nach dem Soweto-Aufstand von 1976. Veröffentlicht am 10. Juni 1980.

[13] Ansprache an die Verfassungsgebende Versammlung anlässlich der Annahme der neuen Verfassung. Kapstadt, 8. Mai 1996.

unsere Differenzen *erheben* und unsere Kräfte vereinigen, um die Menschen unseres Landes zu retten. Die Geschichte wird unnachsichtig über uns urteilen, wenn es uns nicht gelingt.[14]

- Doch in diesem neuen Jahrhundert sind Millionen von Menschen in den ärmsten Ländern der Welt nach wie vor *unfrei, versklavt und in Ketten*. Sie sind im *Gefängnis* der Armut *gefangen*. Es wird Zeit, sie zu befreien.[15]

Sehen wir uns zum Schluss noch an, ob wir das Gleiche auch in Mandelas Friedensnobelpreisrede finden:

- In diesen langen und einsamen Jahren wurde aus meinem Verlangen nach *Freiheit* für mein Volk ein Verlangen nach *Freiheit* für alle Völker, weiß und schwarz. So klar, wie etwas nur klar sein kann, wusste ich, dass der Unterdrücker genauso der Befreiung bedarf wie der Unterdrückte. Ein Mensch, der einem anderen seine Freiheit nimmt, ist *Gefangener* seines Hasses, hinter Gittern des Vorurteils und der Engstirnigkeit *eingesperrt*. Wenn ich einem anderen die *Freiheit* nehme, bin ich selbst so wenig *frei*, wie wenn mir die Freiheit genommen wird. Beide, der *Unterdrücker* und der *Unterdrückte*, sind ihrer Menschlichkeit beraubt.[16]
- Das war meine Mission, als ich das *Gefängnis* verließ: die *Unterdrückten* und die *Unterdrücker* zu befreien, beide. Manche sagen, das sei nun erreicht, aber ich weiß, dass es nicht so ist. In Wahrheit sind wir noch nicht *frei*. Wir haben lediglich die *Freiheit,* frei zu sein, errungen, das Recht, nicht *unterdrückt* zu wer*den. Wir haben nicht den letzten Schritt der Reise*

[14] Schlussadresse, Internationale AIDS-Konferenz. Durban, 14. Juli 2000.

[15] Ansprache. Trafalgar Square, London, 3. Februar 2005.

[16] Long Walk to Freedom. S. 544.

> getan, sondern den ersten eines längeren und noch schwierigeren Weges.[17]

Wir erkennen in allen Reden Mandelas, unabhängig vom Ort und der Zeit, ein durchgängiges Muster – das auffallend beständige Energiemuster eines Vogels, insbesondere eines Adlers.

Nun ist Mandela ein besonders redegewandter Mensch von ausdrucksstarker Sprache. Das gilt nicht für jeden. Aber bei jedem von uns lugt doch immer wieder mal die Katze aus dem Korb hervor. Das ist der Augenblick, in dem man sie fassen und ganz herausziehen kann. Die Worte, die wir in solchen Augenblicken verwenden – Metaphern, Redensarten, bildhafte Ausdrücke – sind Zugänge zur inneren Welt, der Welt unseres anderen Liedes, und sie bilden oft sogar die Quelle dieses Liedes ab, das Naturreich, dem es entspringt.

---

[17] Ebenda.

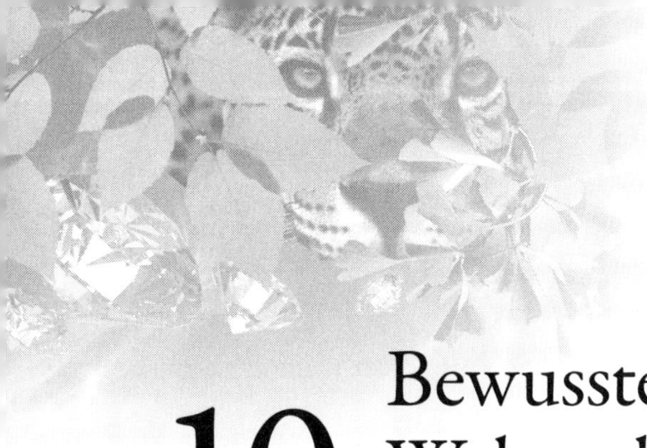

10 Bewusste Wahrnehmung – der Weg zur Heilung

Weshalb sollte Wahrheit nicht absonderlicher als Erfundenes sein? Erfundenes muss schließlich einen Sinn ergeben.

MARK TWAIN

Ich erinnere mich noch, wie ich meinem Sohn einmal aus dem Buch *The Secret of Platform 13* (*Das Geheimnis von Bahnsteig 13*) von Eva Ibbotson vorgelesen habe. Auf diesem Bahnsteig der Londoner Kings Cross Station, das war das Geheimnis, gab es einen „Gügel" (engl. *gump*), und soweit ich verstand, ist das eine kleine Erhebung mit einer Geheimtür, und wenn man diese Tür öffnet, tritt man in eine Welt ein, die völlig anders ist als alles, was man hier draußen sieht.

Das ist die Geschichte jedes Menschen: Die innere Wirklichkeit unterscheidet sich so ganz und gar von der äußeren. Die äußere Wirklichkeit nimmt ihren Lauf, aber an der Person selbst scheinen alle äußeren Veränderungen vorbeizugehen, der Mensch verharrt mehr in seiner Innenwelt, wo neben seinem natürlichen menschlichen Lied ein anderes erklingt, das eigentlich anderswohin gehört und Missklänge erzeugt.

In der Kindheit ist dieses andere Lied direkt zu hören, seine Energie deutlich erkennbar. Es wird kein Versuch unternommen, es zu kaschieren, und es gibt auch keinen Grund dazu. Wenn wir dann jedoch älter werden, kommen wir in der Menschenwelt immer schlechter zurecht, wenn wir weiterhin die Sprache einer nichtmenschlichen Quelle sprechen und danach leben. Jetzt fangen wir an, diese Stimme zu verheimlichen und zu unterdrücken, um ganz normal zu wirken und nichts auffallend anderes an uns zu haben.

Die Energie geht in den Untergrund. Aber je entschiedener die Energie der Quelle unterdrückt wird, desto deutlicher verschafft sie sich doch Gehör an der Oberfläche. Sie wird sich in Träumen (Einbildung: Ebene 4), dann in psychischen Störungen (Ebene 3) bekunden. Später wird sie als körperliches Symptom (Ebene 2) zum Ausdruck kommen und zuletzt als Pathologie (Ebene 1). Auf allen Ebenen spricht diese „andere Energie" dieselbe Sprache, nämlich die der Quelle, aber je näher wir der Oberfläche kommen, desto besser ist es um die gesellschaftliche Akzeptanz bestellt.

Wirklich, wir dürfen mit umso mehr Verständnis rechnen, je oberflächlicher unsere Erkrankung ist. Nehmen wir als Beispiel einen Menschen, in dessen anderem Lied die Empfindung „berstend" oder „platzend" eine besondere Rolle spielt. Wenn diese Person Kopfschmerzen oder Asthma oder irgendeine andere Krankheit hat, werden wir dieses Bersten auch da antreffen, und zwar in einer Form, die gesellschaftlich akzeptiert ist: Sie dürfen Kopfweh haben, als würde Ihnen der Kopf „zerspringen", und Sie dürfen das Gefühl haben, dass Ihnen die Lunge „platzt". Das kommt der Welt verständlich vor und ist folglich erlaubt. Schwierig wird es, wenn das Bersten Ihre generelle Lebenserfahrung, sozusagen eine Grundhaltung wird, dafür hat die Welt kein Verständnis. Wenn jemand sagt, er fühlt sich, als würde er platzen, oder gar, dass er sich wünscht zu platzen, dann ergibt das keinen rechten Sinn und wird nicht so ohne weiteres hingenommen. Kurz, eine Empfindung, die auf der Ebene der körperlichen Pathologie akzeptiert wird, kann unsinnig erscheinen, wenn der ganze Mensch –

geistig, seelisch und körperlich – davon betroffen ist. Weil das so ist, unterdrücken wir unbewusst unsere Grundempfindung, aber dann äußert sie sich in körperlichen Symptomen.

Als Kinder, wie gesagt, dürfen wir mehr wir selbst sein. Wir dürfen uns sprachlich und gestisch viel freier äußern, und das hat seine Gründe. Erstens ist die Energie eines Kindes ungemein vital und schwer zu drosseln, und zweitens toleriert die Gesellschaft bei Kindern viel mehr Fantasie und wildes, wunderliches Verhalten.

Wenn ein kleiner Junge sich furchtbar knurrend am Boden wälzt und dazu brüllt: „Ich bin stark, ich bin ein Löwe", dann ist das zulässig und sogar amüsant. Ein Kind muss seine Energie mit anderen Worten nicht verstecken und kompensieren. Das dürfte einer der Gründe dafür sein, dass Kinder im Allgemeinen nicht so schwer erkranken wie Erwachsene.

Dann wird aus dem Kind ein Teenager und ein Heranwachsender, der lernt, seine Energie wegzustecken, um besser mit den Normen und Erwartungen seiner Gesellschaft zurechtzukommen. Das Ausdrucksverhalten verändert sich also mit zunehmendem Alter, aber die Energie in uns bleibt die gleiche und so stark wie eh und je. Wenn sie keine freie Bahn hat, muss sie sich Ventile suchen. So erklingt jetzt das dissonante innere Lied auf der Geistes- und Gemütsebene und schließlich auf der körperlichen Ebene.

Wenn in Ihren Alltag auch tiefere Schichten Ihrer selbst einbezogen sind, neigen Sie generell zu weniger körperlicher Pathologie, denn je stärker Sie Ihr anderes Lied unterdrücken, desto eher wird die Katze ihren Kopf aus dem Korb strecken – und das bedeutet hier, dass Sie mit körperlichen oder psychischen Störungen zu rechnen haben. Gesundheit und Lebensqualität sind umso besser, je mehr Sie in Ihrem Alltagsleben in Kontakt mit den höheren Erfahrungsebenen (4 bis 7) sind, und das drückt sich darin aus, dass Sie zum Beispiel mehr Wörter verwenden, die der Quelle Ihres anderen Liedes entspringen.

Das finden wir nur bei Menschen, die generell näher an ihrer Grundempfindung leben.

Wir beobachten, dass Menschen, mit deren Gesundheit es aufwärts geht, im gleichen Maße zunehmend zur Ebene der Empfindung oder der Energie tendieren. Träume treten vermehrt auf, und die Pathologie geht zurück.

DER WEG ZUR GESUNDHEIT

Wir müssen daher den Weg zurückverfolgen, den wir einschlugen, als wir die Stimme des anderen Liedes in uns zu unterdrücken lernten. Unser rationaler Verstand (ganz zu schweigen vom rationalen Verstand der Gesellschaft, in der wir leben) versteht das andere Lied in uns nicht, und deshalb wurde es unterdrückt und verdrängt. Wir werden folglich nicht weit kommen, wenn wir darauf bestehen, dass unsere innere Reise rational sein muss. Der Verstand lässt uns einfach nicht weiter. (C.G. Jung muss das sehr klar erfasst haben, denn nach den Worten seines Schülers Robert Johnson „verglich er das Ich, das Bewusstsein, mit einem auf dem unermesslichen Meer des Unbewussten tanzenden Korken".)[18]

Wir werden unser Ziel, das Bewusstsein von Allem, was ist, nie erreichen, wenn wir dabei bleiben, Teile dieser gesamten Realität zu beurteilen und zu übergehen. Wenn wir an unserem anderen Lied all das unbeachtet lassen, was nicht rational erklärbar ist, dann ist das ungefähr so, als würden wir eine unbekannte Straße in dem Bewusstsein entlangfahren, dass Kurven eigentlich keinen rationalen Grund haben und folglich ignoriert werden können. Wir werden nicht sehr

---

[18] Robert A. Johnson, Inner Work: Using Dreams and Active Imagination for Personal Growth. San Francisco: Harper & Row, 1986, S. 8. (Bilder der Seele: Traumarbeit und aktive Imagination, München: Hugendubel,1995.)

weit kommen. Unsere mitgebrachten Überzeugungen beschränken unsere Reisemöglichkeiten. Sie bestimmen, wie viel Erfahrung wir zulassen und wie viel folglich unserer bewussten Wahrnehmung zugänglich werden kann.

Unser Verstand ist bestens geeignet, um zu unterscheiden und auszuwählen, wenn die Situation das verlangt. Wenn es jedoch um Bewusstheit geht, brauchen wir eher die Fähigkeit, dieses Urteilsvermögen des Verstandes beiseite zu lassen, ihn still zu machen. Nur so erschließt sich uns die Erfahrung des Ganzen und in dieser Erfahrung der Weg in die bewusste Wahrnehmung.

Wir beginnen diese Reise da, wo sich der Suchende gerade befindet, auf der Ebene, die er lebt und zum Ausdruck bringt. Von da aus verfolgen wir das, was er lebt und äußert, in die Tiefe, bis wir schließlich die Empfindung und das Energiemuster aufdecken, die den Kern seiner ganz persönlichen Störung ausmachen. **Bewusstwerdung kann auf jeder der sieben Ebenen stattfinden. Je tiefer die Ebene, Desto günstiger die Wirkung**

Bewusstwerdung vollzieht sich in drei Grundschritten:

1. Beobachten, ohne zu urteilen. Schlichtes voraussetzungsloses Betrachten von allem, was ist.
2. Sich vom Phänomen lösen und einen Schritt zurücktreten.
3. Das Phänomen bewusst erleben. Zulassen, dass man es in vollem Umfang fühlt, dabei aber zugleich Betrachter bleiben.

Es ist ein distanziertes und dabei zutiefst beteiligtes Erleben und Betrachten aller Phänomene innen wie außen: Alles, was sich jetzt gerade zeigt, bis ins kleinste Detail betrachten, vor allem in Stresszeiten. Wie wir in diesem Buch ausführlich dargestellt haben, hebt Stress sowohl unser tiefstes Empfinden als auch unsere Bewältigungsstrategie für dieses Empfinden hervor. Deshalb sind Stressphasen (die aus Unerfreulichem, aber auch aus freudiger Erregung bestehen können) die beste Gelegenheit, unsere inneren Gewohnheitsmuster, unsere spezielle Art des In-der-Welt-Seins, in der Tiefe erfahrbar zu machen und zu beobachten.

Die Technik, die wir zu dieser distanzierten Betrachtung brauchen, kann jeder an sich selbst üben. Betrachten Sie ganz einfach und unvoreingenommen, vor allem aber unter Umgehung Ihres Verstandes, was sich gerade auf den verschiedenen Ebenen abspielt: Tatsache, Gefühl, Einbildung, Empfindung (lokal und generell) und schließlich das Energiemuster. Wir beobachten aufmerksam, wann es bei uns zu einer Reaktion auf etwas kommt, zum Beispiel, dass wir emotional reagieren, etwa mit Verärgerung. Weiterhin verfolgen wir, wie wir mit dieser Gefühlsregung oder Empfindung umgehen: Nehmen wir sie beispielsweise einfach hin und versuchen sie in Zukunft zu vermeiden, oder versuchen wir die Situation irgendwie in den Griff zu bekommen? Wir betrachten also aufmerksam, was in uns vorgeht, und wir lassen es uns so tief wie möglich erfahren, ohne Schlüsse zu ziehen, ohne etwas ändern zu wollen. Betrachten Sie einfach alles so tief, so lange und so häufig, wie Sie können – am besten so, dass ein Auge ständig nach außen und das andere nach innen blickt.

Der Ablauf sieht so aus: Wenn Sie Ihre Aufmerksamkeit nach innen wenden, werden Ihnen zuerst Körper und Geist bewusst, also erst die Empfindungen hier und da im Körper, dann die Gedanken und Gefühle. Noch tiefer eröffnet sich Ihnen die Welt der Imagination, der bildhaften Vorstellungen, die etwas von Traum hat.

Von hier aus werden Sie sich einer übergreifenden Grundempfindung annähern, die Sie als etwas Ihr ganzes Wesen Beherrschendes spüren. Lassen Sie sich tiefer und tiefer auf diese Grundempfindung ein, und Sie werden erleben, dass sie zu bestimmten Lautäußerungen und Bewegungen tendiert – bis schließlich andere Energiemuster auftauchen und Sie gleichsam in etwas anderes verwandelt werden, in einen anderen Zustand eintreten.

Noch tiefer als diese Erfahrung sind Stille, Leere, Schweigen.

Wir sprechen jetzt von der leeren Leinwand, auf der alles, was erfahren wird, erscheint. Diese leere Leinwand hat kein eigenes Energiemuster, aber als Folie für das Energiemuster eines Menschen besitzt sie doch so etwas wie Individualität. Ein Film kann auf ihr erscheinen.

Wenn unsere bewusste Wahrnehmung so tief geworden ist, stellt sich ganz von selbst eine gewisse Objektivität ein, und wir betrachten das, was wir wahrhaft sind, aus der Perspektive eines Zeugen. Das bedeutet zugleich, dass wir unser anderes Lied klar von unserem wahren Wesen unterscheiden können.

Es ist nicht ganz einfach, diesen Grad von Bewusstheit zu erreichen, aber wenn es gelingt, kann das tief greifende Veränderungen bewirken, sodass sich Probleme auf näher an der Oberfläche liegenden Ebenen, zum Beispiel emotionale Konflikte, scheinbar wie von selbst lösen, also ohne dass man sich direkt mit ihnen befasst hätte.

BEWUSST WERDEN

Wir können uns dieser tiefen bewussten Wahrnehmung mit der Unterstützung durch einen Begleiter oder, wie ich hier bereits angedeutet habe, durch Selbstbeobachtung annähern. Betrachten wir die beiden Möglichkeiten noch einmal näher.

Erkundung mit einem Helfer

Ein Begleiter ist eine wunderbare Hilfe auf diesem Weg in ein tieferes Bewusstsein. Er braucht eine gute Beobachtungsgabe und sollte darin geschult sein, sich selbst offen und leer zu halten.

Da es sich um einen Weg ins Unbekannte, um eine Entdeckungsfahrt handelt, tun der Suchende und der Begleiter gut daran, ihr logisches

Denken aus dem Spiel zu lassen und sich überhaupt nicht um die Folgerichtigkeit der Dinge zu kümmern. Wir wollen ja tiefere Schichten erreichen, aber nicht schon vorwegnehmen, was wir da finden möchten. Weder der Suchende noch sein Begleiter ahnt auch nur, was sich da zeigen wird.

Das Nachfragen, für das wir in diesem Buch schon viele Beispiele gesehen haben und noch sehen werden, soll den Suchenden Schritt für Schritt in die Tiefe seiner selbst führen, und zwar an seiner persönlichen Geschichte und emotionalen Situation vorbei. Das Augenmerk sollte immer auf dem Energiemuster und den Empfindungen des Suchenden liegen. Der Begleiter achtet sehr genau auf die Handgesten seines Gegenübers. Wenn sich etwas auffallend häufig wiederholt, spiegelt er es dem Suchenden: Er macht ihm seine eigene Handgeste vor und fordert ihn auf, etwas dazu zu sagen, was aber in keiner Weise stimmig sein muss, sondern seinem Erleben dieser Handgeste entsprechen soll. Oft ist das der Anstoß, der einem Suchenden erlaubt, einen noch nie begangenen Weg nach innen einzuschlagen. Die Fälle, die wir später noch eingehend betrachten, werden Ihnen sehr deutlich zeigen, wie das abläuft.

Bei dieser Reise nach innen und zum Kern-Muster der Person wird irgendwann die Melodie des anderen Liedes hörbar werden, und das ist der Punkt, an dem wir uns auf „Unsinn" gefasst machen können. Die Worte des Suchenden ergeben hier einfach keinen nachvollziehbaren Sinn mehr. Jetzt erklingt klar und deutlich das andere Lied, dass nicht-menschliche Lied, das zusammen mit dem menschlichen Lied der Person recht dissonante Klänge ergibt. Wir sind der Kernempfindung sehr nahe gekommen, und der Begleiter hat dafür zu sorgen, dass der Suchende jetzt nicht auf näher an der Oberfläche liegende Ebenen ausweicht, auf denen es rationaler zugeht. Wunderbarerweise ist es nämlich gerade so, dass alles Ungereimte im Leben des Suchenden, alles, was „nicht ins Bild passt" und ihm Unbehagen bereitet, erst dann völlig klar und verständlich wird, wenn er den „Unsinn“ des anderen Liedes ganz an sich herangelassen hat.

Das innere Erleben des Suchenden muss immer im Brennpunkt der Aufmerksamkeit stehen. Sobald sich irgendein Zipfel der Empfindung oder des Energiemusters zeigt, bleibt man dabei und fragt weiter, bis immer mehr sichtbar wird. Nach und nach wird das gesamte Energiemuster des anderen Liedes offenkundig werden. Und wenn es soweit ist, dass das andere Lied des Suchenden ganz klar erklingt, wird alles, was er bis dahin geäußert hat, verständlich werden. Aller „Un-Sinn“ in seinem Leben reimt sich plötzlich zusammen, denn was in der Menschenwelt keinen Sinn ergibt, ist für irgendetwas in der Natur vollkommen sinn-voll. Die Melodie des anderen Liedes ist in sich selbst stimmig und schön; aber im Menschen ist es deplatziert und wird im Zusammenklang mit seinem menschlichen Lied misstönend. Es ist eindeutig ein fremdes Lied. Dieses Lied aufzufinden, das ist es, was wir hier den Prozess der Bewusstwerdung nennen. Es ist schwierig, aber auch von tiefer Heilwirkung.

Selbstbeobachtung

Sich selbst objektiv zu betrachten, ist nicht leicht. Wir setzen bei dem an, was uns gerade am meisten zu schaffen macht. Das kann irgendeine körperliche Beschwerde, ein Schmerz, ein Lähmung, ein Tumor, aber auch eine beschwerliche seelische Verfassung oder eine beunruhigende spirituelle Frage sein. Alles kann Ausgangspunkt für die tiefe Betrachtung des eigenen Ich sein.

Wir fragen uns als Erstes: „Was genau erlebe ich im Moment?“ (irgendwo im Körper oder in meiner gegenwärtigen Lebenssituation). Das betrachten wir jetzt tiefer: Wie fühlt es sich genau an, was für eine Empfindung ist damit verbunden, was für Bilder kommen, was für Bewegungen, was stellt sich an Farb- und Lauteindrücken ein? Lassen wir den denkenden Verstand hinter uns, um ohne jegliche

Einmischung einfach nur wahrzunehmen. Dabei können unangenehme, erschreckende, verstörende Empfindungen und Bilder aufsteigen, aber wir müssen trotzdem noch weiter in die Tiefe gehen. Wir nehmen die Haltung des Zeugen ein, wir beobachten einfach, ohne zu urteilen oder einzugreifen. Die Empfindung kann im ganzen Körper gespürt werden. Sie kann Erinnerungen an Erfahrungen dieser Art in den unterschiedlichsten Lebenssituationen wachrufen. Wir lernen, immer länger bei diesen Empfindungen zu bleiben, bis wir sie als etwas von unserem Ich Verschiedenes wahrnehmen, als ein Muster, das zwar in unser Ich hineinwirkt, aber nicht Teil davon ist.

Dieses Beobachten kann in Krisenzeiten besonders viel bewirken, wenn es dann auch besonders schwierig ist. Eine Krise ist ja der Augenblick, der unsere tiefen Muster wach und sehr lebendig werden lässt. Wenn es dann gelingt, zurückzutreten und die Empfindungen und das energetische Geschehen in der Tiefe einfach zu betrachten, werden wir bewusster wahrnehmen als zuvor. Nach und nach hören wir die genaue Melodie unseres inneren Liedes immer besser heraus.

Das Bewusstwerden muss nicht sofort einsetzen und ist kein einmaliges Ereignis. Es ist ein Prozess, der sich über einen mehr oder weniger großen Zeitraum hinzieht. Aber wir haben nichts weiter zu tun, als uns kontinuierlich und ohne zu urteilen in allen möglichen normalen Situationen, aber auch in schwierigen Augenblicken zu beobachten. Je bewusster wir im Laufe der Zeit werden, desto mehr befreien wir uns von unserem anderen Lied. Ich höre von Menschen, denen das gelungen ist, dass sie viel besser als früher ganz im Jetzt leben können. In der gewonnenen Freiheit neigen sie zu mehr Mitgefühl mit allen Lebewesen und interessieren sich zunehmend für spirituelle Entwicklung.

Wir gehen diesen Weg der bewussten Wahrnehmung unbeirrbar weiter, bis wir unseren innersten Wesenskern erreicht haben. Der innere Raum wird wieder ganz unser Eigen, und im gleichen Maße kehrt die Gesundheit zurück. Wir werden flexibler, wir werden fähig, im Jetzt zu leben. Das geht über Imagination (Einbildungen/Wahnideen) und Empfindung hinaus, es ist eine Erfahrung jenseits all der Erfahrungsebenen, über die wir in diesem Buch gesprochen haben. Wir erreichen die Tiefe unseres inneren Zwiespalts, nehmen ihn bewusst war und gewinnen inneren Raum zurück.

In diesem neu „geschaffenen" Raum bietet sich die Möglichkeit eines noch tieferen Bewusstseins, dem sich die vorübergehende Natur aller Phänomene einschließlich unseres Ich offenbart. So beobachte ich, dass Menschen, die durch Bewusstwerdung oder homöopathische Behandlung diesen Raum in sich auftun, anschließend spirituelle Neigungen entwickeln und ihre Vorhaben im Leben mehr auf den Nutzen anderer abstellen.

Ein alltägliches Beispiel

Einmal musste ich von meiner Praxis aus in die Innenstadt und entschloss mich, ein Taxi zu nehmen. Ich ließ also ein Taxiunternehmen anrufen und durchgeben, wann das Taxi zur Stelle sein sollte. Da zur vereinbarten Zeit kein Taxi auftauchte, riefen wir erneut an und mussten uns das Märchen auftischen lassen, jemand aus der Praxis habe angerufen und die Fahrt abgesagt. Es wurde also ein anderes Taxiunternehmen angerufen, und wir bekamen telefonisch gleich einen Preis genannt, der das Doppelte des Üblichen betrug, 800 Rupien. Anscheinend wollten sie aus unserer Zeitnot Kapital schlagen. Ich nahm die Sache lieber selbst in die Hand und ging auf die Straße, um einfach ein Taxi anzuhalten.

Ich fand auch einen bereitwilligen Taxifahrer, der jedoch ebenfalls gleich einen Preis nannte, etwas moderater, aber doch noch überhöht, 550 Rupien. Da die Zeit knapp wurde, stimmte ich zu und stieg ein. Der Fahrer, wohl um ganz sicher zu gehen, sagte noch einmal: „Ich hoffe, Sie wissen, dass ich einen Pauschalpreis nehme und nicht nach Taxameter abrechne."

Ich sagte: „Ja, das habe ich verstanden, wir haben uns ja schon auf 550 Rupien geeinigt." Doch dann fügte ich hinzu: „Aber müssten Sie nicht eigentlich das Taxameter einschalten?"

Er sagte, sein Taxi stehe in Kooperation mit einem bestimmten Hotel, und da hätten sie nun mal fixe Preise.

Das mochte ich so nicht gelten lassen und erwiderte im Brustton der Überzeugung: „Wenn Sie in dieser Stadt ein Taxi fahren, gelten für Sie dieselben Gesetze wie für alle anderen. Aber ihr macht anscheinend eure eigenen Gesetze, und da wir auf euch angewiesen sind, müssen wir uns dem fügen." Ich war direkt ein wenig aggressiv und schlug einen drohenden Tonfall an. Ich war nervös und angespannt. Er sah mich verdutzt an und ging jetzt seinerseits in Abwehrstellung.

Später dachte ich über die Sache nach, und mir wurde klar, dass ich aus einer Opferhaltung heraus gesprochen hatte. Ich nahm die ganze Situation unter dem Gesichtspunkt „Ich gegen ihn" wahr. Er übervorteilte mich, und ich konnte nichts dagegen tun. Deshalb fiel meine Reaktion aggressiv und drohend aus – es war eine Reaktion aus dem Tierreich.

Die „gesunde" Antwort hätte gelautet: „Ich habe Ihrem Preis zugestimmt", und dann hätte ich hinzufügen können, dass seine Abweichung von den Vorschriften, so verständlich sie sei, doch ein schlechtes Beispiel gebe. Ich hätte meiner Ansicht auch mit einem Vergleich und einem Appell an seine Anständigkeit Ausdruck geben können, etwa mit den Worten: „Vielleicht stehen Sie selbst einmal vor einer ähnlichen Situation. Nehmen wir an, Sie beantragen eine Lizenz, und irgendein korrupter Beamter lässt Sie dafür das Vierfache der offiziellen Gebühr blechen. Wenn wir alle in dieser Gesellschaft uns dazu durchringen würden, das zu tun, was rechtens ist, ginge es dem Land vielleicht viel besser."

So empfinde ich, wenn ich in meiner gesunden Verfassung bin. Da gibt es keine Aggressionen, nur ein ruhiges Betrachten der Situation, wie sie gerade ist, und ein Durchdenken der möglichen Lösungen. Dann ist mit solchen Gedanken kein Stress verbunden, sie sind nicht mit Problemzonen in meinem Leben und nicht mit Vergangenheit oder Zukunft verbunden. Ich betrachte einfach und reagiere auf das, was jetzt ist.

In diese gesunde Perspektive mischt sich das andere Lied ein, das wir in uns haben. Stress regt uns auf, und dann wird das andere Lied lauter in uns. Darin liegt die Chance, dass wir auf es aufmerksam werden und dann etwas tun können, um es schwächer werden zu lassen.

AUF WELCHER EBENE LIEGT GESUNDHEIT?

Gesundheit bedeutet Flexibilität – die Freiheit, gemäß der Realität des Augenblicks zu handeln. Wenn das so ist, kann ein gesunder Mensch keinen Fixierungen auf irgendeiner der sieben Erfahrungsebenen unterliegen. Er wechselt die Ebenen, wie es die Umstände jeweils gerade erfordern. Ein gesunder Mensch agiert demnach auf der Ebene der Tatsachen, wenn er seine Kontoauszüge durchgeht. Er befindet sich auf der Ebene der Gefühle, wenn er seinen Kindern liebevoll begegnet. Wenn er sich einen Film ansieht oder Verse verfasst, tut er das auf der Ebene der Einbildung oder Imagination. Vor einem Berg oder irgendwo anders in der Natur, wird die Ebene der Empfindung in ihm aktiv sein. Die Ebene der Energie erlebt er, wenn er singt oder tanzt. Und auf der Siebten Ebene befindet er sich während der Meditation. Er lebt im Augenblick und immer auf der Ebene, die dem Augenblick entspricht. Gesundheit ist die Freiheit, im Jetzt zu sein.

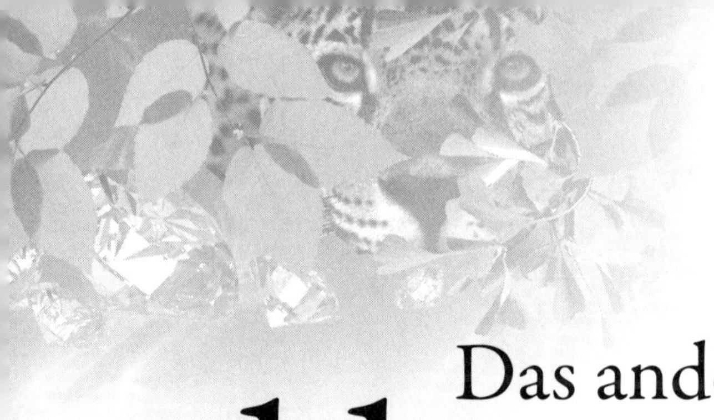

11 Das andere Lied und die Homöopathie

Auch wenn das Konzept einfach ist, als Begleiter zusammen mit einem anderen Menschen in diese Erfahrung hineinzugehen und das andere Lied in ihm zu finden, verlangt großes Können. Und diese Fertigkeit braucht wie jede andere eine sichere Grundlage, Anleitung und viel Praxis. Viel Detailarbeit ist nötig, bis man sagen kann, dass man diese Kunst beherrscht.

Was leistet uns nun dieses Wissen, dass es ein anderes Lied gibt, und wir es finden müssen? Ich habe dieses Buch geschrieben, um eine allgemeinverständliche Einführung in diese Thematik zu geben. Wenn wir sie grundsätzlich verstanden haben, werden sich viele Anwendungsformen finden.

In der homöopathischen Praxis wird dieser Ansatz bereits genutzt, und wie sich zeigt, ist das Auffinden des anderen Liedes hier eine unschätzbare Hilfe. Wie ich im Kapitel „Ursprünge" dargestellt habe, werden homöopathische Heilmittel aus allen drei Naturreichen gewonnen – Tierreich, Pflanzenreich und Mineralreich. In der bisherigen homöopathischen Praxis wurde die für einen Patienten geeignete Arznei durch Abgleich seiner Symptome mit den durch homöopathische Prüfung festgestellten Wirkungen von Substanzen ermittelt.

Mit dem Gedanken des anderen Liedes wird nun ein viel direkterer Abgleich möglich. Wenn wir über die Symptome und den Geistes- und Gemütszustand eines Menschen hinaus in die Tiefe fragen, wird ein anderes Lied in ihm hörbar, und es ist das Lied der Quelle oder Substanz, die ihm helfen wird.

Das führt zu einer weitaus höheren Treffsicherheit bei der Mittelwahl als bisher. Der Ansatz und die Technik werden inzwischen von immer mehr Homöopathen überall auf der Welt gelehrt und angewendet.

Die Verschreibung eines homöopathischen Mittels – das ja aus derjenigen Ursprungssubstanz in der Natur angefertigt wird, der das andere Lied entspringt – besitzt eindeutige Vorteile. Einer dieser Vorteile liegt in der subtilen Wirkung dieser Mittel. Zweitens kann eine homöopathische Arznei nach Bedarf und in der richtigen Wirksamkeitsstufe oder „Potenz" (die sich nach der Haupt-Erfahrungsebene des Patienten richtet) wiederholt werden. Drittens ist es nicht erforderlich, dass der Patient bereits im Anamnesegespräch eine bestimmte Bewusstseinsstufe erreicht: Das Mittel wird diese Tiefe der bewussten Wahrnehmung auf unbewusstem Wege herstellen. Im Übrigen verfügt ein Homöopath ohnehin schon über einen gewaltigen Fundus an Symptomen und Heilwirkungen, die im Laufe der Zeit für jedes homöopathische Mittel zusammengetragen wurden, und dieses Datenmaterial kann ihm bei der Auswahl beziehungsweise Bestätigung des geeigneten Mittels in einem bestimmten Fall helfen. Deshalb lässt sich Homöopathie auch bei kleinen Kindern oder in Fällen von Geisteskrankheit anwenden – überall da, wo der Patient nicht in der Lage ist, zusammen mit seinem Homöopathen oder Begleiter den beschriebenen gemeinsamen Weg der Bewusstwerdung zu gehen.

Das macht die Homöopathie zu einer hochwirksamen Methode, die den Menschen nicht nur bei körperlichen Beschwerden und

Krankheiten hilft, sondern generell segensreich auf ihre geistige Verfassung wirkt. In der Homöopathie wird der Mensch in seiner Ganzheit behandelt, nicht zuletzt deshalb, weil alle seine Symptome und Beschwerden als Ausdruck des anderen Liedes in ihm gesehen werden.

Die folgenden Falldarstellungen stammen alle aus der homöopathischen Praxis. Es handelt sich um Fälle, in denen dem Patienten mit dem passenden homöopathischen Mittel (aber auch durch zunehmende Bewusstheit im Verlauf der Fallaufnahme) geholfen werden konnte.

Ich möchte meine Leser hier noch einmal ausdrücklich davor warnen, sich selbst oder anderen nur aufgrund der Lektüre dieses Buchs (oder ähnlicher Bücher) ein homöopathisches Mittel zu „verordnen". Dazu bedarf es einer gründlichen homöopathischen Ausbildung und ausgiebiger Praxiserfahrung unter kundiger Führung. Solch eine Ausbildung, die etliche Jahre in Anspruch nimmt und engagierte, systematische Lernbereitschaft voraussetzt, wird von qualifizierten Lehreinrichtungen angeboten und kann nicht ohne praktische klinische Arbeit unter kundiger Anleitung als abgeschlossen gelten. Kenntnis der in diesem Buch dargelegten Gedanken über das andere Lied runden ein formales Studium ab, können es aber nicht ersetzen.

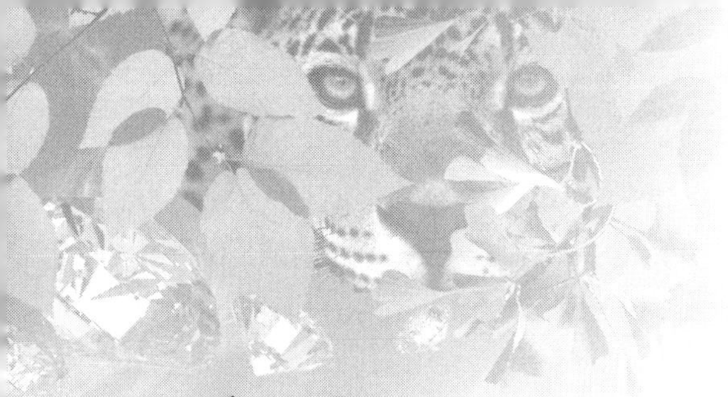

12 Fallstudien

EINE EINFÜHRUNG IN DEN ABLAUF DER BEFRAGUNG

Zu Beginn einer Fallaufnahme können wir unsere Patienten mit ein paar einleitenden Worten auf das einstimmen, was sie erwartet. Erfahrungsgemäß läuft der Prozess des gemeinsamen Forschens dann glatter und müheloser:

„Wir werden uns jetzt zusammen auf den Weg machen, um herauszufinden, was Sie ganz in der Tiefe ausmacht und woher Ihr Stress kommt. Das soll keine intellektuelle Übung werden, sondern einfach Ihr tiefes inneres Erleben aufdecken. Zu diesem Zweck werde ich Ihnen Fragen stellen.

Es kann vorkommen, dass ich die gleiche Frage wiederholt stelle, vor allem wenn es um etwas geht, was Sie fühlen und erleben. Da werde ich wahrscheinlich mehrmals nachfragen, was aber nicht heißen soll, dass Sie sich unklar ausdrücken, oder ich Sie nicht verstehe. Es bedeutet einfach, dass wir nach unserer Erfahrung durch dieses Nachfragen immer weiter in die Tiefe kommen. Wenn ich also eine Frage wiederhole, dann versuchen Sie einfach, Ihre Antwort in andere Worte zu kleiden oder weitere Einzelheiten hinzuzufügen – einfach weiter. Das hier ist keine Prüfung, und richtige oder falsche Antworten gibt es hier nicht. Wir möchten einfach nur herausfinden, was Sie erleben."

Für alle drei Falldarstellungen, die jetzt anschließen, gilt folgende Schreibkonvention:

R = Dr. Rajan Sankaran, P = Patient

Kommentare des Autors sind durch *Kursivsatz* hervorgehoben.

Fallbeispiel I

Eine sechsunddreißigjährige Frau kommt mit Urtikaria (Nesselsucht) zu mir.

R: Was führt Sie zu mir?

P: Das hier (zeigt ihren Hautausschlag). Ich hab richtig genug davon. Ich habe alles versucht, und nichts wirkt. Es kommt um drei Uhr früh, vier Uhr früh. Bis zum Abend ist alles gut. Wenn es kommt, bin ich außer mir, ich bin richtig frustriert, ich werde wütend. Ich fauche meinen Mann an. Ich werde ausfallend. Ich ziehe über seine Eltern her. Dieser Nesselausschlag ist eine harte Lektion für mich.

Was wir bisher haben:

- *Ebene 1 (Name):*

  Nesselsucht.

- *Ebene 2 (Tatsache):*

  Schlimmer 3 Uhr, 4 Uhr in der Nacht.

- *Ebene 3 (Gefühl):*

  Richtig frustriert, wütend, ausfallend.

- *Ebene 4 (Wahnidee):*

  Es ist eine harte Lektion.

- *Ebene 5 (Empfindung):*

  Anfauchen. Gegen.

Sie sieht ihre Nesselsucht als „harte Prüfung", eine auffallende Formulierung. „Anfauchen" und „gegen" sind Wörter mit nicht spezifisch menschlicher Bedeutung, sie stehen für die Empfindung.

R: Sie haben den Nesselausschlag als harte Lektion für sich bezeichnet. Was ist eine harte Lektion?

P: Es kommt, wann es gerade Lust hat. Es fragt überhaupt nicht, ob es mir passt.

Sie personifiziert die Urtikaria. Sie nimmt den Ausschlag als ein ganz bestimmtes „Es" wahr, das von außen kommt und sie plagt. Er ist gegen sie.

P: Und es kommt wie ein Faustschlag. (Hg: Schlägt mit der Faust kräftig in die andere Hand) Es brennt. Es zwingt mich, es zu beachten. Es sagt mir: „Steh auf! Beachte mich! Beweg dich! Unternimm was!"

Sie spürt zwar auch ein Brennen, aber die Hauptempfindung bei ihrer Nesselsucht ist der Faustschlag, den sie mit einer energiereichen Geste vorführt. Das Naturreich zeichnet sich also schon sehr früh ab. Die Urtikaria ist eine eigene Wesenheit, die ihr Schläge versetzt und ihr befiehlt, aufzustehen und sie zu beachten. Sie selbst wendet sich gegen ihre Schwiegereltern und faucht ihren Mann an. Wir haben es mit einem Lied aus dem Tierreich zu tun – du oder ich, kämpfen, fauchen, schlagen.

P: Krebs ist wenigstens leise und untergründig. Das hier springt einem direkt ins Gesicht.

> *Jedes Wort, jede Geste der Patientin singt das andere Lied der Quelle. In diesem Fall muss die Quelle (also das in der Natur, dem das andere Lied entspringt) etwas sein, was nicht verborgen ist, da es einem „direkt ins Gesicht springt". Wir wissen in diesem Stadium natürlich noch nicht, wovon sie spricht, aber wir halten fest „nicht verborgen; direkt ins Gesicht".*

P: In den letzten drei Jahren hat es eine Krise nach der anderen gegeben. (Wiederholt die Geste des Faustschlags in die andere Hand.)

> *Es fällt auf, dass ihre Geste keine Verbindung zu dem erkennen lässt, was sie sagt. Wir können aber davon ausgehen, dass die Handgeste die Wahrheit sagt. Wir müssen den Fall jetzt bis in eine Tiefe führen, in der die Geste und die Empfindung dasselbe sagen.*

P: Mein Schwiegervater ist wirklich eine harte Nuss. Er macht mir das Leben unnötig schwer. (Geste, als ginge etwas hin und her.) Er hält mir Sachen vor, die gar nicht passiert sind.

> *Bei ihr gibt es nichts Verstecktes. Sie sagt genau das, was sie fühlt.*

P: Die Leute sehen mich als sehr stark.

> *Das dürfte der Punkt sein: Wer ist stark, wer ist schwach?*

P: Und da sie mich als stark sehen... er faucht nicht mich an, sondern meine achtjährige Tochter.

> *Wer schwach ist, wird angefaucht.*

P: Ich habe meinen Mann gesagt, dass ich nicht mit seinen Eltern leben kann. Ich will frei leben. Er muss sich für sie oder für mich entscheiden.

> ***Sie gegen mich. Wer wird überleben? Nur einer von uns kann überleben.***

P: Ich sage: „Zum Donnerwetter, wenn dein Vater verdienen kann, dann kannst du es auch. Weshalb müssen wir uns das antun, mit ihm unter einem Dach zu leben?"

> *Inwiefern ist er besser als wir? Das ist die Frage. Er gegen mich.*

> ***Sie sagt also eine Menge, und wir notieren das alles und machen unsere Beobachtungen. Aber wir müssen doch auf ihre Urtikaria zurückkommen, weil das ihre Hauptbeschwerde ist, in der ihre energetische Störung sehr lebhaft auf der körperlichen Ebene zum Ausdruck kommt. Solange wir uns an die Hauptbeschwerde halten, sind wir da, wo die Energie ist, wo das andere Lied besonders deutlich zu hören ist. Genauer gesagt, liegt die Energie in diesem „Faustschlag", und von dort aus werden wir zur Empfindung gelangen. Also haken wir da ein.***

R: Sie haben gesagt: „Es kommt wie ein Faustschlag." Was meinen Sie damit?

> ***Wir müssen wissen, was dieses Wort für sie bedeutet. Für sich genommen, sagt es noch nichts, außer, dass es etwas mit „ich gegen sie" und folglich mit dem tierischen Lied zu tun hat. Es lässt auch an andere Dinge denken, die sie bereits angesprochen hat: plötzlich und heftig; kommt zu jeder Zeit; anfauchen – lauter Anzeichen von etwas Gewalttätigem.***

P: „Wie ein Faustschlag" heißt, dass ich um drei Uhr in der Nacht selig schlafe, und dann kommt es plötzlich und fängt an, wie rasend zu jucken. Ich wecke niemanden auf. Ich muss mich irgendwie selbst wieder fangen. Ich habe den falschen Lippenstift benutzt, und das ganze Gesicht explodiert. Das ist so stark. Ich bin so vielen Einschränkungen unterworfen.

> ***Einschränkung*** *ist wichtig. Es ist das Gegenteil von „muss hier raus", wie sie mit sehr viel Energie gesagt hatte. Darin zeigt sich (wie wir später noch feststellen werden) die Tiefe und das Ausmaß ihrer Verzweiflung. So nimmt sie ihre Situation wahr: Sie ist eingeschränkt und muss zusehen, wie sie herauskommt.*
>
> *Opfer/Aggressor ist die tiefste Empfindung, aus der alles gewaltsam Klingende wie Faustschlag, anfauchen, explodieren hervorgeht. Sie nimmt ihren Schwiegervater als Aggressor wahr und reagiert entsprechend. Das ist ihre Realitätserfahrung. Welches Ausmaß und welche Tiefe hat die Empfindung Opfer/Aggressor bei Ihr? Das gleiche Ausmaß, in dem sie sich eingeschränkt sieht und dringend aus dieser Lage heraus muss. Ihr Bewältigungsmechanismus ist der des klaustrophobischen Typs.*
>
> *(Anmerkung: Die Empfindung wird fast immer von einer Handgeste begleitet sein, der Bewältigungsmechanismus ist es fast nie.)*

R: Wenn Sie „Faustschlag" sagen, was meinen Sie damit?

> *Sie zieht sich auf die äußere Geschichte zurück, auf die Situation, in der sie die Empfindung hat. Unsere Aufgabe ist es, sie dahin zurückzubringen, wo die Energie ist, bis sie uns von da aus zur nächsten Ebene führt.*

P: Es kommt sehr plötzlich. Ich muss aufstehen, ich muss es beachten. Ich bin dann innerlich sehr schwach. Ich fühle mich durchgeschüttelt.

> ***Der Faustschlag schüttelt sie durch. „Durchschütteln" ist nicht spezifisch menschlich. Es steht in keinem erkennbaren Zusammenhang und besitzt Energie. Es kommt demnach direkt aus der Empfindung, aus der Quelle. Ein Schlag, der einen durchschüttelt.***

R: Durchgeschüttelt heißt was?

P: Ich frage mich dann alles Mögliche. Was habe ich gemacht. Ich bin erschüttert. Gefühle kommen.

> ***Gefühle sind an dieser Stelle ein Rückschritt, also setzen wir jetzt wieder bei den Handgesten an und fragen danach.***

R: Sie haben da etwas mit den Händen gezeigt.

P: (Zeigt den Faustschlag der einen Hand in die andere.) So kommt das. Jucken und Brennen. Es sagt: „Sieh zu, dass du da rauskommst, beweg dich! Du sollst hier nicht bloß existieren, fang an zu leben!" Niemand lebt so lange mit seinen Schwiegereltern und lässt sich das alles gefallen. Meine Allergie ist sehr böse auf mich.

> ***Wieder personifiziert sie ein Symptom, diesmal die Allergie. Als wäre „meine Allergie" ein Widersacher, jemand anderes als sie.***

P: Ich habe eine Menge Wut in mir. Die will nicht nur Sachen werfen, sondern zuschlagen. Am liebsten würde ich meine Schwiegereltern packen und durchschütteln, aber das kann ich nicht.

Genau das, was ihr aus ihrer Sicht angetan wird, möchte sie (gemäß unserem ersten Postulat) selbst mit anderen machen, besonders mit den Schwiegereltern. Sie möchte kaputtmachen, schlagen, durchschütteln.

P: Mir ist nicht danach, auf Kissen einzuschlagen, ich würde gern richtig etwas in Stücke hauen, den Fernseher zum Beispiel. Ich hasse laute Geräusche, und mein Schwiegervater hat den Fernseher immer so laut an. Ich fühle mich in meinem Zimmer wie in der Falle.

Den Fernseher zerschmettern, das würde ihr sehr liegen. Wir müssen verstehen, was der Fernseher für sie bedeutet. Alles, was sie sagt, ist wichtig. Der Fernseher ist für sie eine „Falle". Und „Falle" sagt, wie tief ihre Not angesichts dieser Empfindung von Opfer/Aggressor ist.

R: Was meinen Sie mit „in meinem Zimmer wie in der Falle"?

P: Ich fühle mich da wie eingesperrt. Der Salon ist das Revier meines Schwiegervaters.

Er hat sein Revier, und sie sitzt dadurch in der Falle. Wir sind im Tierreich. Was ist der Knackpunkt in ihrem Leben? Unter der Herrschaft ihres Schwiegervaters zu leben. Wie schlimm empfindet sie das? „Er hält mich gefangen, er schränkt mich ein, ich muss hier raus."

P: Der Salon ist seine Privathöhle. Meine Kinder haben nicht die Freiheit, einfach herumzulaufen. Der Fernseher ist sein Privatbesitz.

Es ist sein Revier. Der Schwiegervater ist für sie das größte Problem. Das Verhältnis zwischen „Ihm und Mir" bildet ihre

Kernempfindung und die Energie in ihrem Leben ab. Es ist ihr Wahn, ihr Albtraum, das Schlimmste überhaupt. Jetzt können wir direkt in diese Situation einsteigen. Wir kennen die Energie, wir kennen das Naturreich, wir kennen die Situation. Jetzt geht es darum, diese Situation ganz direkt wahrzunehmen.

R: Wo liegt das Problem mit ihm?

P: Er ist so furchtbar dominant.

Es ist niemand außer Ihnen da. Nach unserem dritten Postulat beschreiben Sie mit allem, was Sie über irgendwen oder irgendeine Situation sagen, immer nur Ihre eigene Empfindlichkeit, Ihre eigene innere Verfassung.

P: Wenn man auch nur etwas erklärt, heißt es gleich, man gibt Widerworte. Ich bin selbstbewusst, das empfindet er als Bedrohung. Alle anderen kriechen ihm in den Hintern.

Selbstbewusstsein. Bei einem Mineral würden wir hier erwarten: „Ich bin nicht selbstbewusst, ich komme damit nicht zurecht." Das mineralische Gefühl handelt immer von mangelnden Fähigkeiten, von Funktionsschwäche. Für sie liegt das Problem ganz anders: „Ich bin selbstbewusst, das empfindet er als Bedrohung." Selbstbewusstsein bringt in diesem Fall Vergleiche, Konkurrenz, Rivalität ins Spiel.

So erzählte sie unter anderem, dass ihr Schwiegervater es gar nicht mag, wenn sein eigener Sohn ihn irgendwo übertrifft. Außerdem bringt er falsche Anschuldigungen gegen sie vor und sagt: „Weißt du überhaupt, was die mit mir gemacht hat?"

Herrschaft, das ist das große Thema in ihrem Leben. Ihr Schwiegervater möchte der Herrscher sein, er lässt sie nicht auf sein Hoheitsgebiet. So sieht sie sich in ihrem Zimmer in der Falle sitzen. Er lässt sie nicht einmal antworten. Sie darf seine Autorität nicht infrage stellen.

Er ist der Boss. Sie muss sich seinen Wünschen fügen, sonst zieht er über sie her und drängt sie in die Opferrolle. Aber sie ist stark und gibt ihm alles zurück, deshalb sucht er sich jetzt ihre Tochter, die schwach ist, als Opfer aus.

Sie erlebt also ihre äußere Lage ganz ähnlich wie ihre Nesselsucht: ein Faustschlag, plötzlich, gewalttätig. Sie faucht ihren Mann an. Ihr Gesicht „explodiert". Sie nimmt kein Blatt vor den Mund. Sie versteckt nichts und denkt gar nicht daran, sich zurückzuhalten. Alles dringt bei ihr sofort nach außen – wie ihre Urtikaria.

> *Die Quelle muss deshalb dieses Plötzliche, Heftige und Offene und alles andere haben, was wir bisher gesehen haben.*

Da wir nun die Grundempfindung in ihrer Hauptbeschwerde und in ihrer Lebenssituation kennen, wenden wir uns den Träumen zu. Sie erzählt:

P: Mein ganzer Körper bebt. Ich denke an Pflanzen, an Blumen, an eine wunderschöne Umgebung, ein Haus am Meer, kein Lärm, Frieden. Dann vibriert es plötzlich am ganzen Körper. So viel Liebe strömt aus mir heraus. Schlangenträume; im Tempel. Kurz vor dem Höhepunkt des Traums wird jemand geschlagen.

Geschlagen erinnert an Faustschlag.

P: Ich habe Angst vor Männern. In einem Traum sind Männer hinter mir her, und ich verstecke mich.

> *Mit den Träumen sind wir auf der Ebene der Einbildungen und Wahnideen, und als bedeutende Themen finden wir: verfolgt und auf der Flucht, Angst, Schlangen, schöne Umgebung. Wir gehen weiter, um zur Empfindung und schließlich zur Quelle ihres anderen Liedes zu kommen.*

R: Wie reagieren Sie auf Tiere?

P: Ich habe Angst vor ihnen, vor allem vor streunenden Hunden. Mückenstiche vertrage ich überhaupt nicht. Vor Insekten graust mir. Das Haus ist voller Kakerlaken.

R: Wie ist das mit den Insekten?

P: Ich habe Angst vor ihnen, vor allem vor Bienen.

> *Jetzt fügt sich alles zusammen. Sie nennt uns sogar die Quelle selbst: Ein Bienenstich kommt als plötzlicher brennender Schmerz, dann folgen Schwellung, Hitze, Röte. Die Wirkung ist plötzlich, und alle Symptome entwickeln sich sehr schnell. Unter den Bienen im Stock kann es recht wütend und eifersüchtig zugehen. Und jetzt wird uns klar, wie alles, was sie sagt, mit dieser Quelle zusammenhängt. Nichts ist verborgen, alles liegt offen zutage. Es ist wie ein Faustschlag: „Es sagt mir steh auf, beweg dich."*

R: Sagen Sie etwas über Bienen.

P: Ich habe Angst, gestochen zu werden. Wenn eine Biene mich sticht, hat das verheerende Folgen für mich. Die Honigbiene, die Bienenkönigin, ja, die. Die sind gefährlich.

R: Wenn Sie Ihren Mann anfauchen, was machen Sie dann?

P: Ich werde ziemlich laut, was für einen Sinn hätte es sonst? Ich bin sehr hitzig. Ich bin hier in ein sehr eingeschränktes Umfeld gesteckt worden und muss mich wie eine Sklavin halten lassen – ich hasse mich. Wenn sonst kein Personal im Haus ist, bin ich es, die wirklich jede Rolle ausfüllen muss. Und ich lasse mir nicht wirklich die Wahl, ich diene.

> *Dem Boss untertan. Wie die Arbeiterbienen, die für die Königin rackern müssen.*

Als Kind galt sie als wild, sie rannte ständig herum und trat recht dominant auf. Sie liebt farbenprächtige, duftende Blumen. „Blumen, die nicht duften, mag ich nicht. Rosen, Jasmin – herrlich!“

Sie schreibt an einem Drehbuch. Sie bekam einmal mit, wie ihr Mann mit Freunden nach einem Film darüber diskutierte, dass man doch eigentlich mal nach Goa fahren und die Frauen am Strand in Augenschein nehmen sollte. Das, fand sie, hätten sie als junge Männer tun sollen, nicht, wenn sie Frau und Kinder hatten. In ihrem Drehbuch sollen Frauen vorkommen, die es den Männern gründlich heimzahlen. Sie fahren nämlich nach Goa, um es dort, als süße Rache an ihren Ehemännern, mit einfach jedem zu treiben.

Themen: Sexualität, Untreue, Mangel an Moral, Eifersucht, Rache. „Was du mir antust, bekommst du doppelt und dreifach von mir zurück.“ Eine Art Wettkampf auch hier: „Was du kannst, kann ich schon lange.“

Sie sagt: „Ich rede von Rache, aber tun könnte ich es nicht.“ Aber sie fügt hinzu: Sollte sich ihr Mann je einen Seitensprung erlauben, würde sie zuerst seine Freundin und dann ihn erschießen.

Fallanalyse nach Ebenen

■ *Ebene 1: Name*

- Urtikaria

■ *Ebene 2: Tatsache*

- Schlimmer drei und vier Uhr nachts.
- Möchte, dass ihr jemand „auf den Kopf schlägt, je fester, desto besser“.

■ *Ebene 3: Gefühl*

- Sehr frustriert.
- Wütend und ausfällig.

- Eifersucht.
- Rache.
- Sexualität.
- Untreue.
- „Bin ich nicht gut genug, dass du Abenteuer brauchst?“

■ *Ebene 4: Einbildung/Wahnidee*

- Es ist eine harte Lektion.
- In der Falle, eingeschränkt, keine Freiheit.

■ *Ebene 5: Empfindung*

- Anfauchen.
- Kommt wie ein Faustschlag (Handgeste).
- Explodieren.
- Durchschütteln.
- Offenheit.
- Direkt ins Gesicht.
- Honigbiene.

■ *Ebene 6: Energie*

- Plötzlich.
- Heftig, gewalttätig.

Erklärung des Falls

■ Aus dem Leben der Bienenkönigin

Die Zeit des Schwärmens liegt im späten Frühjahr oder im Frühsommer, wenn im Stock eine neue Bienenkönigin schlüpft. Genetisch unterscheidet sich eine Königin nicht von den anderen Bienen im Stock. Ihre Königswürde ist vielmehr eine Frage der Ernährung, sie bekommen nämlich Gelee Royale, das von den für die Aufzucht des Nachwuchses zuständigen Arbeitsbienen während des Larvenstadiums abgesondert wird. Die Larven, denen diese Kost vorenthalten bleibt, entwickeln sich zu ganz normalen Arbeitsbienen.

Unmittelbar vor der „Geburt" der neuen Königin breitet sich Unruhe im Bienenstock aus. Daraufhin scharen sich etliche der älteren Drohnen und Arbeiterinnen um die bisherige Königin und verlassen den Stock, bevor die neue Königin schlüpft. Sobald sie geschlüpft ist, versetzt sie erst einmal allen anderen mit Gelee Royal ernährten Larven in den „Königinnenzellen" den Todesstich, da sie sich sonst zu Rivalinnen entwickeln würden. Und hat die bisherige Königin den Stock nicht verlassen (weil sie zu alt geworden ist, um noch genügend Eier zur Aufrechterhaltung der Population eines Stocks legen zu können), erhält sie ebenfalls den Todesstich der jungen Königin. Danach erst ist die neue Königin als Herrscherin des Bienenstaates etabliert.

■ Das Bienenlied

In jedem Patienten ist ein menschliches Lied und ein nichtmenschliches Lied, und sie erklingen zusammen. Wir müssen unser Ohr schulen, damit es das nichtmenschliche Lied erkennt. In diesem Fall war es das Lied der Bienenkönigin, das im Verlauf des Gesprächs immer deutlicher in den Vordergrund trat.

Mit dieser Veranlagung war es eigentlich klar, dass der Schwiegervater sich in seinem Revier bedroht fühlen musste, als sie ins Haus kam. Sie war jung, sie war selbstbewusst. Ihr nichtmenschliches Lied singt deutlich von Gegnerschaft – Ich gegen Dich und in diesem Fall gegen den Schwiegervater. Sie nimmt ihn als Aggressor und sich selbst als Opfer wahr. Sie kann nicht auf sein Hoheitsgebiet, er ist der Herrscher, sie die Sklavin, die Dienende. Er hat ihr einen umgrenzten Bereich zugewiesen, und sie reagiert deutlich klaustrophobisch und mit dem Gefühl „Ich muss hier raus."

Über untreue Ehemänner denkt sie: „Was die können, kann ich schon lange.“ Es bereitet ihr sichtliches Vergnügen, diese Worte auszusprechen. Aber sie hat hohe moralische Normen und ist ihrem Mann treu. Von sich aus käme sie nie auf die Idee, so etwas zu tun.

Um überleben zu können, muss ein Insekt sehr aktiv sein, auch im sexuellen Sinne, und es muss im Gefahrenfall blitzschnell und vehement angreifen können. Da ein Insektenleben kurz ist und man immer für Nachkommen sorgen muss, sind Insekten sexuell sehr aktiv. Diese Art Sexualität beschäftigt sie zumindest, wenn sie an Ehemänner denkt, denen vorschwebt, am Strand von Goa die Frauen zu beäugen. One-Night Stands. Irgendwer, den man an Land ziehen kann, ganz egal. Wenn nicht hier, dann eben da. Es spielt keine Rolle.

Die Aktivität von Insekten hat etwas Schnelles, Hastiges. Der Tod kommt in der Regel plötzlich. Ein Insekt neigt in der Gefahr zu jäher Gewalt, aber es stirbt auch selbst einen jähen Tod. Die Patientin sprach vom Erschießen – schneller Tod. Da ist nichts Grausames, nichts Anschleichendes, nichts Hinterlistiges. Du schnappst dir ein Schießeisen und drückst ab, fertig. Nichts von einer Schlange, wo es Pläne und Ränke geben würde. Hier besteht kein Plan. Nichts Kompliziertes, alles ganz offen und einfach.

Und so hören wir Phrase für Phrase, Note für Note ihr nichtmenschliches Lied. Das andere Lied, das in ihr klingt, ist das der Bienenkönigin. Sie lebt dieses Lied, dessen Melodie in allen Einzelheiten ihres Lebens anklingt – und sich zuletzt als Urtikaria auch körperlich äußert.

Postskriptum

Sie bekam die Honigbiene in sehr hoher Verdünnung (Potenz) in Gestalt des homöopathischen Mittels *Apis mellifica*. Ihre Nesselsucht besserte sich ganz erheblich. Und ihre Lebenshaltung änderte sich. Sie war mehr mit allem in Frieden und dankbar für alles. Gegenüber ihrem Schwiegervater wurde sie viel gelassener, sogar fürsorglich.

Fallbeispiel II

Fünfundzwanzigjährige Frau mit schwerer Depression

R: Was führt Sie zu mir?

P: (Es dauert einige Zeit, bis sie zu sprechen beginnt.) Ich bin ein anderer Mensch geworden. In der Zeit meiner Eheschließung hatte ich seelische Probleme (weint). Ich bin daran richtig zerbrochen. Eltern, überhaupt Ältere, die Religion, die Gesellschaft – ich bin für alles die Zielscheibe.

Achten wir auf die Gefühle: richtig zerbrochen, für alles die Zielscheibe. Das zeigt ihre innere Not an, und wir müssen es wirklich vermerken. Denken wir aber auch daran, dass ihre Hauptbeschwerde psychischer und nicht physischer Art ist, und sie folglich eher Gefühle als Empfindungen beschreiben wird. Gefühle haben sehr viel mit dem bestimmten Menschen zu tun und können irreführend sein. Deshalb müssen wir besonders zu Beginn der Fallaufnahme ganz offen sein und dürfen keine vorschnellen Schlüsse ziehen. Wenn man sich zum Beispiel als „Zielscheibe" fühlt, kann das auf ein tierisches Lied hindeuten, aber warten wir lieber, bis erkennbar wird, welches Naturreich in ihrer durchgängigen tiefen Empfindung anklingt. Irrwege lassen sich vermeiden, wenn wir erkennen, dass es sich hier um Gefühle und nicht bereits um Empfindungen handelt. Wir befinden uns also noch auf der Ebene der Gefühle (Ebene 3), und die Worte und Gefühle, von denen wir annehmen dürfen, dass sie uns weiterbringen, sind solche, die immer wieder vorkommen und aus dem Zusammenhang dessen, was die Patientin berichtet, irgendwie herausfallen. Wenn die Worte ein Bild malen – etwa wenn sie sagen würde, dass sie sich „zerbrochen" fühlt wie eine in tausend Scherben zersplitterte

Glasscheibe –, würde „zerbrochen" sehr viel lebendiger und greifbarer werden, und dann dürften wir vermuten, dass „zerbrochen" ihre tiefe Empfindung sein könnte. Ohne diese Bildhaftigkeit kann „zerbrochen" ein mehr zufällig verwendeter Ausdruck sein.

Energiereiche Worte bilden in dem, was ein Mensch sagt, ein Muster und sind nicht spezifisch menschlich. Es sind Ausdrücke von universaler Natur, und auf solche Ausdrücke können wir bauen. Wenn wir also nachfragen, was „zerbrochen" für sie heißt, und sie sagt dann, sie fühle sich wie in Stücke gerissen, dürfen wir annehmen, dass „zerbrochen" wirklich etwas sehr Tiefes ist. Wir haben bei einem Wort nachgefragt, das für eine Empfindung stehen könnte, und sie benutzt jetzt einen ähnlichen Ausdruck, der dieselbe Empfindung beinhaltet und noch ein wenig klarer macht. Folgt auf unsere Nachfrage jedoch nichts, was weiter in diese Richtung führt, so ist daraus zu schließen, dass dieses Wort wahrscheinlich ohne tiefere Bedeutung ist. Sie könnte also auf unsere Frage nach „zerbrochen" sagen, sie fühle sich vollkommen allein, und wir wüssten dann, dass „zerbrochen" lediglich ein Gefühl bezeichnet und zu einem weiteren Gefühl führen wird. Wir können dieses Wort demnach nicht als soliden Ausgangspunkt betrachten, von dem aus wir den nächsten Schritt auf eine tiefere Ebene als die der Gefühle tun können. Bleiben wir trotzdem dabei, kann es sein, dass wir uns im Irrgarten der Gefühle verlaufen. Besser wir achten auf Synonyme und Antonyme bereits verwendeter Wörter und beobachten, ob Handgesten damit verbunden sind, vor allem solche, die nicht mit den Worten übereinzustimmen scheinen. (Solche scheinbar nicht zu den Worten passenden Handgesten verdienen immer besondere

Beachtung, und wir müssen die Person irgendwann fragen, was diese Geste spontan in ihr hervorruft.)

Wir notieren also „zerbrochen" und „Zielscheibe sein", aber wir ziehen daraus jetzt noch keine Schlüsse. Sicher können wir erst auf der Ebene der Empfindung sein, Ebene 5. Zur Zeit befinden wir uns aber noch auf Ebene 3, der Ebene der individuellen Gefühle. Auf dieser Ebene haben wir nichts weiter als Hinweise auf mögliche Richtungen, vielleicht hören wir ganz vage so etwas wie eine Melodie anklingen. Wenn wir jetzt schon zu Schlüssen kommen, werden wir die Melodie falsch auffassen und das andere Lied gar nicht zu hören bekommen. Wir halten also einfach fest, was sie sagt, und warten ab, bis sie uns mehr zeigt.

Sie erzählte dann von ihrem Mangel an Selbstvertrauen, der ihr bei ihrem Job in einer Bank zu schaffen machte. Sie sagte, sie hätte diese Stelle gern behalten, wenn man sie nach der Eheschließung nur gelassen hätte.

Und so berichtet sie eine ganze Reihe weiterer Ereignisse, die wir einfach als ihre „äußere Geschichte" ansehen sollten. Wir sind an der „Geschichte in der Geschichte" interessiert, an ihrer „inneren Geschichte", dem anderen Lied, das eine tiefe Dissonanz in ihr erzeugt. Natürlich ist auch die äußere Geschichte wichtig als der Rahmen ihres Lebens und Erlebens. Aber die Ereignisse dieses äußeren Lebens sind einfach Tatsachen, eine Art Hintergrund oder Bühnenbild für ihre innere Geschichte. Wir möchten wissen, wie sie diese innere Geschichte erlebt, wie sie das Leben auf ihre ganz eigene Weise wahrnimmt. Wir hören zu, wir halten die Fakten fest, und wenn ein Gefühl oder sonst etwas für die Person Eigen-

tümliches kommt, verzeichnen wir das ebenfalls. Worten, die den oben genannten Kriterien genügen, messen wir mehr Gewicht bei.

P: Nach der Trauung wurde die Aussteuer eingefordert (weint). Das war ein schwerer Schock für mich.

„Schock" und „zerbrochen" könnten einen an die Sensibilität des Pflanzenreichs denken lassen, aber sie ist immer noch auf der Gefühlsebene und noch nicht auf der Empfindungsebene. Es hat keinen Sinn, oberhalb der Empfindungsebene (Ebene 5) auf das Naturreich schließen zu wollen.

P: Ich wusste überhaupt nicht mehr, was los war. War das eine Hochzeit? Was ging da vor?

Es ist, als hätte sie während der Eheschließung nicht mitbekommen, was eigentlich vorging.

Nach der Hochzeit hatte sie Bauchschmerzen, und man fand bei ihr einen Gallenstein. Vor der Eheschließung hatte sie nichts davon gewusst, aber jetzt warfen die Schwiegereltern ihr vor, sie habe ihren Zustand verheimlicht. Die Schwiegereltern informierten auch alle anderen Verwandten darüber, und ihr Mann sagte zu ihr, sie solle lieber gehen, wenn sie mit seinen Eltern nicht leben könne.

Während ihrer Schwangerschaft war niemand da, der sich um sie gekümmert hätte.

P: Meine Schwiegermutter scheuchte alle Bediensteten weg. Und nach der Geburt meines Kindes ließ sie nicht zu, dass ich Süßigkeiten verteilte (wie es Brauch ist). Das Baby war klein. Ich war bei der Geburt ganz schön tapfer. Trennung von meinem Mann war nicht möglich.

Uns fällt hier eine gewisse Gegensätzlichkeit in ihrem Charakter auf: Sie fürchtet das Alleinsein und möchte, dass sich jemand um sie kümmert, aber dann ist sie im Umgang mit dem Neugeborenen „ganz schön tapfer".

P: Ich komme nicht einmal mit kleinen Dingen zurecht, mit kleinen Problemen. Ich mag nicht einmal davon hören. Ich fühle mich angespannt.

Es sind nicht die großen Dinge, die ihr Sorgen machen. Kleine Dinge bedrücken sie. Darin ist etwas von ihrem Wesen zu erkennen; es hat nichts mit der Situation zu tun, sondern ist etwas an ihr. Dadurch wird es für uns wichtig.

P: Ich darf nicht in mein Schlafzimmer, wenn meine Schwiegermutter und mein Mann da sitzen. Sie hat mir verboten, meinen Sohn so zu nennen, wie ich möchte. Ein bisschen Freiheit sollte ich doch wohl haben. Mein Mann steht nicht hinter mir. Ich denke: „Wie unfair!" Und mein Schwiegervater behandelt mich wie irgendein hergelaufenes Schwein. Wenn ich ihm im Weg bin, macht er so (Handbewegung wie, wenn man etwas wegwischt oder verscheucht): „Weg da!"

„Ich werde wie ein Schwein behandelt" – dieser Vergleich bewegt sich auf Ebene 4, der Ebene der Einbildungen und Wahnideen. So sieht sie sich von den anderen wahrgenommen.

Da ihr Bruder (der einzige Verdiener in ihrer Herkunftsfamilie) kein hohes Einkommen hatte, sah sie sich und ihr Kind ohne Sicherheit dastehen, sollte sie das Haus ihrer Schwiegereltern verlassen. Sie konnte sich nicht einmal das Leben nehmen, was würde dann aus ihrem Kind werden?

Hier ist Verzweiflung zu erkennen. Sie wünscht sich Unterstützung, Rückhalt, jemanden, der sie versorgt. Sie ist (wie sie in einem hier nicht wiedergegebenen Teil des Gesprächs sagt) so verzweifelt, dass sie manchmal nur noch den Ausweg sieht, sich und das Kind umzubringen. Wir müssen hier an eine der Bewältigungsreaktionen am unteren Ende der Skala denken, schon in Richtung des „unmöglichen Typs".

Sie empfindet einen Mangel an Intimität in der Beziehung zu ihrem Mann.

P: Er weiß, dass ich zu intelligenten Gesprächen durchaus in der Lage bin, aber er erzählt mir nichts. (Sie fingert ständig mit ihrem Taschentuch und dreht es immer wieder zusammen.) Als wäre ich Staub oder irgendein Gegenstand.

Auch das ist noch Ebene 4, Einbildung/Wahnidee: „Als wäre ich Staub oder irgendein Gegenstand." Während sie spricht, dreht sie mit beträchtlicher Energie immer wieder ihr Taschentuch zusammen.

P: Ich würde mich gern selbständig fühlen. Ich habe nicht das Selbstvertrauen, das Leben neu anzufangen, selbst wenn ich ansonsten dazu in der Lage wäre. Was kann ich tun, wenn mein Mann mich nicht unterstützt? (Sie dreht das Taschentuch zusammen und zieht es dann wieder glatt.)

Sie hat jetzt ihre ganze Geschichte erzählt, und wir müssen mit unseren Fragen beginnen. Wo fangen wir an, was müssen wir sie fragen? Ihre Geschichte ist geradezu erdrückend, aber wenn wir verstehen wollen, worin ihre Not im Grunde besteht, lösen wir uns am besten von der Geschichte und den Emotionen und suchen, wenn es geht, einen direkten Zugang zur Empfindungsebene. Bisher haben wir den Namen ihrer Hauptbeschwerde, Depression, also Ebene 1; zu Ebene 2 gehören die Fakten ihrer Geschichte. Gefühle, Ebene 3, sind an ihren Tränen zu erkennen, und wir erkennen außerdem die Furcht vorm Alleinsein und eine Menge Spannung. Auf der Ebene 4 haben wir schließlich ihre Einbildungen wie „behandelt wie ein Schwein", „wie Staub" und so weiter.

Und es fällt uns auf, wie sie ihr Taschentuch zwirbelt und wieder aufdreht; das tut sie ständig und mit hoher Energie. Sie tat das nicht von Anfang an, sondern begann irgendwann im Fortgang der Geschichte damit. Es ist sehr interessant, denn es bedeutet ja, dass sie von diesem Punkt an auf der Ebene der Empfindung (Ebene 5), wenn nicht der Energie (Ebene 6) war. Das Zusammendrehen und Glattziehen des Taschentuchs enthält die Energie des Falls.

Wenn wir sehr genau hinhören, fällt uns vielleicht auf, dass sie uns nicht nur alles erzählt hat, was sie zu sagen hatte, sondern auch alles, was wir wissen müssen. Trainieren wir unsere Sinne und den Verstand darauf, die Empfindung und die Energie zu erkennen, wenn sie auftauchen. Es gilt die Energie zu erspüren, die in der Handgeste liegt; und da Energie und Empfindung Nachbarn sind, wird sie uns von der Energie zur Empfindung leiten. Wenn wir uns auf die Energie konzentrieren, wird auch die Empfindung deutlich, und dann sehen wir, dass sie eigentlich schon früher zum Ausdruck kam. Von dieser Überlegung her musste ich sie jetzt nach der Handgeste fragen.

R: Was machen Sie da mit den Händen?

P: Das mache ich, wenn... Ich weiß nicht, was ich tun soll. Kein Selbstvertrauen. Wenn Grenzen zu überschreiten sind. Wenn ich es richtig falte, wird es glatt. Ich mag verknitterte Sachen nicht. Ich kann nicht in dieser Unklarheit bleiben.

Auf die Bitte, etwas über „Unklarheit“ zu sagen, erzählte sie, wie ihr Leben früher so „klar“ war. Zum Beispiel war sie gut in der Schule gewesen, sie wollte nicht heiraten, sie wollte Stewardess werden und etwas ganz Eigenes tun.

Die Frage nach der Handgeste bringt uns auf „Unklarheit“ und „Klarheit“, die auf der Empfindungsebene liegen müssen. Da sie keine Geschwindigkeit, keine Richtung und keine Bewegung haben, befindet sich die Patientin nicht mehr auf der Ebene der Energie. Und der Ebene der Energie am nächsten liegt die Empfindung. „Unklarheit“ und „Klarheit“ müssen auf der Empfindungsebene liegen, so viel ist deutlich. Wir wissen jedoch nach wie vor nicht, zu welchem Naturreich ihr anderes Lied gehört. Das möchten wir jetzt als Nächstes klären. Wir bleiben einfach bei der Empfindung „Unklarheit“, bis sich das Naturreich – Pflanze, Tier oder Mineral – deutlich abzeichnet.

R: Was meinen Sie mit „unklar“ und „klar“.

P: Ich weiß, was ich gern tun würde, was ich kann. Ich werde nur das tun, wovon ich weiß, dass ich es kann. Ich würde gern von niemandem abhängig sein. Ich möchte nicht von meinen Eltern abhängig sein und sagen: „Ich brauche euch.“

Klar sein, hängt mit Können und Nicht-Können, Abhängigsein und Nicht-Abhängig sein zusammen. Und hier scheint nun das Naturreich auf, aus dem ihr anderes Lied stammt: Es liegt in der Thematik des Könnens, der Fähigkeit, der Funktion. Diese Art, Klarheit und Unklarheit zu erleben, gehört ins Reich der

Minerale. Ihre Kernthematik hängt für sie an der Frage, ob sie funktionstüchtig ist, ob sie fähig ist, allein zurechtzukommen, und das gibt uns den entscheidenden Hinweis auf das Naturreich, in dem ihr anderes Lied zu Hause ist.

Hätte sie gesagt: „Unklar ist wie verwirrt", dann wäre das eine weitere Empfindung gewesen, mit der sie zu umschreiben versucht, wie sie die Dinge erlebt. Wir würden das als Hinweis darauf sehen, dass „unklar" einfach ihre Grundempfindung, der Bereich ihrer besonderen Empfindlichkeit ist – und wir würden ihr anderes Lied eher im empfindsamen, immer von irgendetwas bedrängten Pflanzenreich ansiedeln. Käme ihr anderes Lied aus dem Tierreich, in dem es um Überleben und Rivalität geht, ihre Antwort wäre vielleicht ungefähr so ausgefallen: „Wenn ich unklar bin, kann mich jemand angreifen und ausstechen." Aber es geht im Kern um ihre Funktionstüchtigkeit, hinter der keine tiefere Problematik mehr steckt. Deshalb können wir sagen, dass ihr durchgängiges inneres Erleben zum Mineralreich mit seiner Ausrichtung auf Können, Funktion und Verlust gehört.

Wir haben durch Nachfragen zu ermitteln versucht, was ihre Kernbegriffe für sie bedeuten, und es kommt die Frage der Unabhängigkeit beziehungsweise Abhängigkeit ans Licht. Das allein gibt noch keinen Hinweis auf das Naturreich. Erst ihre Reaktionsweise in diesem Bereich zeigt uns das Naturreich an. Nehmen wir an, sie hätte zur Verdeutlichung von „unklar" gesagt, sie fühle sich dem Herrschaftsanspruch eines anderen ausgesetzt und könne einfach keine „Klarheit" gewinnen, ob sie einfach tun solle, was sie will, oder lieber das, was der andere von ihr will – in diesem Fall wäre das Tierreich der Ursprung ihres anderen Liedes. Aber sie sagt eben: „Ich kenne meine Fähigkeiten, ich weiß, was ich kann.

Ich tue nur das, was ich kann, und mache mich nicht von anderen abhängig.“ Das klingt eindeutig nach Mineralreich. Als Empfindung können wir heraushören: Meine Struktur gibt eine bestimmte Funktionsfähigkeit her, und wenn etwas über diese Fähigkeit hinausgeht, brauche ich Unterstützung von außen. Wenn etwas ihre Fähigkeiten übersteigt, ist Abhängigkeit unvermeidlich.

Nachdem wir nun das Naturreich kennen, bleibt nach der genauen Natur ihrer Abhängigkeit zu fragen: In welchem Bereich ist sie abhängig oder unterstützungsbedürftig? Danach können wir den genauen Ursprungsort ihres anderen Liedes im Mineralreich bestimmen. Wie wir bereits weiter vorn im Buch gesehen haben, lassen sich den Reihen und Spalten des Periodensystems bestimmte Merkmale und Themen zuordnen, und wenn wir die Empfindung eines Patienten herausgefunden haben, können wir sie mit diesen Themen abgleichen. Dazu müssen wir außerdem noch wissen, wie die Person mit ihrer Kernempfindung umgeht, wie tief und in welchem Ausmaß sie davon betroffen ist und von welchem Typus folglich ihre Bewältigungsreaktion im Allgemeinen ist.

Geld scheint bei ihr nicht das Hauptproblem zu sein. Die alles entscheidende Frage lautet für sie, ob sie in der Lage ist, eigene Entscheidungen zu treffen. Ihre Schwiegermutter will nicht zulassen, dass sie ihrem Sohn den Namen gibt, den sie ausgesucht hat, sie lässt sie nicht telefonieren, beschließt für sie, dass sie einen Schwangerschaftsabbruch vornehmen lassen soll (davon berichtet die Patientin in einem hier nicht wiedergegebenen Teil des Gesprächs) – sie mischt sich in einfach alles ein. In dieser Situation geht es für die Patientin vor allem darum, dass sie die Dinge nicht selbst in der Hand hat und keine eigenen Entscheidungen treffen kann. Das gibt ihr die Empfindung, ständig zu etwas gezwungen zu werden, etwa als die Schwiegermutter ihr bei irgendeinem Anlass aufträgt, ein bestimmtes Kleid anzuziehen, und sie selbst eigentlich etwas anderes tragen wollte. Sie hat dann das Gefühl: „Meine eigene Entscheidung ist nicht falsch."

Das Thema „Abhängigkeit" spielt sich für sie also auf dem Gebiet der Entscheidungen ab. Sie würde gern selbständig entscheiden, aber jemand zwingt ihr seinen Willen auf. Sie darf ihre eigene individuelle Wahlfreiheit nicht ausüben. Eigentlich geht es also darum, ein Individuum zu sein, und das wird ihr nicht erlaubt.

Eine eigene Identität als Individuum wird ihr nicht zugestanden, jemand anderes trifft ihre Entscheidungen. Das stürzt sie in die „Unklarheit". Es geht um ihre Identität, und das entspricht im Periodensystem der dritten Reihe.

Hier schließt nun eine sehr interessante Äußerung an:

P: Wenn ich eine Entscheidung treffe, und dieser andere Mensch da vor mir kommandiert mich nicht herum, sondern modelliert seine Antwort – dann kann es sein, dass ich es so mache. (Sie macht eine Handgeste, mit der sie „modellieren" nachbildet.)

Zwang mag sie nicht, wohl aber „modellieren". „Modellieren" ist keine Emotion und kann auch keine Wahnidee sein. Das Wort fügt sich hier, was menschliche Erfahrung angeht, überhaupt nicht ein. Es ist unsinnig insofern, als sich menschliche Erfahrungen, Wahrnehmungen und Gefühle nicht unter dem Gesichtspunkt des „Modellierens" beschreiben lassen. Man würde in diesem Zusammenhang einen Ausdruck wie „wenn

der andere sich anders ausdrückt" erwarten. „Modellieren" ist dagegen sehr merkwürdig. Es klingt deutlich nach etwas, das seine Herkunft irgendwo anders in der Natur hat.

R: Was ist Modellieren?

P: Es liebevoll statt unfreundlich zu sagen. Dann bin ich gern bereit, es so zu machen. „Modellieren", das ist etwas Rundes wie eine Kugel mit glatter Oberfläche, ohne Unebenheiten. Wie, wenn man einen Ball anfasst, glatte Oberfläche. Es ist sehr glatt und rollt wunderbar leicht, ohne zu rumpeln oder zu eiern.

Wir sind im Reich des Unsinns. Was sie sagt, hat nichts mehr von logischem Zusammenhalt und lässt keinen Bezug zu ihrer Situation erkennen. Aber auf der Höhe des Unsinns finden wir die Quelle, die das andere Lied vom „Modellieren" in ihr singt: Tonerde.

R: Sie haben gesagt: „Ich weiß nicht, was ich will." Sagen Sie noch etwas mehr dazu.

P: Ich weiß nicht, was ich tun soll. Entscheidungen werden für mich gefällt. Ich nehme einfach Weisungen entgegen. Keine Diskussion. Nichts von „Wie findest du das, was sagst du dazu?" Stattdessen einfach: „Tu dies. Tu das." Ich bin doch auch etwas.

Sie entfernt sich von der Ebene der Empfindung und kehrt zu ihrer Situation zurück. Sie war schon auf der Ebene der Quelle ihres anderen Liedes (Ebene 5). Nachdem die Empfindung jetzt klar ist, können wir versuchen, die Wahnidee (Ebene 4) unter dem Gesichtspunkt der Empfindung (Ebene 5) zu verstehen.

R: Was ist das Gegenteil von etwas sein?

P: Man ist nichts. Wie eine Puppe mit Fernbedienung, und die Fernbedienung hat jemand anderes in der Hand.

Das ist ihre Wahnidee.

P: Drückt man A, sagt die Puppe A. Drückt man B, sagt sie B. Drückt man „Geh dahin", geht sie dahin. Nur hat eine Puppe kein Gehirn, und ich habe eins. Eine Puppe ist tot und kalt, ihr macht das nichts. Sie kann nichts denken, nichts tun. Eine Puppe ist ein Gegenstand, aber ich bin ein Mensch. Mir macht das was aus. Ich habe meine eigenen Gefühle.

Wir sind wieder auf der Ebene der Gefühle. Hier liegt ihre Krankheit, die Dinge gehen ihr an die Nieren, sie ist depressiv. Aber wenn wir diese Depression ausleuchten, stoßen wir auf das Problem, dass ihre Identität eigentlich nicht ihre eigene ist, sondern jemand anderes darüber befindet.

R: Wie fühlt sich das an, eine Puppe zu sein, deren Fernbedienung jemand anderes in der Hand hat?

P: Sehr wütend (sie hat einen wütenden Gesichtsausdruck). Man möchte alles stehen- und liegenlassen und einfach gehen. Etwas kaputtmachen. Etwas in Stücke reißen.

Wir sehen hier, wie tief sie verärgert ist, und da sie mit dem Wunsch, etwas zu zerstören, reagiert, dürfen wir als Reaktionsmuster den unmöglichen Typ vermuten. Ihre Verzweiflung hat sich ja schon früher gezeigt, als sie davon sprach, dass sie am liebsten sich und das Kind umbringen würde. Außerdem ist die Aktion immer das Gegenteil ihrer eigenen Wahrnehmung, wie sie in ihren Gefühlen und Empfindungen zum Ausdruck kommt: Wenn sie am liebsten zerbrechen, zerstören oder töten würde, muss sie das Gefühl haben, dass etwas in ihr zerbrochen, zerstört oder getötet wird.

Sie spricht vielfach wie ein kleines Kind und setzt dazu auch einen Kleinmädchenblick auf. Alleinsein bedeutet für sie, dass sie gar nichts mehr hat in der Welt. „Was fange ich an ohne ihn? Wie ernähre ich mich? Und wie ernähre ich meinen Sohn? Wie kann ich mich finanziell über Wasser halten? Ich habe dann keine Unterstützung mehr. Wer wird mir helfen? Wer steht an meiner Seite? Ich möchte jemanden, bei dem ich mich anlehnen kann."

Es ist ein kleines Kind, das nicht für sich sein kann, das sich vor dem Allensein fürchtet, das jemanden braucht, der sich um es kümmert, das Liebe braucht. Es ist das Stadium, in dem ein Kind noch ganz auf die Eltern angewiesen ist, wenn es um Versorgung und Liebe geht. Hier treffen die Eltern noch alle Entscheidungen – womit es ernährt wird, was es bekommt, wohin es geschickt wird. Sie kann noch nicht selbst entscheiden, aber ihre Individualität entwickelt sich, und das möchte sie leben.

R: Sie sagten eingangs: „Ich bin ein anderer Mensch geworden." Wie meinen Sie das?

P: Früher habe ich gearbeitet und war selbstbewusst - ich tat etwas. Ich war unabhängig. Das hat sich jetzt geändert. Ich muss um alles bitten. Wenn ich zu meiner Tante möchte, muss ich erst fragen. Als ich klein war, gab es viele Auseinandersetzungen mit meinen Eltern. Mein Vater hat meine Mutter beschimpft und geschlagen. Sie hatte meistens Recht, aber er hat nie auf sie gehört. Meine Mutter - nie hat sie etwas für sich selbst getan. Alles war für uns. Sie war nichts.

Sie spricht mit denselben Worten über ihre Mutter, die auch für sie gelten. Die Mutter ist niemand anderes als sie selbst. Wenn wir bei einem Menschen bis zum Kern vorge-

> ***drungen sind, erzählt jede Situation, jedes Beispiel die gleiche Geschichte.***
>
> ***Die ganze Zeit faltet sie Ihr Taschentuch zusammen und dann wieder auf.***

P: Ich konnte nicht studieren. Meine Mutter war so frustriert. Sie sagte, ich soll nicht studieren. Sie hat mich geschlagen. Sie sagte: „Zum Donnerwetter, dein Studium ist völlig unwichtig."

> ***Sie fühlt sich hilflos, sei weiß nicht, was sie tun soll. „Ich wusste, ich tat das Richtige. Aber ich wusste nicht, wie ich es anfangen sollte."***

R: Sie falten Ihr Taschetuch wieder zusammen und auseinander. Welche Bedeutung hat das?

P: Die Sachen ordentlich machen. Ich kann Unordnung nicht ausstehen. Ich bin dann so durcheinander, so unklar, und weiß nicht, was ich tun soll.

Fallanalyse nach Ebenen

■ *Ebene 1: Name*

- Depression

■ *Ebene 2: Tatsachen*

- Probleme mit Eltern, überhaupt Älteren, Religion, Gesellschaft
- „Ich bin ein anderer Mensch geworden"

■ *Ebene 3: Gefühl*

- „Richtig zerbrochen"
- „Ich bin für alles die Zielscheibe"
- Furcht vorm Alleinsein
- Wut

■ *Ebene 4: Einbildung/Wahnidee*

- Behandelt, „als wäre ich ein Schwein“
- „Ich bin Staub.“
- Nichts
- Behandelt wie eine Puppe, deren Fernbedienung jemand anderes in der Hand hält

■ *Ebene 5: Empfindung*

- Unklarheit und Klarheit
- Fähig und unfähig; abhängig und nicht abhängig
- Ein Individuum (Identität) oder ein Roboter sein
- Modellieren

■ *Ebene 6: Energie*

- Handgeste: Ständiges Zusammendrehen und Glätten des Taschentuchs

Erklärung des Falls

Die Elemente der dritten Reihe sind: Natrium, Magnesium, Aluminium, Silizium, Phosphor, Schwefel, Chlor und Argon.

In der hier abgebildeten dritten Reihe des Periodensystems der Elemente geht es um Fragen der Identität und Individualität, um Ernährung und Entwicklung, um das Ich und seine möglichen Verletzungen. Eigene Entscheidungsfähigkeit und das Ringen um erste Entscheidungen, Definition des eigenen Ich und der Beziehungen zu anderen, Versorgung, Abhängigkeit und die Herausbildung des Ich – all das ist in der dritten Reihe zu finden. Man ist hier noch abhängig, aber die Person bringt bereits ihre Individualität zum Ausdruck oder versucht es zumindest.

Betrachten wir die Elemente der dritten Reihe in ihrer Reihenfolge:

Na	Mg		Al	Si	P	S	Cl	Ar

Die dritte Reihe des Peiodensystems

Bei **Natrium** herrscht die Empfindung vor, keine Identität zu besitzen. Wo Beziehungsfragen im Vordergrund stehen, nimmt der Natrium-Typ die Identität des anderen an. Das könnte etwa so zum Ausdruck kommen: „Ich bin nicht ich, ich bin er." Die Identität der Person scheint nicht ihre eigene zu sein: „Meine eigene Identität existiert nicht. Deshalb brauche ich eine Beziehung, wo der andere meine Identität sein kann. Wenn ich so jemanden finde, nehme ich seinen Namen, seine Identität an. Dann sind seine Entscheidungen auch meine. Sein Leben ist das Leben, das ich wähle. Es ist dann nichts mehr da, was ich ist; alles ist er." Das ist die Empfindung bei Natrium.

Bei Magnesium sind erste Ansätze eines Identitätsgefühls vorhanden, aber während die Person in ihre eigenständige Identität hineinwächst, hat sie mit Einsamkeit zu kämpfen, die sie als beängstigend empfindet. Die Empfindung sieht so aus: „Ich bin ich, aber ich möchte nicht ich sein, das ist zu beängstigend." Man fühlt sich wie ein kleines Kind, das von seinen Eltern verlassen wurde und jetzt ohne Versorgung, ohne Schutz, ohne all das Nährende dasteht, das es benötigt. Es muss eigene Entscheidungen treffen, fühlt sich dazu aber zu jung und völlig überfordert. Immer wenn es etwas selbst in die Hand nehmen soll, fragt es: „Bist du ganz sicher, dass ich das übernehmen soll?" Es wäre ihm lieber, wenn der andere die Entscheidung treffen würde. Das gilt sogar für die Wahl der Kleidung. Es besitzt eine Identität, würde sie aber lieber noch in Reserve behalten, denn die Ausübung seiner Selbständigkeit fühlt sich wie ein Sprung ins kalte Wasser an. Im Hintergrund steht immer die Sorge: „Was, wenn ich selbständig entscheide, und du magst mich dann nicht mehr?" Es braucht den anderen, allein zu sein, ist furchtbar. Und so lebt es in dem Gefühl, auf seine Wahlfreiheit lieber zu verzichten, um die so wichtigere Beziehung nicht zu gefährden.

Statt des Metalls Aluminium wollen wir an dieser Stelle das Aluminiumoxid, die Tonerde, betrachten. Hier geht es um Unklarheit über die eigene Identität: Bin ich ich oder bin ich er? Es ist die Situation eines Kindes, das um seine Identität und Entscheidungsfähigkeit weiß, aber sich dessen einerseits noch nicht sicher ist, und es andererseits als Zwang empfindet, wenn die Eltern die Entscheidung an seiner Stelle treffen. Wenn die Eltern das Kind nicht selbst entscheiden lassen, geraten seine Identität und der Glaube an seine Fähigkeiten ins Wanken. Dann kommen sehr grundsätzlich Selbstzweifel: Habe ich eine eigene Identität, oder bin ich das, was ich in den Augen der anderen sein soll? Reichen meine Fähigkeiten aus, um ein selbstbestimmter Mensch zu sein – oder nicht?

Unsere Patientin im hier vorgestellten Fall schildert ihre Situation so: Sagt jemand A, muss ich A sagen, sagt er B, muss ich B sagen. Alumina oder Tonerde ist, wie schon der Name sagt, ein wichtiger Bestandteil des Tons, einer weichen, modellierbaren Substanz. Wenn man etwas modelliert, muss man das behutsam und gefühlvoll tun, dann kann man dem Ton jede gewünschte Form geben. Versucht man, eine vorhandene Form gewaltsam zu ändern, wenn der Ton schon fest wird, zerbricht man die Form. So ist Ton zwar einerseits weich und modellierbar, aber er kann sich auch setzen und aushärten: Er hat zwei Zustände, entweder eine bestimmte Form oder keine Form. Oder anders gesagt: Was er ist, kann klar oder unklar sein.

Und das zeigt uns die Patientin mit ihrem Taschentuch.

Beim **Silizium** finden wir Hartnäckigkeit und ein sehr starres Denken, Flexibilität fehlt so gut wie völlig. Man hat ein starkes und genau festgelegtes Identitätsgefühl: Das bin ich. Glas hat als Hauptbestandteil Silizium. Glas ist bei normalen Temperaturen nicht „modellierbar". Es bricht.

Phosphor ist freundlich, zugewandt, einfühlsam. Phosphor ist das Kind, das sich mit der von Eltern und anderen übernommenen Identität nicht zufrieden gibt. Es möchte seine eigene Identität. Es schließt seine eigenen Freundschaften und bezieht sein Identitätsgefühl eigentlich aus seinem Anderssein. Sein Grundgefühl: Ich bin nicht du, meine Identität ist anders als deine und anders als die Identität, die mir gegeben wurde. Deshalb finden wir, dass die Phosphor-Persönlichkeit der eigenen Familie gegenüber gleichgültig und zu Fremden freundlich ist. Solche Menschen bauen ihren eigenen Freundeskreis abseits der Familie auf und tun etwas anderes als das, was den Eltern für sie vorschwebt.

Schwefel ist egozentrisch. Wenn wir diesem Zug bis hinunter zur Empfindungsebene nachgehen, stoßen wir auf diese Grundhaltung: Ich bin stolz darauf, ich zu sein, und ich weiß es besser als du. Dieser Typ ist sich ganz sicher, dass er selbst am besten weiß, was richtig ist, und gibt folglich wenig auf die Meinung anderer. Er weiß es am besten – und das ist eigentlich kein auf Vergleichen beruhendes Urteil, sondern einfach Ausdruck seines Identitätsgefühls. Wir haben hier den Jugendlichen, der zu seinen Eltern sagt: „Was wisst ihr denn schon?" Das Identitätsgefühl ist bei ihm voll entwickelt, und er lebt in dem Gefühl, in allem den Durchblick zu haben.

Beim **Chlor** schließlich, das uns vor allem als der Chlorid-Anteil in Salzen begegnet, sehen wir als Grundempfindung: „Ich bin das Gegenteil von dir. Was auch immer du bist, ich stehe in Opposition." Dieser Typ mag überhaupt nicht tun, was andere von ihm wollen. Wenn die Eltern Gehorsam verlangen, wird das Kind aufbegehren und bocken. Es besitzt seine ganz eigene und so ganz andere Identität und bleibt lieber für sich.

Der Sinn im Unsinn

Auf der tiefsten Erfahrungsebene spricht unsere Patientin von „glatt", „Kugel" und „modellieren". Es sind Wörter, die sich so wenig in einen nachvollziehbaren Situationskontext einordnen lassen, dass sie eindeutig das andere Lied von irgendetwas in der Natur singen, das die Quelle selbst sein muss.

Ich habe im Internet „Tonerde“ und „Kugeln“ als gemeinsame Suchanfrage eingegeben und bekam tatsächlich viele Ergebnisse für „Tonerdekugeln“, die man sogar im Internet direkt bestellen kann. Sie haben viele Verwendungsmöglichkeiten, unter anderem bei Schleifprozessen.

Jedenfalls handelt es sich um Kugeln, die genau der Beschreibung unserer Patientin für etwas „Modelliertes“ entsprechen: glatt, rund, ohne Unebenheiten, rollt vollkommen gleichmäßig und ohne zu rumpeln.

Solche Beispiele machen mir sehr deutlich, dass die Quelle, die Ausgangssubstanz, sehr, sehr wichtig ist. Auf der Ebene der Kern-Empfindung kündet oft das gesamte Ausdrucksverhalten eines Patienten von der Quelle seines anderen Liedes.

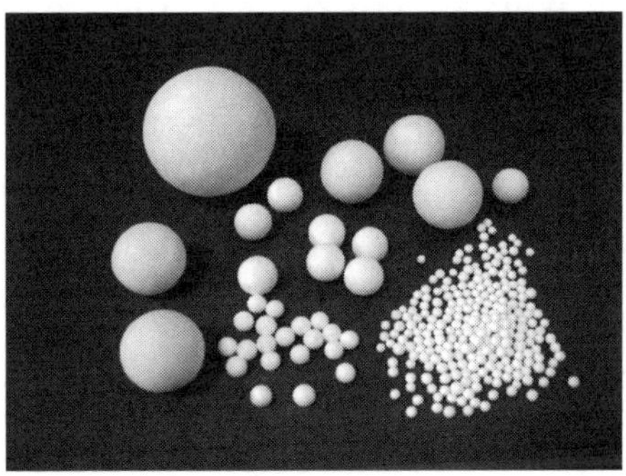

Postskriptum

Diese Patientin erhielt das homöopathische Mittel *Alumina*. Im Laufe der darauf folgenden Monate machte sie einen erstaunlichen Wandlungsprozess durch. Ihr Selbstvertrauen wuchs, und sie sah sich selbst und ihre Situation zunehmend anders – ohne all die Selbstzweifel und das Gefühl, unzulänglich und abhängig zu sein. Aus ihrer Sprechweise verschwand der kindlich klagende Tonfall. Innerhalb von Monaten schien sie Jahre der Entwicklung aufzuholen, und schließlich erreichte sie die innere Reife, die ihrem Alter entsprach.

Fallbeispiel III

Eine fünfunddreißigjährige Frau, Tänzerin von Beruf, kommt mit Asthma zu mir.

R: Was führt sie zu mir.

P: Asthma.

■ *Ebene 1, Diagnose/Name.*

R: Erzählen Sie mir darüber.

P: Das fing in der Kindheit als Bronchitis an. Während der Schwangerschaft wurde richtiges Asthma daraus. Ich konnte nicht mehr richtig atmen. Dann ging es sieben Monate gut, bis es wieder ausgelöst wurde. Als meine Tochter eineinhalb Jahre alt war, wurde es so schlimm, dass ich ins Krankenhaus musste. Ich habe zu ermitteln versucht, ob es mit Staub oder dem Wechsel der Jahreszeiten zu tun hat. Manchmal bricht es einfach aus, dann ist es wieder eine Weile erträglich. Wenn in der Nacht ein Anfall kommt, muss ich manchmal die Pumpe nehmen. Dann ist wieder monatelang nichts Besonderes.

■ *Ebene 2, Tatsachen.*

> *Auf der Tatsachenebene ist Folgendes festzuhalten: Das Asthma ist am Meer schlimmer, besser im Binnenland. Wichtig ist auch, dass sie monatelang kaum Beschwerden hat und dann plötzlich in der Nacht ein schwerer Anfall kommt; das ist das Verlaufsmuster bei ihr. Sie sagt, dass es plötzlich aufflammt.*

R: Erzählen Sie noch etwas mehr von Ihrem Asthma.

P: Tagsüber bin ich beschäftigt und denke nicht daran. Es kommt nachts, wenn ich liege. Also versuche ich mich aufzurichten, aber irgendwann bin ich dann so müde, dass ich wegrutsche und wieder liege. Die Pumpe (Dosierspray mit Wirkstoffen zur Erweiterung der Bronchien) benutze ich möglichst wenig, aber in dem Moment greife ich ganz schnell danach.

Es wird dann ein sehr dringendes Bedürfnis.

P: Ich habe Verschiedenes ausprobiert. Kalte Sachen und Gebratenes esse ich nie, weil ich weiß, dass es mir schadet. Ansonsten könnte es jahreszeitlich bedingt sein oder durch Staub.

Es gibt offenbar eine ganze Reihe möglicher Faktoren, aber sie weiß nicht, was den Anfall letztlich auslöst. Es gibt keinen benennbaren Einzelfaktor. Aber sie muss in der Folge vieles meiden. Das ist bei Menschen mit asthmatischer oder allergischer Bronchitis nicht ungewöhnlich. Das Eigentümliche bei ihrem Asthma ist, dass es plötzlich einsetzt. Das leistet vielleicht etwas für unser Verständnis ihrer generellen „Verstimmung". In unserem Vergleich mit einem Kletterer in der Steilwand sagen wir: Wir nutzen es als Stand für unseren nächsten Schritt.

R: Sie sagen, dass es plötzlich ausgelöst wird.

P: Es fing mit einer Erkältung an, die trotz der Gesichtsdampfbäder einfach nicht weggehen wollte. Es nahm dann langsam und stetig zu, bis ich wieder Bronchien erweiternde Mittel nehmen musste – die aber nicht halfen.

„Plötzlich ausgelöst" führt also nicht wirklich weiter. Wir müssen jetzt einen anderen Weg ausprobieren. Wir können fragen, wie das Asthma sich auf sie auswirkt, so kommen wir vielleicht auf die Ebene 2. Behalten wir aber im Auge, dass diese Auswirkung doch irgendwie mit „plötzlich ausgelöst" übereinstimmen sollte.

R: Wie wirkt sich das auf Sie aus?

P: Die ganze Zeit über konnte ich nichts von dem tun, was ich sonst tue. Ich habe weder unterrichtet noch selbst trainiert, um mich nicht zu sehr anzustrengen. Früher konnte ich auch mit dem Asthma noch tanzen, aber diesmal hat es mich richtig mitgenommen.

> *Sie ist Tänzerin, aber darauf gehen wir jetzt noch nicht ein, weil es auf einer tieferen Ebene liegt. Irgendwann werden wir herausfinden müssen, was Tanz für sie bedeutet. Wir dürfen erwarten, dass sich Tanz und Asthma als zwei Ausdrucksformen derselben Grundempfindung entpuppen. Aber da (Ebene 5) sind wir noch nicht. Wir bewegen uns immer noch auf der Tatsachenebene (Ebene 2).*

R: Welche Wirkung hat dieses Asthma auf Sie?

P: Diesmal hat es mir Angst gemacht. Ich weiß noch, wie ich das erste Mal ins Krankenhaus kam. Da war ich derart erschüttert, dass ich mir geschworen habe, nie wieder zuzulassen, dass ich in diese Lage komme. Deshalb habe ich mit Yoga angefangen. Das hat mich eine ganze Zeit lang sehr entlastet.

> *Damit haben wir jetzt die Gefühlsebene (Ebene 3) erreicht. Das Asthma hat ihr Angst gemacht, sie war erschüttert, sie möchte nicht, dass sich das wiederholt. Das liegt auf der Linie von „plötzlich ausgelöst“. Sie reagiert empfindlich auf alles, was plötzlich ausgelöst wird: Es erschüttert sie und macht ihr Angst. Das ist jetzt unser „Stand“ für den nächsten Schritt.*

■ *Ebene 3, Gefühl.*

R: Sie sagen: „Es hat mir Angst gemacht.“ Was meinen Sie damit?

P: In der Nacht, wenn ich kaum atmen kann, habe ich das Gefühl, dass es etwas mit meiner Lunge macht (Handgeste: Sie führt ihre Hände an den Hals, als wolle sie ihn mit beiden Händen umfassen), dass es einen Anfall herbeiführen könnte, einen Herzanfall, dass es dann aus ist mit mir, fertig. Es ist ein Gefühl, als könnte dadurch etwas ganz Schreckliches passieren. Davor habe ich Angst: Dass ich nicht mehr aktiv sein kann, dass ich ans Bett gefesselt bin. Wie ich das hasse – einfach tagelang daliegen und nichts tun können! Es macht mich sehr unruhig. Ich mag es auch gar nicht, wenn andere etwas für mich tun. Das beunruhigt mich nur noch mehr. Ich denke dann ständig: Das war's, es wird mir die Lunge ruinieren und mich zum Invaliden machen.

Beachten Sie bitte ihre Ausdrucksweise: Das Asthma wird etwas mit ihrer Lunge machen und einen Anfall auslösen. Sie personifiziert das Asthma, und es sieht so aus, als hätten wir hier zwei Akteure, sie und das Asthma. Man könnte an das Tierreich denken, in dem es ja immer um das Überleben geht, was häufig seinen Ausdruck in einem „Du oder Ich" findet. Und wenn sie sagt, dass sie „nicht mehr aktiv sein" oder „nichts tun" kann, denken wir vielleicht an das Mineralreich, in dem es so oft um Struktur- und Funktionsverlust geht. Aber es lohnt sich auf dieser oberflächlichen Ebene noch nicht, über das Naturreich nachzudenken.

Klar ist bisher dies: Das Asthma ist etwas, das plötzlich ausgelöst wird und ihr Angst macht und sie so sehr erschüttert, dass sie nie wieder in diese Lage kommen möchte. Wenn es dann doch kommt, fühlt und denkt sie so: „Das war's dann, jetzt ist es aus." Es ist etwas Plötzliches und tief Beunruhigendes, es könnte sie für den Rest ihres Lebens zum Invaliden machen.

> ***Wichtiger ist aber, dass sie jetzt anfängt, ihre Hände zu benutzen. Ihre Handgeste begleitet eine Empfindung, die sie in der Lunge hat. Von der Angst geht sie durch die Handgeste zur lokalen Empfindung zurück. Wenn wir aufmerksam auf ihre Handgesten achten, wird sich alle Unklarheit, was ihre Empfindung angeht, irgendwann lösen.***

R: Beschreiben Sie diese Empfindung. Wie empfinden Sie das, was mit Ihrer Lunge passieren wird?

P: Mir ist so, als würde da eine Stauung entstehen, und dann ist kein Weg mehr frei, um überhaupt zu atmen (Handgeste: als würde sie die Hände um etwas legen, um es zu greifen; kein bisschen Platz mehr zwischen den Händen). Und das führt dann wahrscheinlich zum Tod oder zu einem Anfall, einem Herzanfall. (Führt ihre Hand mit weit gespreizten Fingern ruckartig an die Brust.) Das ist das Ende, da geht es für mich nicht mehr weiter. Es bleibt nichts übrig.

R: Bleiben Sie einfach dabei, wie Sie das erleben, und schildern Sie weitere Einzelheiten.

P: Erstickend. Dass der nächste Atemzug mein letzter sein wird. (Handgeste: Als würde sie mit beiden Händen ihren Hals umfassen. Als würde sie die Hände um etwas legen, um es zu umschließen.)

R: Sagen Sie mir, was Sie da mit den Händen machen.

P: (Jeder Satz ist jetzt von Handgesten begleitet.) Als ob überhaupt nichts mehr übrig wäre, kein bisschen Platz, kein Durchlass für mich zum Atmen. Stauung hat sich aufgebaut. (Wieder zeigt sie mit den Händen, wie etwas umschlossen wird, offenbar sehr fest; und bei den Worten, dass „kein Durchlass" bleibt, macht sie eine Geste, als würde sie etwas sehr Feines oder Dünnes zwischen ihren Händen herausziehen.)

Was ist auffallend an ihrer Handgeste? Jeder Asthmatiker fühlt „erstickend", „blockiert" und dergleichen. Wo liegt der Unterschied, was ist anders bei ihr? Eine Empfindung, die so lebhaft und mit so vielen Handgesten dargestellt wird, kann nicht nur lokaler Natur sein. Es muss sich um eine generelle Empfindung handeln. Wir erkundigen uns beharrlich weiter nach der lokalen Empfindung, und irgendwann wird sich dann die allgemeine Empfindung zeigen, und zwar durchgängig auf allen Ebenen ihres Inneren und in allen Bereichen ihres äußeren Lebens.

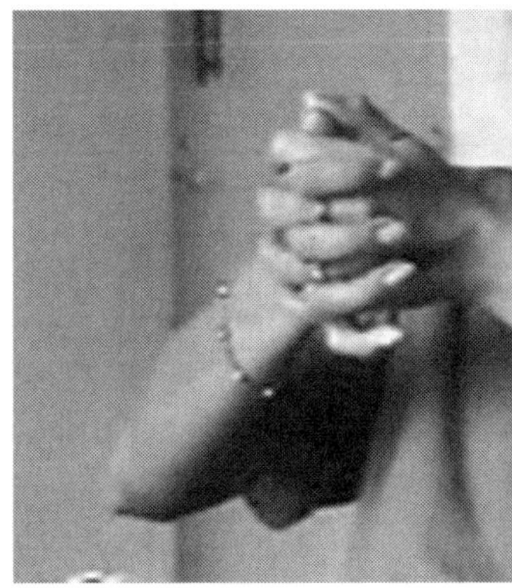

Deshalb ist es so wichtig, die Hauptbeschwerde zu beachten und sich an sie zu halten, denn das sind die Symptome, die der Person am meisten zu schaffen machen. Hier zeigt ihre Lebenskraft am deutlichsten ihre „Verstimmung". Deshalb kommt man hier auch am ehesten an die tiefste Empfindung heran: Hier klingt das andere Lied laut und deutlich.

Ich habe mir angewöhnt, mich auf die Empfindung mehr als auf alles andere zu verlassen. Erst einmal denkt man, dass erstickend/gestaut/blockiert doch sicher eine für Asthmapatienten völlig normale Empfindung ist, doch tatsächlich beschreibt jeder Asthmatiker seine Atemnot sehr individuell. Was unsere Patientin am stärksten beeinträchtigt, ist dieses erstickende, gestaute Gefühl, als bliebe kein „Durchlass" zum Atmen frei. An diese Begleiterscheinungen der Hauptbeschwerde halten wir uns also und versuchen herauszufinden, was genau sie empfindet. Sie vertieft ihre Schilderung Schritt für Schritt, und die begleitenden Handgesten geben uns die Gewissheit, dass wir uns ihrer Kernempfindung annähern.

Ich frage dann immer wieder: „Was fällt Ihnen spontan ein, wenn Sie diese Geste machen?“ Jede kleinste Einzelheit an einem Menschen ist Bestandteil seiner einzigartigen Ganzheit. Vor allem in Zeiten der Krankheit ist aus allen Lebensäußerungen der Missklang herauszuhören, der für diesen Patienten charakteristisch ist. Und sehr oft ist es die Geste, die getreulich abbildet, was auf der tiefsten Empfindungs- und Energie-Ebene vorgeht. Bleiben Sie einfach bei dem, was die Hände nachformen. Sie wissen nicht, was es bedeutet, aber Ihr Gegenüber weiß es. Nur die Person selbst kann Ihnen ein Bild dessen geben, was die Geste in ihr hervorruft. Deutungen sind immer nur Mutmaßungen.

Die Patientin hat uns jetzt mitgeteilt, was ihre Handgeste zeigt: kein Raum zum Atmen, überhaupt kein Platz mehr.

R: Können Sie mal nur beschreiben, was Sie da mit den Händen machen? Was ist das?

P: (Sie hält die Hände wie oben beschrieben mit verschränkten Fingern eng zusammengepresst.) Ich empfinde einfach alles so gestaut, dass es meine Lunge blockiert, dass nichts mehr übrig ist, dass kein Platz mehr bleibt für meinen nächsten Atemzug. Es geht nichts mehr rein, es geht nichts mehr raus – dieses Gefühl habe ich, dass ich nicht mehr atmen kann. Etwas Erstickendes. (Sie presst die Hände fest zusammen, und der ganze Körper spannt sich dabei.)

Sie gibt mit ihren Worten und Gesten viele Ansatzpunkte. Wir fordern sie einfach auf, ihre Empfindung noch weiter und dann noch weiter zu beschreiben, bis sie ganz klar wird.

R: Denken Sie jetzt mal nicht an Ihre Lunge, und versuchen Sie einfach zu sagen, was Sie da mit den Händen machen. Beschreiben Sie das „Blockierte“ noch ein bisschen weiter, einfach das, was Ihnen einfällt, wenn Sie „blockiert“ sagen.

> *Das ist wichtig, denn wir leiten sie damit an, einmal einen Schritt von ihrer Hauptbeschwerde zurückzutreten, um vielleicht ihre Empfindung vom lokalen Geschehen abzulenken, damit sie sich generalisieren kann. Das würde einen Schritt von der Ebene 2 direkt zu Ebene 5 bedeuten. Wir umgehen gleichsam die Gefühle (Ebene 3), um uns nicht in dieses sehr lebhafte, aber eben spezifisch menschliche Geschehen zu verstricken. Wir steuern direkt die Ebene der Empfindung an, die wir verstehen wollen und aus der die Gefühle ja letzten Endes hervorgehen. Von da aus können wir dann auf die Gefühlsebene zurückgehen und haben dann schon einen Hintergrund für das Verständnis der Gefühle. Wenn wir schon eine gewisse Vorstellung von der Grundempfindung der Patientin haben, verzetteln wir uns nicht mehr so leicht auf der Gefühlsebene.*

P: (Drückt die Hände fest zusammen, als wollte sie etwas auspressen.) Ich habe den Tod vor Augen. Das war’s, jetzt ist es aus. Da ist einfach dieser Block, kein Platz mehr, ich werde sterben. Oder vielleicht endet es in so etwas wie einem Herzanfall? Völlig... absolut blockiert... Dunkelheit.

R: Was fällt Ihnen dazu ein? Was ist das für ein Bild? Wenn Sie „kein Platz, Dunkelheit, ersticken“ sagen, was für ein Bild stellt sich dazu ein? So können Sie uns deutlicher machen, wie sich das anfühlt. Ich kann das, was Sie erzählen, nicht selbst erfahren, deshalb brauche ich von Ihnen etwas Anschauliches, um zu verstehen, wie es sich für Sie anfühlt.

> ***Wir fordern Sie auf, uns ein Bild oder auch eine Einbildung zu vermitteln.***

P: Es ist, als wenn man in einem Zimmer wäre (zieht mit den ausgestreckten Zeigefingern einen Kreis in der Luft), und da ist nirgendwo Platz zum Atmen und kein bisschen Luft kommt herein. Als wäre man da eingesperrt, und es kommt nirgendwo Luft her.

R: Beschreiben Sie dieses Zimmer und den Block.

P: Das ist immer mit Dunkelheit verbunden. Ein kleiner dunkler Raum (als drückte sie etwas zwischen den Händen zusammen) ohne Sonnenlicht, und nirgendwo auch nur im Geringsten Platz zum Atmen – wie ringsum versiegelt. Es ist ein langsamer Tod, man wird einfach nicht mehr atmen können. (Krümmt sich mit nach wie vor zusammengepressten Händen zusammen.)

R: Was zeigen Sie da gerade?

P: Ich weiß nicht, ob es Angst ist, oder ich irgendwie meine Lunge zu schützen versuche. So sehe ich mich da (zieht die Schultern hoch und krümmt sich zusammen, die Hände nach wie vor in der gleichen Haltung), hilflos. Als wäre alles übervoll und gestaut, nicht nur die Lunge. Die Nerven sind gespannt, die Finger, der Rücken (macht die Finger steif). Ein völlig starres Gefühl.

> ***Verängstigt, erschüttert, hilflos. Und darin zeichnet sich nun eine Empfindung ab: erstarrt und gespannt.***

R: Beschreiben Sie diese Empfindung, dieses starre und gespannte Gefühl.

P: Ich habe manchmal das Gefühl, dass mein Körper plötzlich sehr angespannt ist. (Sie wird am ganzen Körper steif und starr und ballt die Fäuste vor dem Körper.) Dann muss ich meine Muskeln entspannen.

An dieser Stelle wird erkennbar, dass die lokale Empfindung die gleiche ist wie die generelle Empfindung. Ihre Handgesten macht sie seit dem Moment, in dem sie anfing, ihr Asthma zu beschreiben, sie begleiteten auch die Schilderung ihrer bildhaften Vorstellung, und jetzt spricht sie von ihrem ganzen Körper und nicht mehr nur von der Lunge oder den Nerven oder irgendeinem bestimmten Körperteil. Die Empfindung ist „starr", und dazu macht sie Handgesten. Wir werden das verfolgen, bis sie nicht mehr weiter kann.

Halten wir auch fest, dass sie eine Weile zuvor sagt: „Es wird meine Lunge ruinieren." Das könnte eine Empfindung aus dem Tierreich sein. Aber wenn wir sie auffordern, die Empfindung und die bildhafte Vorstellung zu schildern, kommt nur die Empfindung selbst – nichts von Opfer-Aggressor oder Überlebenskampf oder von einem „anderen" da draußen, der ihr schaden oder Herrschaft ausüben will. Wir können das Tierreich deshalb ausschließen. Es ging auch nicht um ein strukturelles Defizit oder um den Verlust der Struktur oder Funktion, weshalb wir das Mineralreich ebenfalls ausschließen können. Jetzt haben wir die Empfindungsebene (Ebene 5) erreicht, und es ist nichts als reine Empfindung zu erkennen. Es geht hier einfach um Empfindlichkeit, um Sensibilität, und das ist das Pflanzenreich.

R: Was ist angespannt? Was zeigen Sie da?

P: (Sie verharrt in dieser Haltung.) Mir wird bewusst, dass ich am ganzen Körper steif bin, ich bin nicht entspannt. Ich weiß, das ist das Problem – aber wie kommt es, dass meine Zehen und

Knie offenbar nicht entspannt sind? Mein Körper und meine Nerven sind angespannt, zu fest.

> *Statt „angespannt“ jetzt „fest“. Also nehmen wir „fest“ als nächsten Stand.*

R: Sagen Sie etwas mehr zu „fest“.

P: Es kommt mir vor wie eine Ausbreitung des Gefühls, das ich in der Lunge habe. Ich habe das Gefühl, dass es sich auf den ganzen Körper ausdehnt.

> *Jetzt sehen wir, dass das Lokale einfach Ausdruck des Allgemeinen ist. Ein und dieselbe Empfindung und Bewältigungsmethode gilt für ihre Lunge und für den ganzen Körper – und muss auch für alle anderen Bereiche ihres Lebens gelten. Sie muss also auch im Tanz, in ihren Träumen und Einbildungen und überall sonst zum Ausdruck kommen.*

P: Einfach festgehalten. Als wären mir Füße und Hände eingebunden (Handgeste, als würde sie eine Kordel oder ein Seil um etwas winden), und ich muss das wieder abwickeln (dieselbe windende Bewegung in der Gegenrichtung), einfach um sie ein bisschen zu entspannen. Manchmal gelingt es, wenn ich die Aufmerksamkeit von meiner Brust abziehe und auf die Knie richte, aber es geht nur ganz kurz, dann bin ich wieder bei meiner Brust. Der ganze Körper ist unruhig, gespannt.

> *Sie begann mit „angespannt“, dann kam „fest“, dann „festgehalten“ und schließlich „eingebunden“ – alles mit entsprechenden Handgesten. Wenn wir die Empfindung ganz deutlich erfassen oder eine klare Grundempfindung hervortreten lassen wollen, wiederholen wir unserem Gegenüber die verwendeten Wörter und bitten um nähere Beschreibung.*

R: Unruhig und gespannt, wie?

P: (Wieder die Geste, als würde sie ein Seil um etwas winden und es dann zusammenschnüren.) Wie es sich anfühlen würde, in ein Tuch eingewickelt zu werden. Etwas wird in Tuch eingewickelt und dann verschnürt, so ungefähr. Wie wenn man etwas in der Faust hält (ballt die Faust) und drückt, und wenn man dann loslässt, sieht man es an dem, was man in der Hand hält. Wie bei etwas Weichem, Teig vielleicht, wo man dann die Abdrücke sieht. So ein Gefühl ist das, als würde meinem Körper etwas angetan durch dieses feste, gespannte Gefühl.

R: Erzählen Sie mir etwas mehr über „in Tuch wickeln".

P: Etwas Festes und Enges, und die Abdrücke, die man dann hat, wenn man das Seil lockert. (Handgeste, als würde sie etwas zwischen den flach zusammengelegten Händen pressen.) Wie mit etwas geschnürt. (Windende Bewegung mit den Händen.)

Fest eingebunden, das ist die Empfindung, fest und gespannt – und das Gegenteil, losbinden.

P: Etwas Erstickendes und diese Druckspuren. Wenn Sie das Handgelenk umgreifen und sehr fest drücken (umgreift ein Handgelenk mit der anderen Hand) und den Griff dann lockern - das fühle ich am ganzen Körper. Mir wird bewusst, dass alles an meinem Körper sehr, sehr, sehr fest und gespannt ist.

R: Dieses Feste und Gespannte - gibt es noch andere Situationen, in denen Sie das erleben?

Diese Frage stelle ich heute nicht mehr. Es ist eine lenkende Frage, und wenn Sie den Menschen in irgendeiner Weise führen, kann es passieren, dass Sie eine Empfindung „bestätigen", die gar nicht wirklich vorliegt. Damit führen Sie sich selbst in

die Irre. So hat sie zu Beginn von „blockiert" gesprochen. Ich hätte dann gleich nachfragen können: „Was sind das für Situationen, in denen Sie sich blockiert fühlen?" Sehr wahrscheinlich hätte sie Beispiele anführen können, und wir würden uns dann in dieses Blockierte verrennen und vielleicht nie auf die wahre Empfindung kommen, nämlich „gebunden, verschnürt". Heute bleibe ich lieber einfach bei der Empfindung selbst, bis mich die Person spontan auf irgendein anderes Gebiet, in eine andere Situation führt. Oder ich schließe Fragen über die Träume oder eine typische Stresssituation an, um herauszufinden, ob die Empfindung auch da wieder durchscheint.

P: Wenn ich nervös oder spät dran bin oder irgendetwas ganz schnell erledigen möchte, aber es hat dann nicht dieses Ausmaß; wenn man nervös und gereizt ist (spreizt die Finger weg), weil man zu spät kommen könnte.

R: Wie erleben Sie das, wenn Sie spät dran sind?

P: An der Ampel denke ich dann: Oje, ich komme zu spät! Ich weiß, ich sollte mich entspannen, aber mein Körper spannt sich an – genau dieses gespannte Gefühl.

R: Gab es je eine Situation in ihrem Leben, die Ihnen große Angst gemacht hat?

Ich schließe hier an ihre Aussage an, dass das Asthma ihr Angst macht.

P: Vor Hunden hatte ich immer große Angst. (Duckt sich und wendet den Kopf ab, als ginge etwas auf sie los.) Da war dieser Hund in der Siedlung, der völlig außer sich auf mich losging. Ich hatte hübsche rote Sandalen an. Ich muss so acht oder neun gewesen sein. Ich rannte und schrie um Hilfe, und dabei verlor ich meine Sandalen. Ich musste zusehen, wie er sie zerfetzte (zerrende Bewegung mit den Händen). Entsetzt malte ich mir aus, wie es wäre, wenn er das mit mir machen würde. (Greift sich mit entsetzt aufgerissenen Augen an die Kehle.) Dieses Bild konnte ich nicht mehr loswerden, und von da an hatte ich Angst vor Hunden.

R: Was war das für ein Gefühl?

P: Dass es mir so hätte ergehen können. (Wieder diese reißende Geste mit beiden Händen.) Wenn meine Sandalen nicht abgefallen wären, hätte er das vielleicht mit mir gemacht. Er hätte mir das Bein zerfetzt. (Handgeste, als würde sie etwas auseinanderziehen oder -reißen.)

R: Wie sieht die Angst da aus?

P: Klauen reißen mir die Haut auf. Der Hund reißt und fetzt. (Formt mit beiden Händen nach außen gebeugte Klauen und zieht sie auseinander, wie um etwas aufzureißen.)

> ***Das Gefühl, festgehalten oder gebunden zu sein, hat bei ihr immer etwas sehr Akutes und geht mit Panik einher. Das gespannte oder festgehaltene Gefühl kommt plötzlich, beispielsweise bei dem Vorfall mit dem Hund, es kommt als etwas, das zuschnappt und tötet. Wir sehen, wie die Empfindung und die Bewältigungsreaktion immer in dieser Weise ineinandergreifen: Die Empfindung „gebunden" tritt plötzlich auf und geht immer mit Panik einher.***
>
> ***Der Bewältigungsmechanismus wird immer nur von der Empfindung ausgelöst und stellt gleichsam eine nähere Bestimmung der Empfindung dar. In diesem Fall ist es die Empfindung „gespannt, festgehalten", die Panik als Bewältigungsreaktion auslöst. Wenn eine Situation keine Grundempfindung auslöst, besteht kein Anlass zu einer Reaktion. Wo nichts zu bewältigen ist, tritt auch keine Bewältigungsreaktion auf.***

R: Was haben Sie für Träume?

P: Wenn es ein hektischer Tag war, läuft die Mühle weiter und weiter, immer wieder dasselbe. (Zieht Kreise mit den Zeigefingern.) Ich habe eine Vorführung gehabt, und dann passiert noch so viel den ganzen Abend, und im Traum wird das dann einfach noch mal abgespielt. (Wieder die Kreise.) Wenn im Traum Rauch in meinem Zimmer ist, habe ich das Gefühl, dass der Rauch überall ist. (Geste, als würde etwas sie einkreisen.) Manchmal laufe ich, aber meine Füße wollen dann irgendwann nicht mehr, und ich kann nicht weiterlaufen. Manchmal hat das mit Flugzeugen zu tun, als wäre ich Zeugin einer Katastrophe, ein Flugzeug stürzt ab oder zwei Flugzeuge stoßen zusammen. Als Kind fand ich den bloßen Anblick eines Flugzeugs furchterregend. Ich dachte immer: „Mein Gott, dieses riesige Ding! Was, wenn es abstürzt? Die Leute werden sterben, da möchte ich nicht dabei sein." Bei meinem ersten Flug war ich eine Weile verängstigt und angespannt, aber nach einiger Zeit konnte ich dann ein wenig loslassen und mich entspannen. Später hatte ich manchmal Flugangst und manchmal nicht. Das wäre der schlimmste Tod.

> ***Bei der Schilderung ihrer Träume macht sie Handgesten, die bereits vorkamen. Ihr Traum vom Laufen führt uns zu ihrer Kindheitsangst von Flugzeugabstürzen. In dieser Vorstellung vom Absturz wiederholt sich die Empfindung von etwas Plötzlichem und von „gebunden". Man ist in der Luft und man stirbt und das war's. Keine Vorwarnung, man stirbt einfach.***

R: Was ist das für ein Gefühl: Ohne Vorwarnung zu sterben?

P: Man fällt einfach und stirbt, und der Körper fällt in Stücken hierhin und dahin. (Legt die Hände zusammen und reißt sie dann plötzlich auseinander, bis die Arme weit gespreizt sind, wie wenn etwas in Stücke geht und weit verstreut wird.) Hilflos, man kann nichts tun, um sich zu retten, man kann nicht weglaufen. (Duckt sich hinter ihren Fäusten zusammen.) Von einem Augenblick auf den nächsten ist man nirgendwo. (Zieht noch einmal die Arme mit einem kräftigen Ruck auseinander.)

R: Sagen Sie noch etwas zu „Man kann nicht weglaufen."

P: In einem Zug würde sich das für mich nicht so anfühlen. Ich würde versuchen, mich zu schützen. (Hg als würde sie den Kopf mit etwas bedecken, etwa mit einer Kapuze.) Und irgendwie wird man dann versuchen, nach draußen zu laufen. Aber hier herrscht das Gefühl vor, dass man überhaupt nichts tun kann. Wenn es in der Luft zu einer Explosion kommt, kann man sich nicht in Sicherheit bringen.

R: Weil?

P: Ich hätte ja nicht einmal Zeit zu begreifen, dass ich sterbe (bringt die Hände als lockere Fäuste zusammen und öffnet dann die Arme und zugleich die Hände), oder überhaupt irgendeinen Gedanken zu fassen. Es passiert, und es passiert nicht langsam, eine Explosion. (Wieder reißt sie die Hände auseinander und spreizt dabei die Finger.)

R: Was zeigen Sie da mit den Händen?

P: Körperteile überall. Als würde ich zerfetzt (wieder das ruckartige Öffnen der Arme und Hände), und Stücke von mir fliegen überallhin.

R: Sagen Sie noch ein bisschen mehr über diese Angst.

P: Ich fühle mich genauso, wenn ich so einen Albtraum habe. Ich stehe am Strand, und das Flugzeug ist eben erst gestartet, und direkt vor meinen Augen sterben so viele Menschen. (Zieht die Hände wieder in einer kraftvollen Geste und mit gespreizten Fingern weit auseinander.) Es explodiert, einfach so – Hilflosigkeit; Angst (als würde sie sich an die Kehle greifen), dass ich so etwas vielleicht eines Tages mit ansehen muss.

> ***Die Ausdrücke „Hilflosigkeit" und „Angst" hat sie auch schon im Zusammenhang mit dem Asthma verwendet.***

R: Ein bisschen mehr über diese Hilflosigkeit...

P: Nichts tun können. Nicht ganz schnell hinlaufen können, um diesen Menschen zu helfen. (Sie muss auch „ganz schnell" zu ihrer Asthmapumpe greifen, wie sie zuvor berichtete.) Angst, Menschen sterben vor meinen Augen; die Angst, so etwas mit ansehen zu müssen.

R: Was ist das für eine Angst? Wo spüren Sie sie?

P: In der Brust. Da (bringt die Fäuste in einer plötzlichen Bewegung vor die Brust und öffnet sie mit einem Ruck). Es ist wie ein plötzlicher Stoß, ein Ruck.

R: Was empfinden Sie in der Brust?

P: Angst. Unruhe. Etwas Erstickendes. (Als würde sie ihre Kehle umfassen.)

> ***Etwas Erstickendes – wie bei der Beschreibung ihres Asthmas. Auch die Geste ist die gleiche. Die Empfindung beim Asthma ist die gleiche wie im Traum.***

R: Beschreiben Sie dieses Erstickende.

P: Es ist so, wie ich es schon beschrieben habe, nur nicht so schlimm. Es dauert einen kurzen Moment. Erstickend. (Als würde sie sich zusammenkauern, die geballten Fäuste vor sich.) Gespannt, fest, das gleiche Gefühl.

R: Wie fühlt sich das an?

P: Hilflosigkeit. (Breitet die Arme aus.)

R: Was zeigen Sie da mit den Händen?

P: Mein Körper wird in Stücke zerrissen und in alle Richtungen verstreut. (Wieder diese Bewegung mit den Händen, aber noch weiter.) Hilflos, ich kann überhaupt nichts tun, ich kann nicht weglaufen, ich kann mich nicht in Sicherheit bringen.

R: Warum können Sie nicht weglaufen?

P: Es bleibt keine Zeit. Anderswo könnte ich mich retten, hier nicht. Es gibt eine Explosion, und wir sind in der Luft, und da sterbe ich. (Reißt die Hände mit einem Ruck auseinander.) Keine Zeit.

R: Was ist das für ein Gefühl: keine Zeit?

P: Es passiert. Es bleibt absolut keine Zeit, aufzuspringen und mich in Sicherheit zu bringen. Ein Sekundenbruchteil.

> *Bei dem Flugzeugunglück ist es ebenfalls plötzlich, es geschieht in einem Sekundenbruchteil, sie ist in Ängsten, und das Gefühl ist: hilflos, erstickend, gespannt. Als Empfindung haben wir gebunden und in der Falle gefangen, und als Bewältigungsreaktion Panik – alles kommt zusammen wie bei ihrer Hauptbeschwerde und dem Erlebnis mit dem Hund.*
>
> *Wir haben den Punkt erreicht, an dem sich zeigt, dass unser Nachfragen – was ihre Empfindung zu ihrem Asthma und zu anderen Stresssituationen sowie in Träumen – immer zum gleichen Ergebnis führt, zu einer Grundempfindung von „gespannt", „gebunden" und „festgehalten". Wir gehen deshalb jetzt zum Tanz über, um zu sehen, wie hier die Verbindung zu ihrer Haupt-*

> ***beschwerde und zur Kernempfindung aussieht. Das Tanzen ist ihr Hobby und ihr Beruf. Es bedeutet ihr sehr viel, und so wird ihre generelle Empfindung auch hier zum Ausdruck kommen.***

R: Erzählen Sie vom Tanzen.

P: Ich tanze mein ganzes Leben lang, seit meiner Kindheit. Es macht mir große Freude. Da bin ich ganz ich.

R: Worin besteht die Freude?

P: Ich habe da so viele Ausdrucksventile. (Breitet die Arme weit aus.) Allein die Freude der Hand- und Gesichtsbewegungen. Ich genieße jedes Detail.

R: Und wie ist das?

P: Als würde ich in der Welt einer Tänzerin leben. Alles ist irgendwie Bewegung oder Ausdruck, künstlerischer Ausdruck. In allem, was ich sehe, Blumen oder Bäume, erkenne ich etwas von Tanz. Vielleicht ist die Bewegung in meinem Körper, wenn ich so etwas sehe. Es macht mir große Freude.

R: Sie haben von Ventilen gesprochen, wie meinen Sie das?

> ***Wir greifen das Wort auf, zu dem es eine Handgeste gab.***

P: Als gäbe es Dinge, die man nicht selbst ausdrücken kann, aber wenn ich tanze, kann ich es. Als könnte ich alles zum Ausdruck bringen, was ich nur möchte (führt die Hände mit gespreizten Fingern auseinander), alles Unausgesprochene. Wenn der Tanz zu Ende ist, fühle ich mich sehr gut, als hätte ich etwas geäußert, das schon länger geäußert werden wollte.

R: Wie erleben Sie das, dieses Ventil?

P: Entspannend. Das Gesicht ist gelöst und lächelt.

R: Was ist das Gegenteil?

P: Dieses Feste, Gespannte, das ich beschrieben habe.

> ***Wieder „fest, gespannt" auf der einen Seite und „entspannt" und „Ventil" auf der anderen.***

R: Was macht Sie nervös und bringt Sie aus der Fassung?

P: Ärger über Kleinigkeiten. Meiner Tochter sagen müssen, dass sie rechtzeitig für die Schule fertig sein soll. Hetze, wenn es ganz schnell gehen muss.

> ***Die Worte „ganz schnell" hat sie bereits im Zusammenhang mit ihrem Asthma und mit dem Traum verwendet.***

R: Was ist das für ein Gefühl?

P: Gereizt. Zeitgebunden.

> ***Die Empfindung „gebunden" kommt auch hier ins Spiel.***

R: Was meinen Sie mit „zeitgebunden"?

P: Wie in Zeit eingebunden. (Wieder die Handgeste, als würde sie ein Seil um etwas winden.) Und mit ständigen Blicken auf die Uhr bedränge ich mich noch mehr. Ich mache das immer noch.

Analyse und Erklärung des Falls nach Ebenen

■ *Ebene 1: Name*

- Asthma, die Diagnose

■ *Ebene 2: Tatsache*

- Plötzlich ausgelöst
- Schwerer Anfall
- Schlimmer nachts, im Liegen
- Hat sogar mit Asthma getanzt

■ *Ebene 3: Gefühl*

- Angst
- Erschüttert
- Angst, dass es tödlich sein könnte
- Hilflos
- Todesfurcht

■ *Ebene 4: Einbildung/Wahnidee*

- Geschlossener Raum
- Dunkler Ort
- Kein Auslass
- Flugzeug
- Hund

Es besteht in diesem Fall eine starke Angst vor einem Flugzeugabsturz, aber das ist hier noch nicht der tiefste Punkt. Wir müssen die Erfahrung so weit ausloten, bis sich zeigt, was bei diesem vorgestellten Absturz die Grundempfindung ist. Ich verwende Wahnideen heute nur noch als Ausgangspunkt für den Schritt zur nächsttieferen Ebene.

Ebene 4 (Wahnidee) liegt direkt über Ebene 5 (Empfindung). Deshalb frage ich die Person, wie sie ihre Wahnidee erlebt, und was sie dabei fühlt – wie die ganz individuelle tiefere Empfindung aussieht. Wir bekommen die äußere Geschichte mitgeteilt, wir sehen gleichsam das Bühnenbild und erfahren, in welchem Stück sie da eine Rolle spielen wird. Das ist nur ein Teil. Wir müssen wissen, wie die Person sich innerlich fühlt, während sie diesen Part spielt, wie also das innere Erleben während dieser äußeren Handlung aussieht.

Wir haben die Geschichte von dem Hund, der die Sandalen zerfetzt, den äußeren Ablauf, also das, was passiert. Wir müssen herausfinden, was sich dabei innerlich abspielt: Was sie innerlich erlebte, während sie zusah, wie der Hund die Sandalen zerriss. Erst dann kommen wir zur tieferen Empfindung (Ebene 5).

■ *Ebene 5: Empfindung*

- Kein Durchlass zum Atmen
- Vollkommen blockiert
- Kein Platz mehr da
- Erstickend

Und das sind erst unsere Ansätze; es ist noch nicht die Tiefe. Ganz spezifisch wird es erst mit den Hand- und Körpergesten.

Handgeste:

- Blockiert, kein Durchlass

Körpergeste:

- Kauernd, steif werden, fest, gehalten, gebunden, von Seil/Schnur, Bedürfnis aufzuschnüren, zu lockern.

■ *Ebene 6: Energie*

- Schnelligkeit
- Plötzlich
- Auf einen zukommend
- Packen

Was ist Ebene 6?

Hier zeigt sich ihr Energiemuster, wie es sich in ihrem Erleben und in ihren Gesten bekundet. Schnelligkeit und Richtung lassen die Energie erkennen, und diese Energie bekundet sich in ihrer Empfindung, ihren Wahnvorstellungen und der Art und Weise des Auftretens ihres Asthmas. In diesem ganzen Fall erkennen wir überall, wie sich die Energie den anderen Ebenen mitteilt und alle dort auftretenden Phänomene hervorbringt. Die Empfindung basiert auf der Energie ebenso wie die Wahnidee auf der Empfindung.

Auf der Empfindungsebene kommt die Energie als „fest" und „gespannt" zum Ausdruck.

Aus der Empfindung (Ebene 5) geht die Wahnidee (Ebene 4) hervor: Ich bin in einem geschlossenen Raum und kann nicht atmen. Eine Wahnidee oder Einbildung wird mental und emotional erfahren. Aber der Bewegungsimpuls, der sich allem mitteilt, was einen bestimmten Menschen ausmacht (im vorliegenden Fall das Plötzliche und Schnelle), entspringt einer weitaus tieferen Schicht und ist reine Energie (Ebene 6).

Auf der Gefühlsebene (Ebene 3) kommt die Energie als „Ich habe Angst" zum Ausdruck.

Lokal äußert sie sich als die körperliche Missempfindung „Meine Lunge ist fest und gespannt" (Ebene 2).

Und zuletzt bekommt die vorliegenden Ausdrucksform der Energie einen Namen (Ebene 1), nämlich die Diagnose: Asthma.

Postskriptum

Der Gesprächsverlauf selbst vermittelte dieser Patientin etliche Aha-Erlebnisse, und sie erkannte die Verwandtschaft zwischen den Empfindungen in verschiedenen Bereichen ihres Lebens. Das allein war bereits heilkräftig. Zusätzlich bekam sie eine homöopathische Arznei aus der Pflanzenfamilie der Euphorbiaceae. Die Mittel dieser Familie sind bekannt für Empfindungen wie fest, gespannt, gebunden, eingebunden und das Gegenteil nämlich locker und losgebunden. Sie erhielt das Mittel *Croton tiglium*, das in dieser Familie den panischen Reaktionstyp vertritt. Sie genas nicht nur innerhalb eines halben Jahres von ihrem Asthma, sondern berichtet außerdem von einer deutlichen Stressreduzierung in unterschiedlichen Situationen und fühlt sich insgesamt freier. Ihr Tanz verlor alles Zwanghafte und wurde ein Medium des kreativen Ausdrucks für sie.

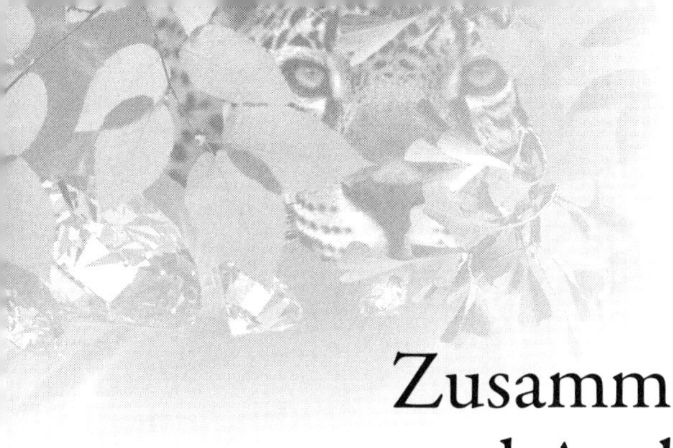

Zusammenfassung und Ausblick

In diesem Buch wollte ich Ihnen, liebe Leser, ein paar Gedanken mitteilen, zu denen ich einfach dadurch gekommen bin, dass ich Menschen beobachtet und ihnen zugehört habe, um dann durch behutsames Nachfragen zu erforschen, was sie in tieferen Schichten ihres Seins erleben. Dabei zeichnete sich ab, dass unsere Gefühle und Gedanken, unsere Vorlieben und Abneigungen, unsere Fantasien, Träume und Albträume, aber auch unsere körperlichen Krankheiten auf einer tieferen Ebene eine ganz bestimmte Sprache sprechen oder eben eine ganz eigene individuelle Melodie haben.

Diese Melodie ist ein Muster, ein Energiefeld, das große Ähnlichkeit mit einer bestimmten Pflanze, einem Tier oder einem Mineral aufweist. Es färbt unsere Lebensweise, unsere Arbeit, unsere Beziehungen und unsere Leiden. Man könnte beinahe sagen, dass diese Melodie unser ganzes Dasein beherrscht. Wenn es gelingt wahrzunehmen, dass alle unsere Schwierigkeiten und Nöte einer tiefen Schicht entspringen, in der dieser nichtmenschliche Teil unserer selbst residiert, wird diese nichtmenschliche Melodie nach und nach abgeschwächt und verklingt. Das ist nicht einfach. Wenn wir Gefühle oder Träume auf einer weniger tiefen Ebene aufzuarbeiten versuchen, kann die Wirkung flüchtig sein oder ausbleiben.

Um genau zu erkennen, um was es sich bei dem Nichtmenschlichen in uns handelt, müssen wir von unserem Problem, unserer Hauptbeschwerde, einen Schritt zurücktreten, und da liegt die Schwierigkeit. Es ist nämlich so, als wäre unser Problem das, was wir *sind*, und wie will man davon zurücktreten, um es zu betrachten? Das andere Lied ist so laut und allgegenwärtig, dass nirgendwo Raum für bewusste Wahrnehmung bleibt.

Als Begleitung dieses Prozesses der Bewusstwerdung, aber auch als Zugang, eignet sich die homöopathische Behandlung, die ja in der Gabe eines Mittels besteht, das die Essenz, den Geist jenes anderen Liedes in uns birgt. Bei der homöopathischen Prüfung von Substanzen aus dem Tier-, Mineral- und Pflanzenreich wird das Lied der jeweiligen Substanz in den ermittelten Erscheinungen und Symptomen hörbar. Während der Aufnahme eines Falls, wenn unser Gegenüber (Patient) seine innere Geschichte Zug um Zug preisgibt, offenbart er zugleich die Melodie seines anderen Liedes Note für Note, und wir müssen nur alles, was er sagt, mit den bereits verfügbaren Kenntnissen über die vielen in der Natur vorkommenden Substanzen vergleichen. Wir versuchen eine Substanz herauszufinden, die eine dem anderen Lied unseres Patienten sehr ähnliche Melodie hat, und diese Substanz wird dann als hoch verdünntes homöopathisches Mittel verabreicht.

Bei dieser Suche orientieren wir uns an dem, was wir bereits über die charakteristischen Merkmale von Pflanzenfamilien, die Unterklassen des Tierreichs und die Reihen, Spalten und Kreuzungspunkte des Periodensystems wissen.

Ein gut gewähltes Mittel führt deutliche Veränderungen im körperlichen, aber auch im geistig-seelischen Bereich herbei, und in der Folge klingt die Pathologie ab. Wir haben dem Patienten sein anderes Lied als homöopathische Verdünnung (Potenz) gegeben, und nach einer gewissen Zeit wird sich zeigen, dass er das Leben anders wahrzunehmen beginnt und anders auf es reagiert. Die Veränderungen zeigen sich daran, wie er seine Beziehungen, sein Leben, sich selbst und alles andere jetzt wahrnimmt.

Homöopathie wirkt sehr tief und verlangt vom Patienten nicht übermäßig viel – außer eben bei der Aufnahme seines Falls, die ihn in die Tiefe seiner eigenen Erfahrung führt. Heilung, die auf diesem Wege zustande kommt, ist durchgreifend und bewirkt den Quantensprung, zu dem es im Leben des Patienten kommen muss: Veränderungen, die über die körperlichen Symptome und pathologischen Erscheinungen hinausgehen und auf der Grundebene seines Krankseins, bei der „Verstimmung der Lebenskraft", ansetzen.

Eigentlich sind die Gedanken dieses Buchs sehr allgemeiner Natur und nicht auf die Homöopathie beschränkt. Man kann sie anwenden, um einfach mehr Bewusstsein in den Austausch mit der Welt ringsum zu bringen, und tatsächlich lassen sich die Prinzipien überall verfolgen:

Wenn wir beispielsweise einen Politiker sagen hören: „Wir werden von unserem Nachbarland bedroht und müssen es schnellstens niederringen, um weiterhin in Frieden existieren zu können", dann ist unschwer zu erkennen, dass sein anderes Lied aus dem Tierreich stammt. In der Werbebranche kennt man sich sehr gut mit unseren inneren Melodien aus und weiß die Produkte so darzustellen, dass sie etwas in uns „anklingen" lassen. Werbung ist präzise auf die verschiedenen Menschentypen zugeschnitten; man bedient sich einfach der Grundthemen der drei Naturreiche. Wenn eine Reklame beispielsweise darauf abhebt, dass Batterien einer bestimmten Marke eine um fünfunddreißig Prozent höhere Lebensdauer haben als vergleichbare Konkurrenzprodukte, dann sind damit Käufer angesprochen, deren anderes Lied aus dem Mineralreich mit seiner Kernthematik „Funktion und Verlust" stammt. Solche Menschen neigen nämlich dazu, ihre Kaufentscheidungen an quantitativen Variablen wie Gebrauchsdauer und Einsparpotenzial zu orientieren. Wenn eine Waschmittelwerbung sagt, das beworbene Produkt schone die Kleidung, mache sie weißer und lasse sie alles in allem besser aussehen als die des neidisch dreinblickenden Nachbarn, dann sind als Zielgruppe eindeutig Menschen angepeilt, deren anderes Lied dem Tierreich und seiner Ausrichtung auf Rivalität und Eifersucht entspringt. Und denken wir schließlich auch an Werbespots vom Typ „ein Herz für andere", die uns mit Szenen von Liebe und liebevoller Nachsicht anrühren, etwa die Mutter, die eben ansetzt, ihren über und über verschmutzten Sohn zurechtzuweisen, dann aber entwaffnet lächelt, als er hinter seinem Rücken eine frisch für Mama gepflückte Blume hervorzaubert. So etwas ist auf Menschen gemünzt, in denen die Melodie des Pflanzenreichs mit seiner Empfindsamkeit tönt.

In unseren Symbolen, in den Worten, die wir wählen, ja in allen unseren Entscheidungen klingt eine tiefere Melodie an, die aus einem Naturreich jenseits der Menschenwelt stammt. Dennoch geht es bei dem, was wir in diesem Buch besprochen haben, um die Essenz unseres Lebens. Es geht um etwas, das menschlichem Dasein zutiefst aufgeprägt ist und mit dem wir deshalb nicht leichtfertig umgehen dürfen, als handelte es sich um einen Konversationsgegenstand wie jeden anderen. Die in diesem Buch dargelegten Gedanken sollen nicht einer weiteren Klassifizierung oder Typologie dienen; es handelt sich nicht um einen analytischen Ansatz, der wie so viele andere hauptsächlich die linke Gehirnhälfte beansprucht. Wir sprechen hier von Entdeckung, nicht von Analyse und Berechnung. Wir gehen nicht schlussfolgernd vor, das wäre ein ganz falscher Eindruck. Vielmehr wird sich die innere Welt erschließen, wenn Sie so vorgehen, wie es in diesem Buch beschrieben wird. Eine ganz andere Dimension offenbart sich, etwas, das ganz in der Tiefe parallel zum äußerlich Sichtbaren verläuft.

Ich fuhr einmal mit dem Bus von Mumbai (Bombay) aus in einen sieben Stunden entfernten Ferienort. Die Beförderung von Tieren war im Bus nicht erlaubt, aber ich musste meine Katze mitnehmen, da ich sie nirgendwo lassen konnte. Also steckte ich sie in einen Korb und setzte mich ganz hinten in den Bus. Ab und zu wurde sie unruhig in ihrem Korb und streckte neugierig und miauend den Kopf heraus. Die Leute wunderten sich, woher das Geräusch kam, und sahen sich um. Und ich? Ich schob einfach den Kopf in den Korb zurück und tat völlig unbeteiligt.

Das andere Lied ist so eine Katze im Korb, die wir mit uns herumtragen. Dann und wann – in Worten und Gesten und Erfahrungen, die ein nicht spezifisch menschliches Ausdrucksverhalten darstellen – streckt diese Katze ihren Kopf aus dem Korb.

Je mehr Licht des Bewusstseins in das Dunkel unseres anderen Liedes fällt, desto geringer wird dessen Einfluss, sodass wir gesünder und letzten Endes auch menschlicher werden. Wir kommen, wie Samuel Hahnemann sagt, jenem Zustand der Gesundheit näher, in dem der uns „innewohnende, vernünftige Geist sich dieses lebendigen, gesunden Werkzeugs frei zu dem höhern Zwecke unseres Daseins bedienen kann."[19]

Diese Sicht der Dinge hat für mich persönlich einiges geändert: Ich nehme mich selbst und die Menschen ringsum anders wahr, ich höre anders zu. Mir ist bewusst, von wo aus ich spreche oder agiere, wo ich früher nur die Worte und Aktionen selbst wahrgenommen habe.

Sie fangen an, die tiefere Sprache der Menschen zu hören und auf sie einzugehen. Sie sehen, wie jeder von uns irgendwo stecken geblieben ist – und hören auf, Vorwürfe zu machen. Sie übernehmen immer mehr Eigenverantwortung und fühlen sich im gleichen Maße weniger als Opfer des Lebens und Ihrer besonderen Situation. Es gibt weniger Ärger, Streit und Unmut, dafür mehr Hinsehen, mehr Sein. Sie erleben deutlich mehr Frieden und Ruhe.

---

[19] Samuel Hahnemann, Organon der Heilkunst, 6. Auflage, §9. Heidelberg: Haug, 1987, S. 68.

Kenntnis des anderen Liedes macht uns in so mancher Hinsicht ruhiger. Klar wird, dass wir im Umgang mit anderen oftmals eigentlich nur uns selbst begegnen. Was wie Dialog klingt, kann in Wirklichkeit Selbstgespräch sein. Unsere Welten sind so grundverschieden, dass wir uns nicht einbilden dürfen, die Erfahrung eines anderen zu verstehen – es sei denn wir erleben zum Beispiel im Rahmen einer homöopathischen Fallaufnahme, wie das andere Lied unseres Gegenübers immer deutlicher hervortritt.

Ich glaube, dass dauerhafte Verbundenheit ohne Unfrieden nur auf der Siebten Ebene möglich ist. Wahre Freundschaft, Einssein, gibt es nur hier. Auf dieser Ebene sind wir jenseits unserer Krankheiten, Empfindungen und Wahnideen, und so ist unser Umgang miteinander nicht mehr davon bestimmt; wir begegnen einander vielmehr als Betrachter und gelangen so zu dem, was alle Menschen verbindet, dem schweigenden Zeugesein, in dem alles so angenommen wird, wie es ist, die eigene Person ebenso wie der andere. Im Jetzt zu sein wird etwas Selbstverständliches.

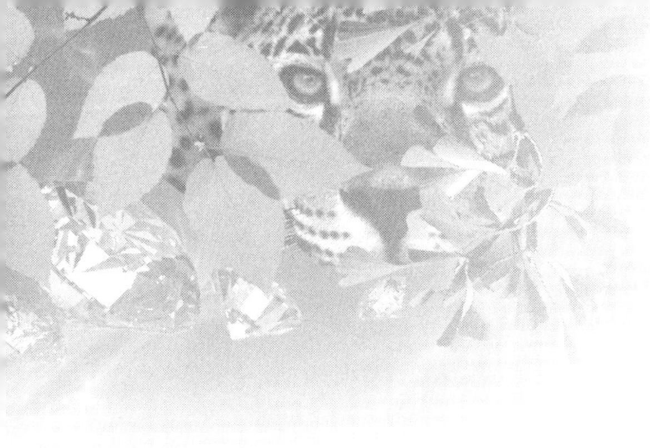

Einige Fragen

1 Kann ein Mensch ein tierisches, ein mineralisches und ein pflanzliches Lied gleichzeitig in sich haben? In den folgenden drei Beispielen sind Elemente aller drei Naturreiche an ein und derselben Person zu erkennen. Ist so etwas möglich, oder muss man solche Fälle einfach anders betrachten?

1. Beispiel: Ein Architekt schämt sich (Sensibilität: Pflanze), nachdem er einen Wettbewerb (Konkurrenz: Tier) verloren hat, bei dem es um den Entwurf zu einem möglichst energieeffizient konstruierten Haus (Struktur: Mineral) ging.

2. Beispiel: Jemand hat das Gefühl, die Zellen seines Körpers (Mineral) seien anfällig (Pflanze) gegen feindliche Mikroorganismen (Tier).

3. Beispiel: „Aus innerer Schwäche (Mineral) fühle ich mich von rüpelhaften Klassenkameraden (Tier) schnell gekränkt (Pflanze)."

Dem Denken in Naturreichen liegt diese Erfahrung zugrunde: Wenn wir die innere Verfassung eines Menschen bis in die Tiefe erforschen, finden wir dort ein Muster vor, ein anderes Lied, das einer Substanz aus einem der drei Naturreiche entspricht. Ein Mensch hat immer nur ein einziges anderes Lied, und folglich können nicht alle drei Naturreiche gleichzeitig in ihm vertreten sein.

Wenn wir den Architekten fragen würden, wie er diesen Misserfolg *erlebt*, würde er vielleicht etwas von Beschämung oder Peinlichkeit erzählen. Von hier aus müssen wir ihn einen weiteren Schritt in die Tiefe führen und fragen: „Schildern Sie bitte, wie sie das erleben, beschämend oder peinlich." Das ist die Frage, die ihn tiefer gehen lässt, und dort wird er nicht von Gefühlen, sondern von seinem Erleben der Situation sprechen, und das ist dann eine Empfindung.

Stellen wir uns also vor, wie er den Brief mit der Bekanntgabe der Gewinner öffnet, die Namen liest – und seiner nicht darunter ist. Die mineralische Reaktion würde ungefähr so aussehen: „Ich kann anscheinend auf dem Gebiet der Energieeffizienz nicht mehr so richtig mitreden." Es ist das Gefühl, dass ihm etwas mangelt, dass er zu etwas nicht fähig ist oder etwas verloren hat. Wenn das andere Lied des Architekten aus dem Tierreich stammt, wird er vielleicht denken: „Was, *der* hat gewonnen? Der ist doch ein Vollidiot! Ich bin weitaus besser als der." Bei ihm steht die Rivalität im Vordergrund. Und der pflanzliche Architekt würde sagen: „Meine Reaktion war Schock und Enttäuschung, mir war, als würde alles versinken und als würde es mit mir abwärts gehen." Reine Reaktion und Empfindung.

Wenn Sie den Fall ausloten wollen, müssen Sie dieselbe Situation auf eine tiefere Ebene führen, und da werden Sie finden, wie die Person das Geschehen tatsächlich erlebt – nicht Gefühle, nicht Einbildungen, sondern die Empfindung. Es wird entweder die mineralische Empfindung eines Mangels oder Verlusts oder eine tierische Empfindung von Rivalität oder eben wie im Pflanzenreich eine reine Empfindung von Sensibilität und Reaktion sein. Oberflächlich betrachtet, hat jeder Mensch Züge aller drei Naturreiche. Aber wir reden hier ja nicht von Oberflächen, sondern von der Empfindungsebene, und da finden Sie nur *eine* Kernempfindung, *ein* durchgehendes Unbehagen.

Die anderen beiden Beispiele sind genauso zu betrachten. Es kann sogar sein, dass jemand sich sowohl anfällig für die Angriffe von Mikroorganismen fühlt als auch durch rüpelhafte Klassenkameraden schnell gekränkt wird, weil er sich innerlich schwach fühlt. Aus diesem hypothetischen Fall kann man alle möglichen Naturreiche herauslesen, aber wir gehen einfach ein wenig tiefer und fragen: „Wie erlebst du das, wenn du von rüpelhaften Klassenkameraden gekränkt wirst?" Was er uns jetzt erzählt, wird *nicht* aus allen drei Naturreichen stammen. Er wird auf eine Kernempfindung aus einem der drei Naturreiche kommen. So habe ich es in Hunderten von Fällen erlebt. Sie müssen dazu einfach tiefer gehen und genau beobachten, dann werden Sie sehen, dass es so ist.

2 **Bei Ihrer Methode der Fallaufnahme leitet der Arzt den Patienten behutsam an, seine Hauptbeschwerde auf immer tieferen Erfahrungsebenen zum Ausdruck zu bringen: von Namen und den lokalen Empfindungen zu den Gefühlen und Wahnideen und weiter zur Vitalempfindung und zur Energie. Sie benutzen dabei immer wieder die Wörter „tief", „tiefer", „tiefste" und „Tiefe", also muss das etwas sehr Wichtiges sein. Aber wodurch ist ein Gefühl wie beispielsweise „erdrückt" tiefer und folglich brauchbarer als ein gut beschriebener Schmerz? Weshalb führen Sie hier den Begriff „tiefer" ein, und wo liegt der Unterschied? Insbesondere: Woran erkennt man, dass man tief genug gekommen ist und die Vitalempfindung erreicht hat?**

Ich denke, auch hier gilt wieder, dass die Antwort sich einstellen wird, wenn man die Methode in Aktion erlebt hat, entweder indem man Fallaufnahmen eines erfahrenen Praktikers verfolgt oder durch Anwendung der Methode in der eigenen Praxis. Ich will Ihnen ein Beispiel geben.

Ich hatte den Fall eines Mannes mit einem Tumor im Auge. Zur Beschreibung seiner Beschwerden sagte er, der Tumor verursache ein gewisses „Ungleichgewicht" in seinen Augen. Er präzisierte Ungleichgewicht dann als einen Mangel an Koordination und kam schließlich darauf zu sprechen, dass Koordination das Wichtigste in seinem Leben sei – alles müsse koordiniert sein. Er führte diesen Gedanken weiter aus und gab Beispiele für Koordination, wie sie etwa ein Pilot während des Fluges oder ein Raketenbauer bei der Konstruktion einer Rakete oder ein Schauspieler auf der Bühne braucht.

Im weiteren Verlauf erzählte er, wie seine Schwiegermutter einmal etwas hinter seinem Rücken getan hatte. Auf meine Frage, wie sich das für ihn angefühlt habe, antwortete er, er sei sehr enttäuscht gewesen und habe sich verraten gefühlt.

Jetzt haben wir also Enttäuschung und Verrat und könnten versucht sein, daraus etwas zu schließen. Aber erst, wenn wir weiter sondieren, „Beschreiben Sie Enttäuschung", kommt das wirklich Individuelle an der Reaktion eines Menschen auf die Umstände ans Licht.

Wenn jemand etwas hinter dem Rücken eines anderen tut, weiß dieser ja zunächst nichts davon, und Enttäuschung ist dann eine ganz normale, ganz und gar nicht individuelle Reaktion. Hahnemann hat immer die Bedeutung der für eine Person charakteristischen oder „eigenheitlichen" Symptome hervorgehoben. Wenn wir uns hier die Enttäuschung ansehen, ist sie nicht individuell genug, nicht charakteristisch genug. Gehen wir weiter. Ich sagte: „Beschreiben Sie die Enttäuschung", und er antwortete: „Das ist, als würde mir jemand einen Tiefschlag versetzen." Das wird jetzt schon spezifischer. Aber wir müssen noch einen Schritt weiter gehen. Ich sagte: „Beschreiben Sie Tiefschlag", und jetzt antwortet er: „Mir bleibt die Luft weg." „Schildern Sie das: Mir bleibt die Luft weg." Und jetzt ist der Bann gebrochen und wir erfahren alles über ein Gefühl, nicht genügend Luft zu bekommen: beim Schwimmen, unter beengenden

Umständen und in vielen anderen Situationen seines Lebens. Atemnot erwies sich – neben dem Verlangen nach Kontrolle und Koordination (wie bei einem Piloten oder Bühnenkünstler) – als seine Kernempfindung. Er bekam das homöopathische Mittel *Argentum nitricum*, Silbernitrat.

„Beschwerden durch Enttäuschung" oder „Wahnidee, jemand habe ihm einen Tiefschlag versetzt" – dergleichen spielt sich auf einer eher oberflächlichen Ebene ab. Darunter liegt dieses unglaublich starke Gefühl, nicht genügend Luft zu bekommen, das er nicht nur im Umgang mit der Schwiegermutter, sondern überall in seinem Leben hat. Es ist eine sehr individuelle Empfindung, die so wenig mit den äußeren Vorgängen zu tun hat, dass wir sie als (im körperlichen und geistig-seelischen Sinne) ganz „eigenheitliches" Symptom der Person betrachten. Es handelt sich um die Vitalempfindung.

3 Manche sagen, die Reaktion des Patienten auf Stress sei besonders wichtig. In Ihrem System versucht der Homöopath, von der äußeren Erfahrung der Hauptbeschwerde auf tiefere Ebenen vorzudringen. Ist es richtig zu sagen, dass er bei diesem Prozess von der Beschreibung der Beschwerde zum Verständnis der individuellen Reaktion des Patienten auf die Beschwerde gelangt? Hat das Ähnlichkeit mit der von anderen gelehrten Methode, die individuelle Reaktion des Patienten auf Stress auszuloten?

Ja, wir erkunden die Darstellung der Beschwerde ebenso wie die individuelle Reaktion darauf. Wenn wir die Schilderung der Beschwerde durch Nachfragen ausleuchten und in den Feinheiten erkennbar machen, wird sich an irgendeiner Stelle zeigen, dass sie mit der Reaktion auf die Beschwerde übereinstimmt. Körper und Geist treffen sich auf der Ebene der Empfindung.

Wir erforschen also bis in die Tiefe, wie die Person ihr Symptom erlebt, und so kommen wir zu ihrer Reaktion auf dieses bestimmte Problem; und wenn wir die Reaktion bis ganz in die Tiefe erkunden, kommen wir wieder auf das gleiche, nämlich auf die Empfindung.

4 Sind die nicht spezifisch menschlichen Züge eines Menschen immer ein Problem?

Wenn diese nicht spezifisch menschlichen Züge einer Person durchgängig vorhanden sind, wenn sie ein Muster bilden, und dieses Muster das Leben dieses Menschen fixiert, sodass er an einer bestimmten Stelle „stecken bleibt", dann wird es ein Problem, und dieses Problem ist die Krankheit. Wenn sich die Empfindungen eines Menschen dagegen mit den wechselnden Umständen ändern, wenn er im Augenblick sein kann, sodass er auf einem Berg den Wind, die Leichtigkeit, das Schwebende genießt, sich seiner Arbeit gewachsen fühlt, wenn er arbeitet und in einer Wettkampfsituation auf Wettkampf bedacht ist – dann ist das perfekt. Probleme entstehen nur da, wo etwas festgefahren ist und chronisch wird und dadurch das ganze Leben eines Menschen färbt und einschränkt.

5 Gibt es bei Menschen, die keine nicht spezifisch menschlichen Züge haben, überhaupt Unterschiede oder Individualität?

Individualität wird immer vorhanden sein. Menschen sind groß, klein, intelligent, stark und so weiter. Aber solche Unterschiede schränken den Menschen nicht ein, sie sind nicht pathologisch. Deshalb bleibt der Mensch nicht stecken. Jeder kann darin seine Individualität und seine Freiheit leben. Das wäre dann Gesundheit.

6 Wenn ich jemandem diese Methode in ganz einfachen Begriffen nahebringen möchte, könnte ich dann sagen, dass Mineral-Patienten glauben, das Problem liege bei ihnen selbst, während

Pflanzen-Patienten die Ursache ihre Problems in Vorgängen oder Substanzen sehen, die von außen auf sie einwirken, und Tier-Patienten davon ausgehen, dass ihr Problem von anderen Wesen außerhalb ihrer selbst verursacht wird?

So ungefähr, ja. Was Sie über den mineralischen und tierischen Typ sagen, trifft zu. Der mineralische Mensch empfindet das Problem als etwas, das ihm fehlt oder verloren geht oder als ein Unvermögen, irgendetwas Bestimmtes zu tun. Der Pflanzen-Mensch sieht das Problem nicht als etwas, das von außen kommt. Sein Problem liegt in seiner Sensibilität oder Empfindlichkeit, in seiner hohen Reaktionsbereitschaft auf etwas Äußeres.

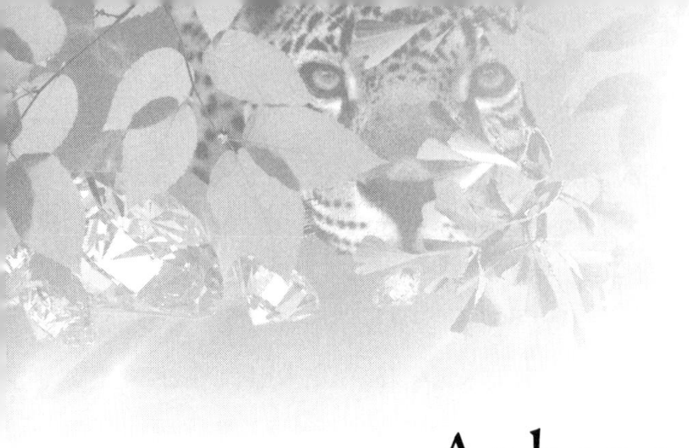

Anhang

EINFÜHRENDE LITERATUR

Chauhan, Dinesh, *Der Weg zum Kern des Falls,* Kandern: Narayana, 2009.

Gebhardt, Christa, und Jürgen Hansel, *Glücksfälle - Erstaunliche Heilungsgeschichten mit Homöopathie,* Kandern: Narayana, 2010.

Vithoulkas, George, *Medizin der Zukunft: Homöopathie,* Kassel: Wenderoth, 1989.

Weidemann, Doris, *Grundlagen der Sankaran-Methode,* Augsburg: Faust, 2008.

Wichmann, Jörg, Die andere Wirklichkeit der Homöopathie, Saarbrücken: Neue Erde 2002.

NÜTZLICHE ADRESSEN

Alles rund um die Homöopathie erhalten Sie beim

Narayana Verlag GmbH
Blumenplatz 2, D-79400 Kandern
Tel. 07626-974970-0, Fax 07626-974970-9
info@narayana-verlag.de

In unserer Online Buchhandlung www.narayana-verlag.de führen wir alle deutschen und englischen Homöopathie-Bücher. Es gibt zu jedem Titel aussagekräftige Leseproben.

Auf der Webseite gibt es ständig Neuigkeiten zu aktuellen Themen, Studien und Seminaren mit weltweit führenden Homöopathen, sowie einen Erfahrungsaustausch bei Krankheiten und Epidemien.

Homöopathische Organisationen

Deutsche Gesellschaft für Klassische Homöopathie
bietet Arbeitskreise, Vorträge und Seminare zur Weiterbildung
www.dgkh-homoeopathie.de

Bund klassischer Homöopathen Deutschlands: www.bkhd.de mit Therapeutenliste

Verband klassischer Homöopathen Deutschlands: www.vkhd.de mit Therapeutenliste

Deutscher Zentralverein Homöopathischer Ärzte: www.dzvhae.de mit Therapeutenliste

Deutsche Gesellschaft zur Förderung naturgesetzlichen Heilens
www.homoeopathie-aktuell.org

Homöopathieverband Schweiz
www.hvs.ch

Österreichische Gesellschaft für Homöopathische Medizin
www.homoeopathie.at

Weitere nützliche Adressen im Internet

www.provings.info
Verzeichnis aller Arzneimittelprüfungen

www.groma.ch
Ausführliche Linkliste für Homöopathie und Impfkritik

www.spektrum-homoeopathie.de
Fachzeitschrift für Homöopathie mit Schwerpunktthemen wie Kindheit und Psyche, Miasmen und Arzneimittellehre.

Arzneimittelhersteller

Deutsche Homöopathie-Union
www.dhu.de

Labor Gudjons
www.gudjons.de

Remedia Österreich
www.remedia.at

ABBILDUNGSVERZEICHNIS

S. 81, 84: © Eric isselée - Fotolia.com
S. 89: © Narayana Verlag
S. 92: © Istockphoto.com
S. 93: © Jürgen Schoner

Alle übrigen Bilder stammen vom Autor

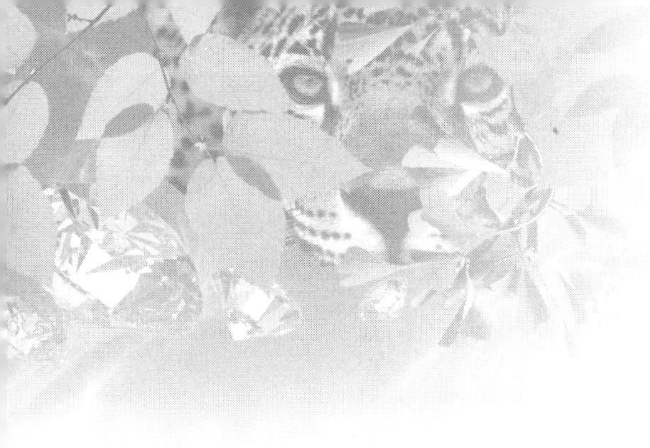

Stichwortverzeichnis

A

Aggression 78, 84, 111, 272
Aggressionsbereitschaft 77
Aggressivität 33-34, 79
Aktionsmuster 159, 162, 164, 166, 174, 177
Ameisen 91
Angst
- Angstreaktion 52
- Flugangst 326
- Todesangst 146
- Verfolgungsangst 78
- Versagensangst 126
- Zukunftsangst 48

Anpassungsfähigkeit 22, 71
Argentum (Silber) 106, 126, 345
Ärger 16, 30-31, 51, 89, 331, 339
Argon 113, 307
Argwohn 50, 58, 151
Arthritis 48, 82-83, 92
- rheumatoid 48, 82

Asthma 49, 262, 312-315, 321, 324, 328-329, 331, 334
Asthmaanfall 192-193
Aurum (Gold) 106, 129

B

Benommenheit 74
Beobachtung 26, 60, 69, 73, 84, 114, 222, 240, 245, 281
Beutetier 81
Bewältigung
- Bewältigungsmechanismus 75, 206, 213, 227, 282, 325
- Bewältigungsreaktion 297
- Bewältigungsstrategie 152, 215, 265

Bewusstsein
- Bewusstseinsebene 31
- Bewusstseinsstufe 275

Bewusstwerdung 122, 214, 265, 269, 271, 275, 336
Bienen 91, 287, 289
Brustschmerzen 196

C

Cäsium 113
Chaos 36, 166-168, 170, 178, 237
Chlor 119, 307, 310
Colitis ulcerosa 150

D

Depression 49, 92, 292, 298, 304, 306
Diabetes 17-18, 132, 183
Disharmonie 34
Doodles 231-236, 240, 245-246
Durchfall 38

E

Eifersucht 12, 58, 79, 151, 288-289, 338
Eisen 106
Ekzem 48
Empfindlichkeit 70, 144, 147, 188, 190-191, 228, 285, 300, 321, 347
Empfindung
  Empfindungsebene 49, 57, 60, 62, 66, 68, 94, 109, 198-199, 204, 211, 231, 295, 298-299, 310, 321, 333, 343
  Empfindungsqualität 37
  Grundempfindung 60, 75, 100, 109, 112, 183, 188, 194, 202-204, 211, 263-264, 266, 286, 300, 310, 314, 319, 322, 325, 329, 332
  Kernempfindung 55, 57-58, 72-73, 183, 189, 204, 213, 246, 252, 268, 285, 301, 311, 318, 330, 343, 345
  Körperempfindung 248
  lokal 94, 321
  Vitalempfindung 56, 58, 60, 187, 343, 345
Energiemuster 18, 49, 56, 60-65, 68, 70, 73, 97-98, 103, 194, 260, 265-269, 333
Erfahrung
  Erfahrungsebene 18, 43-44, 51, 54-55, 60, 63-65, 180, 183, 195, 217, 250, 263, 271, 273, 275, 310, 343
  Erfahrungswelt 34, 44, 89
  Krankheitserfahrung 48
  religiös 47
  spirituell 45
Erkältung 49, 313
Erkrankungen, psychisch 20
Erwartung 54, 178, 263

F

Fallaufnahme 15-18, 180, 229, 245, 276-277, 292, 340, 343
  homöopathisch 15, 180, 340
Farbe 28, 33, 45, 61, 66, 76, 139, 141, 226, 230, 251
Fieber 2, 90
Francium 113
Freiheit 7, 18, 22, 59, 92-93, 119, 135, 155, 164, 171, 178, 212, 235, 238, 253, 255-259, 270, 273, 284, 289, 296, 346
Freude 19, 23, 46, 48, 51, 54, 121, 136, 185-186, 212, 330
Furunkel 5

G

Gebärden 29, 60, 150
Geborgenheit 48, 51, 123, 158, 178
Gedächtnis 23
Gedanken, individuell 32
Gefühl
  Gefühlsebene 67, 195, 295, 314, 319, 334
  Gefühlsfixierung 7
  Gefühlsregung 52, 266
  Grundgefühle 51
Gelassenheit 19, 48, 51
Gereiztheit 16, 51
Geschwür 4, 130, 169

Gespaltenheit 23, 41, 79
Gewalt 146, 185, 256, 291
Grausamkeit 6, 174

H

Halsschmerzen 144, 200
Halswirbelentzündung 184
Handgeste 18, 94-98, 103, 192-198, 202, 211, 230, 268, 280-283, 289, 293, 298-299, 302, 307, 315-318, 321-326, 330-333
Harmonie 19-21, 34, 144, 187
Hass 23, 50, 54, 138, 146, 259
Hautausschlag 278
Heilung 3, 261, 337
Helium 112-113
Herzmuskelerkrankung 85
Herzoperation 126
Herzstillstand 131
Herzversagen 85
Hoffnungslosigkeit 173-175, 177-178
Homöopathie 350
Husten 49, 214-217
Hypnose 65, 200

I

Identität 32, 49, 114-115, 119, 121-124, 129, 302, 304, 307-310
  Identitätsmangel 119
Individualität 4, 119, 267, 305, 307, 346
Introvertiertheit 234

J

Juckreiz 5-6, 48

K

Kalium 113
Kalzium 106
Kausalität 26
Klaustrophobie 105
Koma 65
Konflikt 18-23, 34-35, 79, 122, 267
  emotional 267
  innen 20-21, 23
  Konfliktpotenzial 79
Konkurrenz 12, 77, 131, 285, 341
  Konkurrenzdruck 77, 131
  Konkurrenzfähigkeit 78
  Konkurrenzkampf 13, 75, 77, 188
  Konkurrenzverhalten 76
Konkurrieren 14
Kopfschmerzen 27, 37-38, 40-41, 94-97, 100, 102-103, 109-110, 191-192, 262
Kreativität 32, 35, 53, 124-126, 128
Krebs 48, 130, 178, 280
Krypton 113
Kummer 51, 121, 136

L

Lebenskraft 3, 60, 65, 317, 337
Lithium 113

M

Magnesium 119, 307-308
Malerei 47, 61, 236
Meditation 65, 68, 92, 186-187, 273
Metapher 31, 34, 139, 181, 249-250, 260
Migräne 37-38, 92, 178, 183
Mineralreich 13-14, 34, 63, 70, 106, 109, 111, 116, 140, 199, 203, 246, 274, 300-301, 315, 321, 337
Misstrauen 58
Musik 47, 57, 61-62, 90, 92, 139, 144, 172

N

Nackensteifigkeit 184
Natrium 106, 113, 119, 307-308
Neon 113
Nierenversagen 126

O

Opfer 12, 15, 70, 77, 79-80, 91, 111, 120, 124, 227, 246, 282, 284, 286, 290, 321, 339

P

Palladium 126
Panik 9, 118, 154, 156-158, 162-163, 178, 182, 190, 325, 329
Periodensystem 105, 112-114, 116, 122, 128, 132, 134, 140, 301-302, 307, 336
Pflanzenfamilie 72-73, 75, 334
  Anacardiaceae 74, 188
  Cactaceae 72, 74
  Compositae 74
  Euphorbiaceae 73-74, 334
Pflanzenreich 13-14, 34, 70, 72, 111, 141, 188, 199, 274, 300, 321, 336, 342
Phosphor 119, 307, 309-310
Platinum 129
Plumbum (Blei) 133
Plutonium 134
Psychose 178

R

Radium 106
Radon 113
Reaktion
  Bewältigungsreaktion 133, 301, 325, 329
  passiv 74
  Reaktionsbereitschaft 13-14, 77, 113, 182, 347
  Reaktionsmöglichkeit 153
  Reaktionsmuster 7, 11, 70, 155, 163, 177, 304
  Reaktionstyp 155, 171, 176, 334
  Reaktionsweise 24, 155-157, 161, 300
  Überlebensreaktion 104, 153
Realität 4, 7, 20-23, 25, 47, 51, 69, 135, 141, 149, 152, 154, 166, 196, 200, 214, 219, 232, 234-235, 264, 273
Religion 47-48, 55, 292, 306
Rivalität 12-13, 70, 75-76, 79, 140, 285, 300, 338, 342
Rubidium 113
Rückenschmerzen 37
Ruthenium 128

S

Schlangen, Schlangenarznei 89
Schlangen, Schlangenmittel 89
Schmerz 4, 16, 28, 37, 48, 53, 59, 73, 82, 94-97, 106, 109, 130, 174, 196, 199, 240, 242, 269, 287, 343
  Schmerzempfindung 82
Schock 12-13, 74, 118, 209, 295, 342
Schwefel 119, 307, 310
Schwindel 252
Selbstbeobachtung 267, 269
Selbstmord 20, 121, 176, 178
Selbstvertrauen, Mangel an 145, 294
Sensibilität 13-15, 59, 70-72, 139, 141, 144-151, 181-182, 232, 240, 295, 321, 341-342, 347
Sexualität 79, 137, 139-140, 288-289, 291
Silizium 307, 309
Sinusitis 207, 211

Stabilität 106, 112-113, 115, 123-124, 134
Stress 4-5, 19-21, 23, 26, 28, 30-31, 41, 108, 121, 130, 135, 155, 179, 182, 213, 265, 273, 277, 345
Strontium 125
Struktur
  Mangel an 108, 111
  Strukturbildung 14, 105
  Strukturerhalt 105
  Strukturverlust 14, 105, 108, 117
  Strukturzerfall 106

T

Täter 79
Tier, Insekt 80, 91, 287, 291
Tier, Raubtier 81
Tierreich 13-14, 34, 70, 75, 77-78, 80, 97, 100, 103-104, 111, 131, 140, 199, 227, 246, 256, 272, 274, 279, 284, 300, 315, 321, 337-338, 342
Tier
  Reptil 84
  Säugetier 81-82, 84
  Schlange 80, 84, 162, 286
  Spinnentier 89
  Vogel 92, 138, 238, 256
  Weichtier (Mollusken) 93, 101, 104
Traum
  Albtraum 23, 181-182, 223, 285, 327, 335
  Traumdeutung 206, 211, 232
  Traumelement 206
Traurigkeit 51
Tuberkulose 130

U

Überleben
  Überlebensdenken 35
  Überlebenskampf 13-14, 29, 321
  Überlebensstrategie 81, 84, 93-94, 165
  Überlebenstrieb 32, 35
Unruhe 74, 159, 290, 328
Uran 106, 134
Urtikaria 278-279, 281, 286, 288, 291

V

Vaskulitis 169
Verantwortung 30, 114-115, 129, 131-132, 258
Verantwortungsbewusstsein 124, 132
Verbrennung 74
Verbrühung 74
Vergleichen 3, 14, 64, 169, 249, 310, 336
Verhaltensweise 112, 171, 222
Verletzung 74, 87, 190-191, 307
Verstand 29, 43, 50, 60, 63, 68, 186, 204, 207, 219, 222-223, 229, 231, 234-235, 245, 264-265, 269, 298
Verstopfung 38

W

Wahnidee 5-6, 16, 18, 22-25, 27, 30-31, 44-48, 51-55, 58, 61, 63-67, 104, 135, 153-154, 181, 195, 198-200, 221, 230, 262, 266, 271, 273, 279, 286, 289, 296-298, 302-304, 307, 320, 322, 332-334, 340, 342-343, 345
Wahnvorstellung 22, 53
Wahrheit 20, 25-27, 31, 41-42, 82, 166, 182-183, 200, 218-219, 222-223, 235, 246, 259, 261, 280
Wahrnehmung 4, 7-8, 20-23, 41, 51, 84, 117, 142-143, 152-153, 174,

179-180, 198, 221, 226, 261, 265, 267, 270, 275, 304, 336
bewusst 41, 226, 261, 265, 267, 336
Realitätswahrnehmung 5, 13, 23, 53, 70, 152-154
Selbstwahrnehmung 17-18, 90, 122, 148
Situationswahrnehmung 7, 157-158, 160, 162, 164, 166, 169, 172, 174, 177
Wasserstoff 105, 112-113
Werbung 139-141, 337
Wettbewerb 341
Wut 51, 87, 151, 283, 306

X

Xenon 113

Z

Zwang 7, 203, 254-255, 302, 309

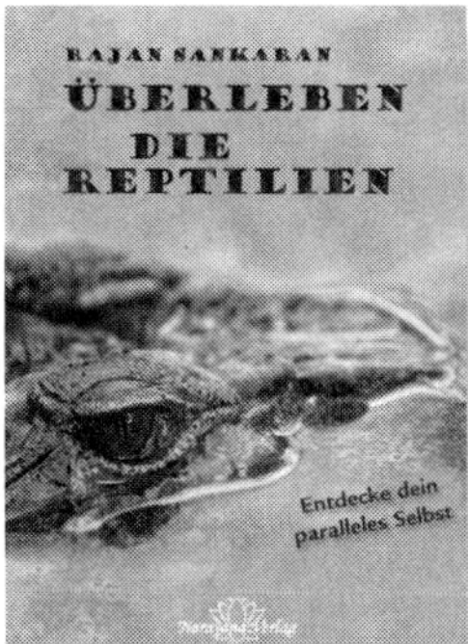

Rajan Sankaran

Überleben

Die Reptilien

1100 Seiten, geb., € 95,-

Zweiter Band von Sankarans „Survival"-Serie über das Tierreich. Die Serie wird aus folgenden Teilen bestehen: Säugetiere, Vögel, Reptilien, Insekten, Spinnen und Weichtiere.

Vorwort des Herausgebers:

Im Tierreich setzt sich die Klasse der Reptilien aus einer Vielzahl von Kreaturen - von den Eidechsen bis zu den ausgestorbenen riesigen Dinosauriern - zusammen; zu ihnen zählen die Schildkröten, die großen, kräftigen Krokodile und Alligatoren sowie die gliederlos dahin gleitenden Schlangen.

Was haben die Reptilien gemeinsam? Reptilien sind kaltblütig. Dies führt zu einem deutlichen Nachteil gegenüber anderen Lebewesen. Im Gegensatz zu den Säugetieren sind Reptilien nicht in der Lage, einen Krafteinsatz aufrechtzuerhalten, um einem Feind zu entkommen oder eine Beute zu verfolgen. Als Kaltblüter können sie selbst keine Wärme erzeugen und sind darauf angewiesen, ins Freie zu kommen und sich zu sonnen.

Was für eine Überlebensstrategie verfolgen sie?

Jedes Reptil hat sein eigenes Überlebensmuster; doch im Allgemeinen verstecken und tarnen sich Reptilien gern und setzen auf plötzliche Überraschungsangriffe.

Dr. Rajan Sankaran hat eine einzigartige Integration zwischen den Symptomen eines Mittels und der Quelle der Arznei (ihrer charakteristischen Substanz aus der Natur) in die Homöopathie eingebracht.

Sein erstes Buch der Tier-Serie „Überlebensstrategien der Mollusken " zeigt die Strategien der Muscheln und Schnecken und deren Widerspiegelung in der Symptomatik der Molluskenmittel.

Im vorliegenden Buch erfahren wir Entsprechendes über Reptilien und die Reptilienmittel.

In Zusammenarbeit mit Co-Autorin Dr. Meghna Shah geht Sankaran in diesem Buch den typischen Überlebensstrategien der Reptilien nach und erforscht darüber hinaus die individuellen Muster einzelner Reptilienarten. Dieses neue Wissen ermöglicht uns - in Verbindung mit den bekannten Mittelbildern und illustriert durch Fallbeispiele erfahrener Homöopathen - eine weitaus präzisere Mittelwahl als je zuvor.

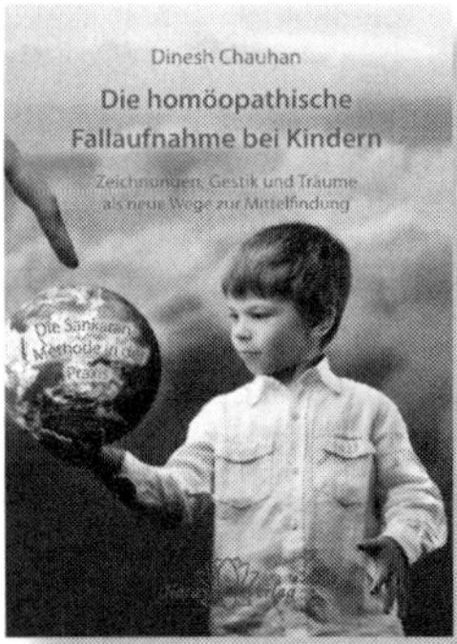

Dinesh Chauhan

Die homöopathische Fallaufnahme bei Kindern

Zeichnungen, Gestik und Träume als neue Wege zur Mittelfindung - Die Sankaran-Methode in der Praxis

296 Seiten, geb., € 45,-

Die Fallaufnahme bei Kindern ist ein zentrales Thema in der Homöopathie. Wie finde ich den Weg zur tiefsten Empfindung, wenn mein kleiner Gegenüber seine ganz eigene „Sprache" spricht?

Dinesh Chauhan, ein enger Vertrauter Rajan Sankarans, verfügt über langjährige Erfahrung mit dieser neuen Methode, welche er erfolgreich auch bei Kindern einsetzt. Der beliebte Autor breitet eine farbenfrohe Kollektion faszinierender Kinderanamnesen aus, in denen er seinen Ansatz darstellt. Schritt für Schritt wird der Weg ins tiefste Innere der kleinen Patienten geöffnet. Indem er alles aufgreift, was dem Zuhören und Miterleben zugänglich ist – Zeichnungen, Geschichten, Lieder und Träume – entwirrt Chauhan den Fall spielerisch und mit verblüffender Sicherheit.

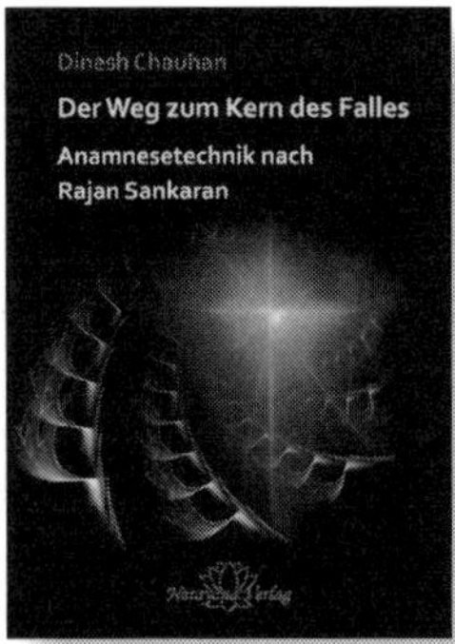

Dinesh Chauhan

Der Weg zum Kern des Falles

Praktische Anamnesetechnik nach Rajan Sankaran

168 Seiten, geb., € 18,-

Anhand von Beispielfällen aus den drei Naturreichen zeigt Chauhan detailliert, wie er den Patienten entlang der sieben Ebenen über die Hauptbeschwerde bis zur vitalen Empfindung und schließlich zur zentralen Störung begleitet und so zum passenden homöopathischen Mittel vordringt. Anschaulich wird mit zahlreichen Skizzen die Verwendung und Verwertung der Gestik und Körpersprache des Patienten dargestellt.

„In der Homöopathie gibt es zahlreiche inspirierte und intelligente Praktiker, großartige Autoren und talentierte Lehrer. In manchen Fällen finden sich all diese Eigenschaften in einer Person. Dinesh Chauhan ist einer von diesen. Mit großer Klarheit vermag er, komplexe Sachverhalte auf einfachste Weise darzustellen, was zeigt, dass er das Thema meisterhaft beherrscht." Harry van der Zee

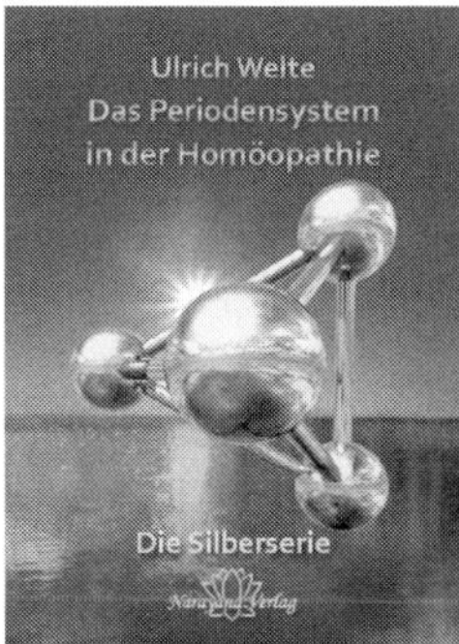

Ulrich Welte

Das Periodensystem in der Homöopathie

Die Silberserie

340 Seiten, geb., € 33,-

Die Gesetze des Periodensystems auf die homöopathischen Mittelbilder zu übertragen, ist eine der faszinierendsten Pionierleistungen der modernen Medizin. Mit 64 lebendigen Falldarstellungen aus eigener Praxis gibt uns Ulrich Welte eine Einführung in die Methodik der Serien und Stadien. Exemplarisch werden die Elemente der Silberserie dargestellt, die den Künstlern und Wissenschaftlern entspricht und vor allem neurologische Krankheitsbilder beeinflusst.

Ausgehend von der Symptomatik des Krankheitsbildes wird gezeigt, wie man typische Verhaltensweisen, auslösende Situationen, Berufe oder andere lebensbestimmende Charakteristika der Patienten in die Mittelwahl mit einbezieht. Viele neue Heilmittel sind mit der Theorie der Elemente entdeckt worden. Ferner sieht man die altbekannten Mittelbilder in neuem Licht. Das Periodensystem lebt!

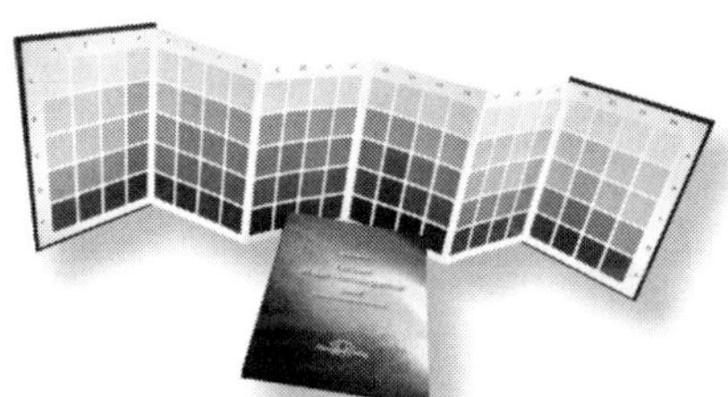

Ulrich Welte

Farben in der Homöopathie

Set Farbtafeln & Textteil

Heft mit 66 Seiten, geb., € 48,-

„Farben in der Homöopathie" ist ein Farbrepertorium und enthält 120 brillante Farbtafeln zur genauen Bestimmung der Farbvorliebe. Das Farbsymptom dient der verfeinerten homöopathischen Diagnostik und hat weltweit in vielen Tausenden von Fällen zur korrekten MIttelwahl beigetragen. Die Farbtafeln und das Repertorium sind als vollständiges praktisches Werkzeug konzipiert. Sie erleichtern die Differenzierung bekannter Mittel und lassen uns auch an seltene Mittel denken, die man sonst leicht übersieht. Das Werk wird weltweit als homöopathischer Farbstandard verwendet und von verschiedenen Schulen eingesetzt.

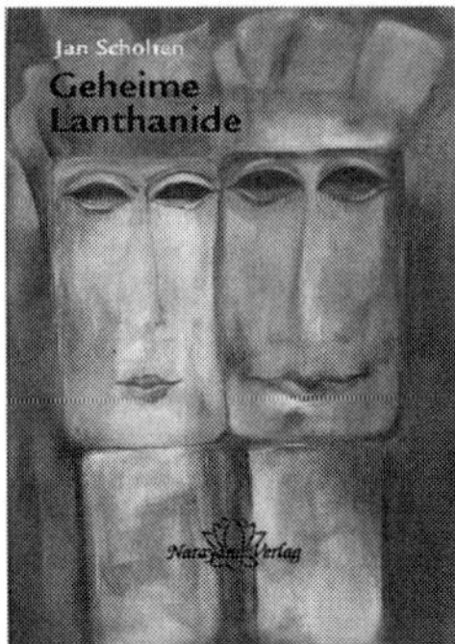

Jan Scholten

Geheime Lanthanide

560 Seiten, geb., € 75,-

Jan Scholten hat hier ein Jahrhundertwerk der Homöopathie geschrieben, das unsere Medizin ebenso nachhaltig beeinflussen wird wie das Organon. Er schenkt uns hier nicht nur den lange verborgenen Schlüssel zur therapeutischen Anwendung der Seltenen Erden, sondern präsentiert uns gleichzeitig eine abgerundete Methodik zur Mittelfindung aller anderen Elemente des Periodensystems, deren allgemeine Tragweite für eine Gesamtsystematik der homöopathischen Mittel man erst zu ahnen beginnt.

In 79 Fallbeispielen wird gezeigt, dass viele schwer therapierbare Krankheiten unserer Zeit nun durch diese Mittel bessere Erfolgschancen haben: Autoimmunkrankheiten, Migräne, Legasthenie, zahlreiche Augenkrankheiten, chronische rheumatische Erkrankungen, Morbus Crohn und Colitis ulcerosa sind nur einige Indikationen.

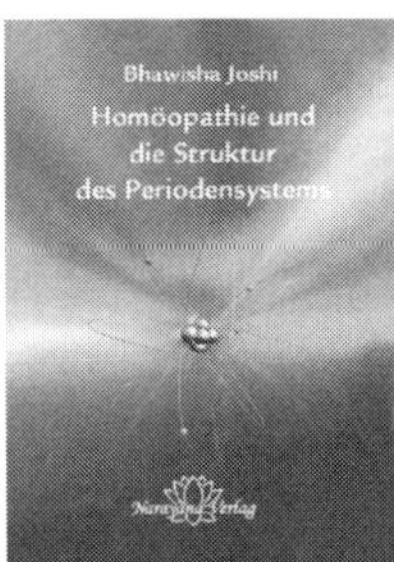

Bhawisha Joshi

Homöopathie und die Struktur des Periodensystems

410 Seiten, geb., € 58,-

Eine spannende Neuerscheinung über die homöopathischen Gesetzmäßigkeiten des Periodensystems. Bhawisha Joshi und ihr Mann Shachindra gelten als das „dynamische Duo der Homöopathie". Sie wurden u. a. bei Rajan Sankaran ausgebildet und haben die Struktur des Periodensystems innovativ erforscht.

In diesem Werk beschreiben sie klar und verständlich die Elemente der ersten drei Serien. Zu jedem Element haben sie eigene Fälle. Als zentrales Unterscheidungsmerkmal sehen sie das Thema „Ich und Du". Dieses Thema beginnt schon bei der Entwicklung eines Embryos im Mutterleib. Wenn ein einzelnes Ich entsteht, muss es sich abgrenzen von allem, was es nicht sein will, und in der steten Auseinandersetzung mit diesem Du wächst und entwickelt sich das Ich.

Einen gesonderten Überblick gibt es über Halogene und Edelgase, und in einem umfangreichen Extrakapitel werden die Salze behandelt. Angefügt sind zwei Kapitel über die Imponderabilien mit ihrer Ur-Polarität von Materie und Energie sowie über Positronium, die Antimaterie.

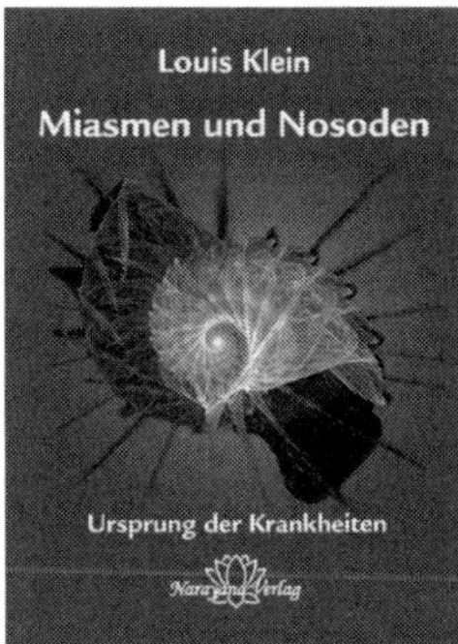

Louis Klein

Miasmen und Nosoden

Ursprung der Krankheiten

550 Seiten, geb., € 59,-

Louis Klein zählt zu den weltweit führenden Homöopathen. Sein bahnbrechendes erstes Werk über Miasmen und Nosoden wird die Homöopathie maßgeblich beeinflussen.

Ausgehend von seiner immensen klinischen Erfahrung ordnet Louis Klein viele bekannte Arzneimittel miasmatischen Zuständen zu. Ein miasmatischer Zustand wird zur zentralen Idee, um die herum sich ähnliche Mittel gruppieren. So beinhaltet beispielsweise das Tetanus-Miasma nicht nur die Tetanus-Nosode, sondern auch Arzneien wie Hypericum, Angustura, Helodrilus, Tellurium. Klinisch wird es auch mit tetanischen Syndromen, Spasmen und Konvulsionen in Zusammenhang gebracht. Diese neue Klassifikation von miasmatischen Arzneimitteln ist in höchstem Maße praktisch und eröffnet ein neues Kapitel in der Homöopathie.

In diesem ersten Band gibt Louis Klein ausführliche Informationen zu den Burkholderiales einschließlich des Keuchhusten-Miasmas; den Clostridiales und dem Tetanus-Miasma; den Corynebakterien und dem Diphtherie-Miasma; den Mykobakterien und dem tuberkulinischen sowie dem Lepra-Miasma, einschließlich der neu geprüften Arznei Johneinum, einem Mycobakterium, das mit Morbus Crohn in Verbindung gebracht wird; den Enterobacteriales mit den gesamten Bach-Paterson-Darmnosoden und dem Typhus- und Yersinia-Miasma; und schließlich zu den parasitären Protozoen mit ihren Miasmen, z. B. dem Malaria- und Toxoplasmose-Miasma.

Die gesamte klinisch relevante Information wird durch herausragende Fallbeispiele illustriert, die für sich selbst sprechen. Dieses Buch stellt gerade auch durch seine Fälle eine Klasse für sich dar. So wie Rajan Sankaran für pflanzliche Arzneimittel und Jan Scholten für das Periodensystem bekannt sind, so wird Louis Klein für die Miasmen und Nosoden bekannt werden.

„Den Nosoden haftet etwas Vages, nicht präzise Definiertes an. Lou Klein besitzt die Fähigkeit, überaus effektiv mit dieser Unbestimmtheit zu arbeiten. Er weiß, wie man die Essenz einer Arznei aus der Prüfung, der Herkunft und ganz besonders aus den Patienten zieht. Er hat die Gabe, dem Vagen eine genauere Gestalt zu geben. Dieses Buch ist das erste seiner Art, das dieses schwierige Thema mit wirklichem Erfolg umsetzt. Meiner Meinung nach ist es ein Muss für jeden Homöopathen."

Jan Scholten

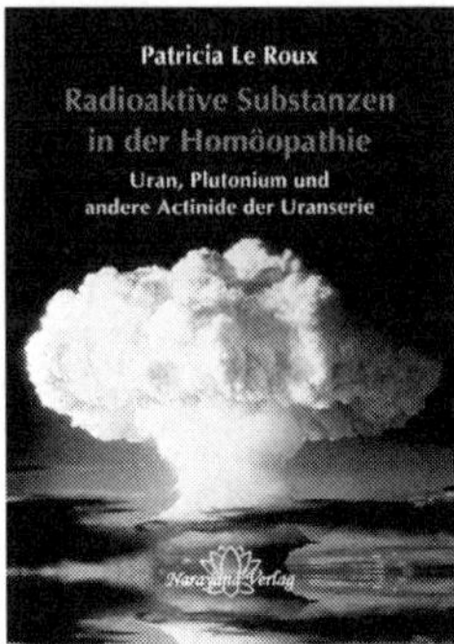

Patricia Le Roux

Radioaktive Substanzen in der Homöopathie

Uran, Plutonium und andere Actinide der Uranserie

160 Seiten, geb., € 34.-

Radioaktive Substanzen sind in der Homöopathie bislang nur wenig erforscht. Die bekannte Kinderärztin Patricia Le Roux leistete bahnbrechendes, indem sie die Anwendung dieser gerade für die heutige Zeit bedeutenden Mittel erforschte.

In ihrem Werk vermag sie es, in wenigen Worten die Essenz der „Actinide" auf den Punkt zu bringen. Die eindrücklichen Fallbeispiele zeigen, wie sie diese mit Erfolg eingesetzt hat.

Patienten der Uranserie verfügen über ein großes Energiepotenzial, gleichzeitig droht Zerfall und Zerstörung. Oft gibt es einschneidende Erlebnisse wie Selbstmord oder schwere Erkrankungen in der Familie oder auch Katastrophen wie Erdbeben oder atomare Unfälle. Gleichzeitig verfügen diese Patienten über eine ausgesprochene Intuition. Die Kinder sind frühreif und ihrer körperlichen Entwicklung weit voraus.

Die Fallbeispiele reichen von Ekzem bis zum Trauma. Dabei kommen Mittel wie Neptunium nitricum, Plutonium muriaticum und Americium nitricum zum Einsatz.

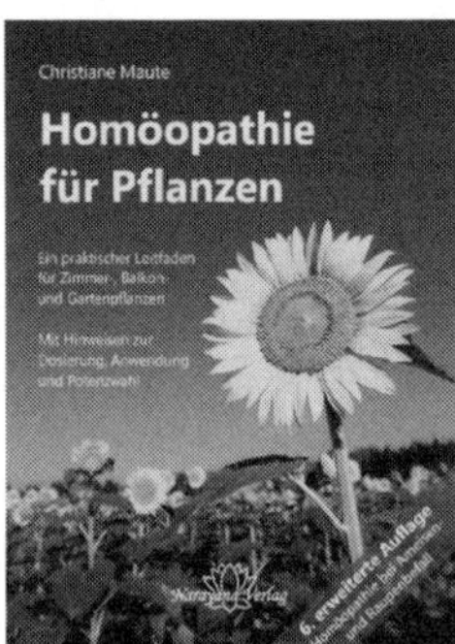

Christiane Maute

Homöopathie für Pflanzen

Ein praktischer Leitfaden für Zimmer-, Balkon- und Gartenpflanzen

Mit Hinweisen zur Dosierung, Anwendung und Potenzwahl

168 Seiten, geb., € 24.-

Ein handlicher Ratgeber über die häufigsten Pflanzenerkrankungen, Schädlinge und Verletzungen und deren bewährte homöopathische Behandlung. Christiane Maute ist eine der Vorreiterinnen, die bereits vor zehn Jahren begann, die Nutz- und Zierpflanzen in ihrem Garten homöopathisch zu behandeln.

Ein besonders für Hobbygärtner geeigneter Ratgeber, der durch Übersichtlichkeit besticht und auch Nicht-Homöopathen schnell zu begeisterten Anwendern werden lässt.

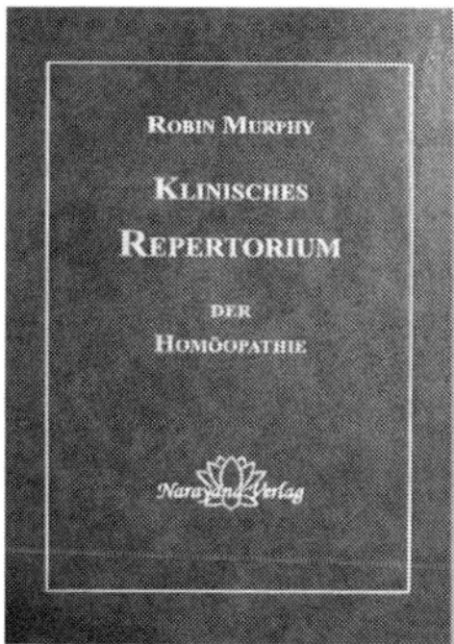

Robin Murphy

Klinisches Repertorium

2.304 Seiten, geb., mit Goldprägung, € 125,-

Deutsche Erstausgabe des „Homeopathic Clinical Repertory", das in den USA bereits große andere Repertorien überholt hat. Ein Vorteil ist seine einfache alphabetische Struktur, die die Handhabung erleichtert und selbst Anfängern einen schnellen Zugang ermöglicht. Viele Homöopathen bestätigten uns, dass das Werk handlich und praktisch ist und dass sie nur noch mit dem Murphy arbeiten, seit sie ihn kennengelernt haben.

Einzigartig bei diesem Repertorium ist ein klinischer Teil, der Krankheitsbilder und Diagnosen zusammenfasst, die in anderen Repertorien über die Rubriken verstreut sind. Außerdem gibt es Kapitel über Impfungen, Konstitution und Vergiftungen und einen Wortindex, wie man es in anderen Repertorien so nicht findet. Enthält neue klinische Rubriken wie Ebola, ADHS, Chronic Fatigue und Multiple Sklerose.

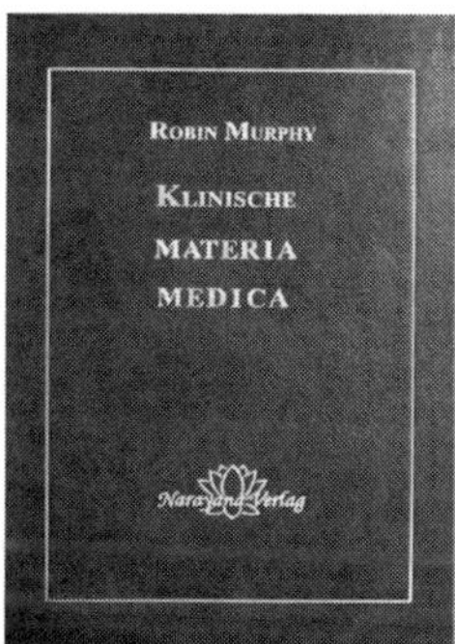

Robin Murphy

Klinische Materia Medica

2.400 Seiten, geb., mit Goldprägung, € 138,-

Die Klinische Materia Medica ist eine der führenden Arzneimittellehren weltweit (engl. Nature's Materia Medica) Bei über 1.400 homöopathischen und phytotherapeutischen Arzneimitteln hat sie einen kompakten Umfang von 2.400 Seiten und ermöglicht somit ein rasches, gezieltes Nachschlagen. In dieser Preisklasse ist sie bezogen auf das Preis-Leistungs-Verhältnis das mit Abstand beste Werk.

Robin Murphy kombiniert Arzneimittelprüfungen mit der historischen Anwendung, der klinischen Anwendung sowie der Toxikologie. Neben Klassikern wie Clarke, Boericke und Burnett sind auch modernere Arzneimittelbeschreibungen wie z. B. von Skorpion oder Diamant integriert. Die Symptome sind nach dem gleichen alphabetischen Schema wie im Repertorium geordnet. Damit ist das Buch die ideale Materia Medica in Kombination mit Murphys „Klinischem Repertorium".

Klinisches Repertorium & Klinische Materia Medica im Paket

Paketpreis der umfangreichen und gleichzeitig kompakten Materia Medica und dem dazu passenden Repertorium. Statt € 263.- nur € 245.-

Narayana Verlag

Blumenplatz 2, D-79400 Kandern
Tel: +49 7626-974970-0, Fax: +49 7626-974970-9

info@narayana-verlag.de

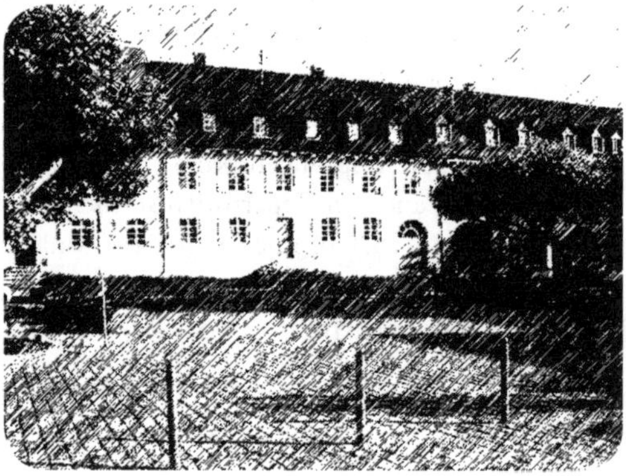